Fundamentos de Química General

Luis Emilio Simes

FUNDAMENTOS DE
QUÍMICA GENERAL

para el estudiante de Medicina

CRÉDITOS DE LA PRESENTE EDICIÓN:

Diseño de Carátula:	JORGE SARMIENTO
Diagramación y Diseño:	Sara Restrepo
Dibujos y Gráficos:	Guido Breglia.
Fotografía:	Omar Breglia
Título de la obra:	Fundamentos de Química General.
Autor:	Luis Simes.
Producción Gráfica:	JORGE SARMIENTO EDITOR
Tirada:	1000 Ejemplares.

El cuidado de la presente edición estuvo a cargo de
Luis Simes

Impreso en Córdoba. Argentina, por Jorge Sarmiento Editor, el interior en papel obra 80 grs y la tapa cartulina 250 grs. Sistema de impresión Xerográfico en la modalidad a impresión a demanda.

Simes, Luis Emilio.
  Fundamentos de Química General. - 1a ed. - Córdoba : Fundación H.A.Barceló - Jorge Sarmiento Editor
    300 p. ; 25 x 17 cm.

  1. Química. 2. Medicina. I. Título
    CDD 614

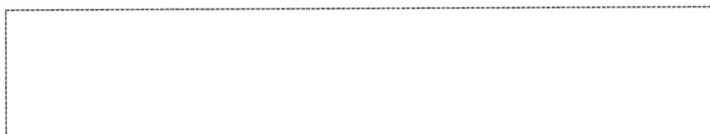

Socio Número 1843

© 2018. Luis Simes
© 2018. Jorge Sarmiento Editor.

Hecho el depósito que marca la Ley 11.723.

Reservados todos los derechos. Ni la totalidad ni parte de este libro, incluida la portada ouede reproducirse y transmitirse por ningún procedimiento electrónico, ni mecánico, incluyendo fotocopia, grabación magnética o cualquier medio de almacenamiento de información y sistema de recuperación conocido o por conocerse, sin el permiso expreso y por escrito del autor y editor.

Jorge Sarmiento Editor
Obispo Trejo 1404. 2 B. Córdoba. Argentina. Te: +54 9 351 3650681
Email: universitaslibros@yahoo.com.ar – www.universitaseditorial.com.ar

Distribución en la Argentina: Mapuche. Email: emapuche@hotmail.com
Distribución en el exterior: Editorial Brujas. Email: publicaciones@editorialbrujas.com.ar
Distribución en Mexico: Grupo Vanchri: Email: grupovanchri@prodigy.net.mx
Venta Directa: Email: universitaslibros@yahoo.com.ar – www.universitaseditorial.com

ÍNDICE

CAPÍTULO 1: CONCEPTOS FUNDAMENTALES .... - 17 -
ANTECEDENTES HISTÓRICOS .... - 18 -
SISTEMAS NUMÉRICOS .... - 19 -
SISTEMA INTERNACIONAL DE UNIDADES .... - 20 -
ERROR EN LA MEDICIÓN .... - 21 -
NOTACIÓN CIENTÍFICA .... - 23 -
REDONDEO DE CIFRAS .... - 25 -
EXPONENCIALES .... - 27 -
    Suma y Resta de Exponenciales .... - 27 -
    Producto y División de Exponenciales .... - 28 -
LOGARITMOS .... - 30 -
CONVERSIÓN DE UNIDADES .... - 33 -
Lecturas Complementarias:
Escala Corta vs. Escala Larga .... - 33 -
RESOLUCIÓN DE PROBLEMAS .... - 34 -
    Regla de Tres Simple .... - 34 -
    Método del Factor Unitario o Análisis Dimensional .... - 34 -
        Miliequivalente en los Electrolitos .... - 36 -

CAPÍTULO 2: MATERIA Y ENERGÍA .... - 39 -
Lecturas Complementarias:
Materia y Energía Oscuras .... - 43 -
Big Rip, Expansión Indefinida y fría, o Big Crunch .... - 44 -
PROPIEDADES DE LA MATERIA .... - 45 -

CUERPO	- 47 -
SUSTANCIA	- 49 -
FENÓMENOS	- 50 -
SISTEMAS MATERIALES	- 51 -
Abierto, Cerrado, Aisaldo o Adiabático	- 51 -
Heterogéneos, Homogéneos, Inhomogéneos	- 52 -
Sistemas Heterogéneos o Mezclas	- 53 -
Mezclas	- 54 -
Mezclas Heterogéneas Macroscópicas: Mezclas groseras	- 54 -
Heterogéneas Microscópicas: Suspensiones y Coloides	- 54 -
Sistemas Homogéneos	- 56 -
Soluciones o disoluciones	- 58 -
Sistemas Inhomogéneos	- 71 -
ESTADOS FÍSICOS DE LA MATERIA	- 72 -
PUNTO CRÍTICO, PUNTO DE FUSIÓN Y PUNTO DE EBULLICIÓN	- 73 -
TRANSFORMACIONES QUÍMICAS	- 75 -
CLASIFICACIÓN DE LAS REACCIONES QUÍMICAS	- 76 -
Reacciones Totales	- 76 -
Reacciones Reversibles o Limitadas	- 77 -
CARACTERISTÍCAS DE LAS REACCIONES QUÍMICAS	- 77 -
Intercambio de energía en las reacciones químicas	- 77 -
Exergónicas y Endergónicas	- 78 -
Exotérmicas y Endotérmicas	- 78 -
TIPOS DE REACCIONES QUÍMICAS	- 78 -
Reacciones de síntesis	- 78 -
Reacciones de descomposición	- 78 -
Reacciones de desplazamiento	- 79 -
Reacciones de doble desplazamiento	- 79 -
Reacciones de combustión	- 79 -
LEYES GRAVIMÉTRICAS Y DE LAS COMBINACIONES GASEOSAS	- 80 -
Ley de Lavoisier o de la Conservación de la Masa	- 80 -
Ley de Einstein o de la Conservación de la masa/ energía:	- 81 -

Ley de Proust o de las Proporciones Definidas	- 81 -
Ley de Dalton o de las Proporciones Múltiples	- 83 -
Ley de Richter o de los Pesos Equivalentes	- 83 -
Ley de Gay Lussac o de las Combinaciones Gaseosas	- 85 -
Ley Volumétrica de Avogadro	- 86 -
PROCESAMIENTO DE MEZCLAS	- 87 -
Método de Separación de Fases	- 87 -
Métodos de Fraccionamiento	- 88 -
MOLÉCULAS	- 88 -
ÁTOMO	- 89 -
Partículas Subatómicas en Núcleo y Periferia	- 90 -
IONES: CATIONES Y ANIONES	- 91 -
CONFIGURACIÓN ELECTRÓNICA DE LOS ÁTOMOS	- 92 -
Principio de Exclusión de Pauli	- 96 -
Regla de Hund	- 96 -
NÚCLEO ATÓMICO	- 97 -
PARTÍCULAS FUNDAMENTALES	- 98 -
Fermiones, Bosones, Hadrones y Leptones	- 98 -
LAS FUERZAS DE LA NATURALEZA	- 99 -
Gravedad	- 99 -
Fuerza electromagnética	- 99 -
Interacción nuclear fuerte	- 99 -
Interacción débil	- 99 -
Unificación de las fuerzas:	- 100 -

Lecturas Complementarias:

Cromodinámica Cuántica	**- 100 -**
Antipartículas	**- 102-**
Antimateria	**- 103 -**
NÚMERO ATÓMICO Y NÚMERO MÁSICO	**- 104 -**
Numero atómico (Z)	- 104 -
Número másico (A)	- 104 -
Masa Atómica Relativa	- 105 -

VARIANTES ELEMENTALES .... - 107 -
   Isótopos, Isóbaros, Isoelectrónicos, Isótonos .... - 108 -
RADIOACTIVIDAD .... - 111 -
   RAYOS X .... - 111 -
   Radioactividad Natural.. - 111 -
      Rayos Alfa, Beta y Gamma .... - 112 -
      Serie Radioactiva .... - 112 -
         Serie Alfa .... - 113 -
         Serie Beta .... - 113 -
         Emisiones Gamma .... - 114 -

Lecturas Complementarias:
Captura Electrónica γ .... - 114 -
Desintegración Beta Doble.. - 115 -
Desintegración beta-doble sin neutrinos... - 115 -

CAPÍTULO 3: ELEMENTOS QUÍMICOS.. - 117 -
PERIODICIDAD DE LOS ELEMENTOS QUÍMICOS .... - 118 -
   Clasificación general de elementos .... - 118 -
      El Hidrógeno .... - 119 -
      Los elementos metálicos .... - 119 -
      Los elementos no metálicos .... - 119 -
      Gases nobles o inertes .... - 120 -
   Atomicidad.. - 120 -
      Sustancias Simples... - 121 -
      Sustancias Compuestas .... - 121 -
PROPIEDADES PERIÓDICAS.. - 122 -
   Carácter metálico .... - 123 -
   Radio Atómico .... - 124 -
   Energía de Ionización.. - 126 -
   Afinidad Electrónica .... - 127 -
   Radio Iónico .... - 127 -
   Electronegatividad .... - 127 -

Lecturas Complementarias:
La Nueva Tabla Periódica... - 129 -
Elementos Representativos... - 129 -
Transuránidos.. - 130 -

CAPÍTULO 4: ENLACES QUÍMICOS... - 133 -
ENLACES QUIMICOS INTERATOMICOS .... - 134 -
    Enlace Iónico .... - 134 -
    Enlace Covalente... - 136 -
        Enlace Covalente Dativo .... - 139 -
        Forma de las Moléculas .... - 141 -
    Enlace Metálico .... - 142 -
INTERACCIONES MOLECULARES .... - 143 -
    Fuerzas Ion – Dipolo... - 144 -
    Fuerzas Dipolo- Dipolo.. - 144 -
        Permanente .... - 145 -
        Interacción dipolo, dipolo transitorio .... - 145 -
    Interacciones de Dispersión en moléculas no polares: Fuerzas de London, ... - 146 -

CAPÍTULO 5: FUNCIONES DE LA QUÍMICA INORGÁNICA.............- 147 -
COMPUESTOS QUIMICOS .... - 148 -
    Combinaciones Químicas.. - 148 -
    Compuestos Químicos .... - 149 -
    Los Números en la Ecuación Química .... - 150 -
    Grupos Químicos .... - 150 -
        Óxidos Básicos .... - 150 -
        Óxidos Ácidos o Anhídridos .... - 151 -
        Oxácidos .... - 154 -
            Casos especiales por hidratación variable... - 154 -
        Nometaluros de Hidrógeno .... - 156 -
            Hidrácidos .... - 156 -
        Radicales .... - 157 -

    Hidróxidos .... - 158 -

    Sales .... - 158 -

        Método de Valencia.. - 160 -

        Clasificación de Sales: Sales Neutras, Ácidas, Básicas, Hidrácidos .... - 161 -

ESTEQUIMOETRÍA .... - 163 -

CAPÍTULO 6: PROPIEDADES DE LOS GASES................................... - 169 -

LOS GASES IDEALES .... - 171 -

    Ley de Boyle – Mariotte .... - 172 -

    Ley de Charles y Gay-Lussac .... - 173 -

Lecturas Complementarias:

Temperatura Absoluta Grados Kelvin.. - 174 -

    Ley de Avogadro.. - 175 -

    Ecuación de Estado .... - 176 -

    Ecuación General de Estado .... - 178 -

    Ley de las Presiones Parciales de Dalton .... - 179 -

    Transformaciones en los Sistemas Gaseosos .... - 181 -

    Densidad y Masa Molecular .... - 182 -

    Difusión .... - 183 -

Lecturas Complementarias:

Gases Reales.. - 184 -

Conceptos de Termodinámica: Calor y Trabajo... - 185 -

Termodinámica.. - 187 -

CAPÍTULO 7: LÍQUIDOS... - 191 -

TEORIA CINÉTICA DE LOS LÍQUIDOS .... - 192 -

FUERZAS DE ATRACCIÓN .... - 193 -

    Viscosidad... - 193 -

    Tensión Superficial .... - 194 -

    Presión de Vapor .... - 195 -

CALORIMETRÍA.. - 197 -

    Calor de Vaporización... - 197 -

    Calor Específico .... - 198 -
SOLUBILIDAD .... - 198 -
OSMOLARIDAD: OSMOL (OSM) .... - 199 -
    Presión Osmótica .... - 200 -
    Tonicidad .... - 201 -
PROPIEDADES COLIGATIVAS .... - 204 -
    Ley de Raoult .... - 205 -

CAPÍTULO 8: LAS REACCIONES QUÍMICAS
CINÉTICA QUÍMICA.. - 209 -
TRANSFORMACIONES QUÍMICAS .... - 210 -
CINÉTICA QUÍMICA .... - 211 -
    Determinantes de la Cinética .... - 212 -
LA CONSTANTE DE EQUILIBRIO .... - 213 -
    Cálculo de la Constante de Equilibrio, K_{EQ} .... - 213 -
    Cambios en el Equilibrio: Principio de Le Chatelier .... - 214 -

CAPÍTULO 9: ELECTROLITOS.. - 217 -
CLASIFICACIÓN DE ELECTROLITOS .... - 218 -
SALES POCO SOLUBLES .... - 219 -
Lecturas Complementarias:
Efecto de Electrolito.. - 222 -
Efecto ion-común... - 222 -
ESTADO ÁCIDO - BASE .... - 223 -
    El Agua Como Electrolito .... - 226 -
    Cálculo de pH en Ácidos y Bases Débiles .... - 228 -
    Hidrólisis .... - 229 -
    Indicadores Ácido Base .... - 230 -
    Sistemas Buffer .... - 231 -
    Ecuación de Henderson - Hasselbalch .... - 233 -

CAPÍTULO 10: REACCIONES DE ÓXIDO-REDUCCIÓN .... - 237 -

EQUILIBRIO DE LAS REACCIONES DE ÓXIDO – REDUCCIÓN (REDOX) .... - 242 -
- Equilibrio de cargas .... - 244 -
- Sumatoria de Ambas Hemirreacciones .... - 244 -
- Eliminación de Cargas Remanentes .... - 244 -
- Ejemplos de Reacciones en Medio Ácido y Básico .... - 245 -

POTENCIALES ESTÁNDAR DE REACCIÓN E° .... - 249 -
- Ecuación de Nernst .... - 250 -

ELECTRÓLISIS .... - 251 -
- Electrolisis del agua .... - 251 -
  - Ánodo .... - 252 -
  - Cátodo .... - 252 -

LAS LEYES DE FARADAY .... - 253 -

CAPÍTULO 11: INTRODUCCIÓN A LA TEORÍA ATÓMICO MOLECULAR. ESTRUCTURA ATÓMICA .... - 255 -

INTRODUCCIÓN A LA TEORÍA ATÓMICO – MOLECULAR .... - 256 -
EL DESCUBRIMIENTO DEL ELECTRÓN. EXPERIENCIAS DE THOMSON .... - 257 -
- Los Rayos Catódicos (Experiencia en tubos de vacío de Crookes) .... - 257 -

EL DESCUBRIMIENTO DEL PROTÓN. LOS RAYOS CANALES .... - 258 -
EXPERIENCIA DE MILLIKAN .... - 259 -
EXPERIENCIA DE RUTHERFORD .... - 261 -
ONDAS ELECTROMAGNÉTICAS .... - 263 -
- La Luz .... - 263 -
  - Principios del Electromagnetismo .... - 265 -
  - Espectro Electromagnético .... - 266 -
- Láser y Máser .... - 268 -
- Espectroscopía .... - 269 -

MECÁNICA CUÁNTICA .... - 270 -
- Cuerpo Negro .... - 270 -
- Efecto Fotoeléctrico .... - 271 -
- Efecto Compton .... - 272 -

El Átomo de Bohr .... - 273 -
    Modificaciones del Modelo de Bohr .... - 274 -
  La Energía Cinética del Electrón .... - 274 -
  Dualidad Onda Partícula de De-Broglie .... - 275 -
    La Experiencia de las Dos Rendijas de Young .... - 276 -
  Principio de Incertidumbre de Heisenberg .... - 278 -
  Ecuación de Onda Psi Ψ de Schrödinger .... - 281 -
    Operadores .... - 281 -
LEYES DE SIMETRÍA Y PRINCIPIO DE CONSERVACIÓN .... - 283 -
  La Violación de la Paridad .... - 285 -

BIBLIOGRAFÍA COMPLEMENTARIA.. - 287-

PRÓLOGO

La concreción del presente libro es la cristalización del trabajo de la Cátedra de la Asignatura *Introducción al Laboratorio* de la Carrera de Técnico en Análisis Clínicos del Instituto Universitario de Ciencias de la Salud, Fundación H. A. Barceló a partir del año 2011.

El aporte de los docentes y ayudantes de cátedra Noelia Horomanski, Anabella Schiavone, María Dadea, Aldana Ayala y Ana Bidart permitió recopilar en el texto los contenidos centrales de las clases de la asignatura. El aporte de fotos y dibujos realizados respectivamente por los Sres. Omar y Guido Breglia, los lineamientos trazados por el Editor Ing. Jorge Sarmiento y el diseño general a cargo de la Srta. Sara Restrepo, confluyen en la obra final dirigida al estudiante de la asignatura específica, como así de otras, en cuyo eje central, se conjuguen los contenidos básicos de la Química General.

En ese cúmulo de tareas que requiere la edición de un libro, agradezco el apoyo concreto del Consejo de Administración de la Fundación H. A. Barceló , y del Rector del IUCS, Prof. Dr. Héctor A. Barceló, quien nunca ceja en sus esfuerzos por fortalecer las acciones de la educación en salud, tarea a la que se halla abocado sin pausa desde los inicios institucionales en 1968.

Agradezco a mis hijas Antonella y Aldana, quien conjuntamente con Patricia, me estimulan y le dan sentido a esta desafiante tarea de plasmar en el papel algunos temas y pensamientos.

Buenos Aires, Marzo de 2017

CONTENIDOS CONCEPTUALES

Cap. 1: Evolución Histórica y antecedentes. Sistema Internacional de Unidades. Mediciones. Error de Medición. Fundamentos Matemáticos. Logaritmos y Exponenciales. Resolución de Problemas: La regla de tres y el Factor unitario. Masa. Mol. Volumen.

Cap. 2: Estructura atómica de la materia: Energía y materia. Propiedades físicas y químicas: intensivas, extensivas. Sistemas materiales. Sistemas homogéneos y heterogéneos. Estados de la materia. Cambios de estado. Métodos de separación de fases. Métodos de fraccionamiento. Molécula. Átomo. Partículas fundamentales del átomo. Isótopos. Elementos químicos. Tabla periódica. Iones.

Cap. 3: Los elementos químicos. Clasificación. Características. Propiedades repetitivas o periódicas. Ante-cedentes históricos. Grupos y Períodos. Zonas s, p, d, f, g. Relación con estructura atómica. Radio atómico. Radio iónico. Energía de ionización. Electroafinidad. Electronegatividad. Propiedades.

Cap. 4: Enlace Químico. Electrones de valencia. Símbolos de Lewis. Diferentes tipos de enlaces. Estructura de Lewis. Compuestos y enlaces. Interacciones intermoleculares. Predicción de las formas moleculares. Interacciones intermoleculares: Puente hidrógeno. Interacciones ion-ion, dipolo 'dipolo y fuerzas de London.

Cap. 5: Funciones Inorgánicas. Fórmulas. Equilibrio. Nomenclatura. Valencias y Números de Oxidación. La ecuación química. Símbolos. Tipo de reacciones: reversibles e irreversibles; Exotérmicas y endotérmicas. Compuestos Oxigenados e hidrogenados. Hidruros. Óxidos. Anhídridos. Ácidos. Bases. Sales neutras, ácidos y básicas. Nomenclatura. Obtención y equilibrio. Estequiometría. Resolución de problemas de masa, volumen y particular. Rendimiento y pureza.

Cap. 6: Teoría cinética de los gases. Leyes: Gay Lussac; Boyle y Mariotte. Ecuación de estado de los gases ideales. Ecuación general de estado.

Cap. 7: Líquidos. Teoría cinética de los líquidos. Fuerzas de Atracción; Tensión superficial; Presión de vapor. Calorimetría; Calor de vaporización; Solubilidad; Osmolaridad ; Presión Osmótica, Tonicidad; Ley de Raoult

Cap. 8: Cinética Química. Velocidad de reacción. Efecto de las masas y de la temperatura. Teoría de las colisiones. Equilibrio Químico: Naturaleza del equilibrio químico. Constante de equilibrio. Principio de Le Chatelier.

Cap. 9: Electrolitos. Definición. Clasificación. Electrolitos fuertes y débiles. Constante de equilibrio. Sales poco solubles. Kps. Ácidos y Bases. Brönsted Lowry. Lewis. Pares ácido - base conjugados. Buffers

Cap. 10: Ecuaciones de óxido-reducción. Concepto. Media reacción. Celdas Galvánicas. Equilibrio. Ecuación de Nernst. Electrólisis.

Cap. 11: Modelo Atómico. Experiencias que llevaron al descubrimiento del modelo atómico actual. Rayos catódicos. El electrón. Rayos canales. El protón. Rayos X y Radioactividad. Experiencia de Thomson; relación q\m). Experiencia de Millikan (la carga del electrón). Experiencia de Rutherford (el núcleo). Ondas electromagnéticas. Espectros y espectroscopia. Cuerpo negro. Teoría cuántica de Max Planck. Efecto fotoeléctrico. El átomo de Bohr. Estructura electrónica. Propiedades ondulatorias del electrón. Dualidad onda partícula de De Broglie. Principio de incertidumbre de Heisenberg. Ecuación de Schrödinger. Núcleo y partículas subatómicas. Quarks. Leyes de simetría y principio de conservación de la paridad. Fuerza de la naturaleza. El tiempo. Relatividad. Teoría de cuerdas.

1
Conceptos Fundamentales

Evolución Histórica y antecedentes. Sistema Internacional de Unidades. Mediciones. Error de Medición. Fundamentos Matemáticos. Logaritmos y Exponenciales. Resolución de Problemas: La regla de tres y el Factor unitario. Masa. Mol. Volumen.

PROPOSITOS FORMATIVOS

Al concluir la lectura del capítulo el alumno será capaz de:

- Describir antecedentes que dieron forma a los sistemas científicos actuales;
- Reconocer las propiedades de masa, volumen y densidad;
- Diferenciar las unidades aplicables a cada una de ellas;
- Realizar conversión entre diferentes unidades de medición;
- Reconocer los prefijos y su relación con la conversión de unidades;
- Entender adecuadamente el concepto de error;
- Interpretar correctamente los conceptos de exactitud y precisión;
- Resolver problemas simples mediante los métodos de regla de tres y del factor unitario;
- Conocer las unidades más importantes de uso habitual en medicina, biología y laboratorio.

ANTECEDENTES HISTÓRICOS

La Química es la ciencia que se ocupa del estudio de la materia, de su estructura, de sus propiedades y transformaciones, y de los estados y cambios energéticos involucrados en ellos.

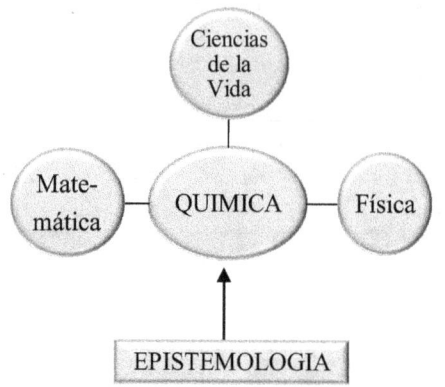

Se apoya en la matemática y en la física, y la podemos encontrar relacionada con otras disciplinas como la biología, la geología y la fisiología, conformando un conjunto epistemológico sustentado en los principios propios del método científico [1].

Todo lo concreto que nos rodea y detectamos a través de los sentidos, tiene un origen químico, ocupando así ésta materia, un rol de ciencia central, en relación a otras.

Algunos filósofos griegos plantearon la posibilidad de que la materia fuera discontinua. Así Demócrito en el siglo V A.C., propuso el concepto de *átomo* como unidad fundamental de la materia. El rechazo de Aristóteles a éste concepto, dio por tierra durante siglos con esta idea y así durante más de dos mil años se pensó que la materia era continua, es decir que se podía dividir de forma indefinida. Aristóteles definió que el mundo físico se encontraba compuesto por cuatro elementos constitutivos fundamentales: agua, tierra, fuego y aire. De su combinación en diferentes proporciones, resultaban todos los materiales por entonces conocidos.

Durante siglos, la alquimia se encargó de los asuntos referidos a estos campos, aunque sin ninguna base científica, en general. Superada la etapa del oscurantismo que caracterizó a la Edad Media, (excepción hecha de las matemáticas seculares del mundo árabe) la química fue emergiendo como un nuevo cuerpo del conocimiento, constructo logrado al separarse de la alquimia y al incorporar paulatinamente métodos observacionales sustentados en las matemáticas, la física y la experimentación.

Esto ocurrió durante el clasicismo, mucho después del éxito físico-matemático observado en el renacimiento con figuras de renombre histórico (Newton, Kepler, Euler, Galileo, Da Vinci, Neper). Años después se fue adecuando progresivamente, al rigor del método científico y al cuerpo filosófico del positivismo, predominante en el lapso intersecular XIX –XX.

---

[1]. Procedimiento sistemático para la investigación.

Capítulo 1: CONCEPTOS FUNDAMENTALES

SISTEMAS NUMÉRICOS

La experiencia demostró que muchas de las afirmaciones teóricas y fundamentalmente prácticas de la química, están basadas en sistemas numéricos. Esos números, están asociados a unidades que deben ser expresadas de manera certera, a los efectos de evidenciar con fidelidad la realidad que describen, y que intentan representar (Magnitudes). En razón de las diferencias históricamente observadas entre países y culturas que utilizaban sistemas de unidades diferentes o nomenclaturas discordantes, paulatinamente se fueron construyendo consensos internacionales, con el fin de hacer compatibles la comunicación y la interpretación de los trabajos científicos. Así nacieron, entre otros, la IUPAC [2] y el Sistema Internacional de Unidades (SI).

Cuando se realiza una medición, es decir la comparación de una magnitud contra su unidad patrón, se obtiene un resultado formado por dos partes: una parte numérica y una parte de unidades.

Si quisiéramos conocer el volumen de un ácido, lo debemos comparar contra una unidad adecuada, es decir encontrar el rango de capacidad en un margen adecuado. Si fuera en una industria posiblemente lo más conveniente sería pensar en hectolitros, metros cúbicos, etc. Para un laboratorio de análisis clínicos posiblemente un rango de litro sería posiblemente adecuado para el caso de evaluar el stock, o de mililitros si estuviéramos procesando una reacción química en mesada. En un proceso biológico, podríamos pensar en un resultado mucho menor, quizás del rango de 10^{-7} para el caso de la concentración de hidronios en el agua pura, o de 10^{-15}, si pensáramos en el volumen de un glóbulo rojo.

Para algunos casos, si los resultados obtenidos fueran de 40 dm, 38 g o 12 ml., los tres resultados observan una particularidad: están formados por dos partes:

a) la numérica, que relaciona las cantidades medidas versus su tamaño unitario

b) las unidades, que nos indican la identidad del valor medido

Si estos tres números (40, 38 y 12) no estuvieran acompañados por sus respectivas unidades, perderían su sentido, al no quedar correlacionados en el contexto del intervalo y marco de referencia.

---

[2]. Unión Internacional de Química Pura y Aplicada. International Union Pure Aplicate Chemistry.

SISTEMA INTERNACIONAL DE UNIDADES

Las unidades a las que hicimos referencia, podían presentarse bajo diversas formas y variedades dependiendo de los usos, costumbres e incluso, países.

El sistema SI, que vino a tratar de poner un marco de mayor orden, está formado por unidades simples y derivadas; éstas resultan de la combinación de más de una de aquellas.

Por ejemplo, el metro (m; para longitud) corresponde a una unidad de medida simple.

En cambio, la expresión metro sobre segundo (m/s = velocidad) se inscribe en las unidades de tipo combinadas o derivadas.

Nombre	Unidad	Símbolo
Longitud	metro	M
Masa	kilogramo	Kg
Tiempo	segundo	S
Corriente Eléctrica	Ampére	A
Temperatura	Kelvin	K
Intensidad Lumínica	candela	Cd
Masa Sustancia	mol	mol
Fuerza	Newton	N
Energía	Joule	J
Presión	Pascal	Pa
Inducción Magnética	Tesla	T

En el recuadro, se describen las unidades básicas aplicadas a cada tipo de medición simple.

Así, el metro (m) es la unidad fundamental para la longitud, tal como el segundo (s) lo es para las medidas de tiempo. Combinados, se aplican a velocidad.

De las unidades fundamentales, se obtienen las derivadas, como las de:

superficie [longitud x longitud (m x m)],   velocidad [distancia / tiempo (Km/h)],

y así todas las que resulten necesarias o suficientes a partir de interrelacionar las diferentes magnitudes elementales entre sí.

En lo que se refiere a la parte numérica de las mediciones, encontramos que estas expresiones pueden ser enteras, con decimales, fraccionarias, positivas o negativas, entre otros casos menos usuales:

28 ml ;   35,46 mg   ;   -110° C ;   1kg = 1000 g   ;   spin $= -\frac{1}{2}$

Diferenciar claramente las unidades de volumen de las de masa:

Masa	Volumen
Gramos (g)	Litro (l o dm^3)
Miligramos (mg)	Decilitro (dl)
Microgramos (ug)	Mililitro (ml = cm^3 o cc)
Nanogramos (ng)	Microlitro (ul o mm^3)
Moles (M)	Nanolitro (nl)
Milimoles (mM)	

Encontraremos también concentraciones, que es la relación entre la masa o unidades de una sustancia y el volumen en el que se encuentra:

- 5.000.000 de eritrocitos / mm^3
- 1,08 g Glucosa / litro
- 50 mg de Urea / litro
- 76 mg de Glucosa / dl
- Glucosa 3,8 mM
- Sodio 140 mEq / l
- 86 femtolitros de Hemoglobina en un eritrocito

Otras veces surge que es necesario utilizar para cada intervalo de medida una gran cantidad de dígitos, particularmente ceros, "0", tanto a la derecha como a la izquierda de las cifras significativas:

17.280.000   o   0,00000004

En estos casos, para simplificar esas cantidades, y hacerlas más fácilmente manejables o facilitar su interpretación, resulta conveniente utilizar la notación científica.

ERROR EN LA MEDICIÓN

La medición consiste en un acto de comparación entre un patrón validado y el objeto de la medición.

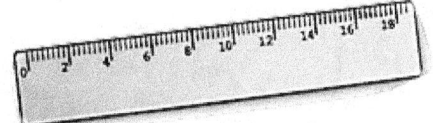

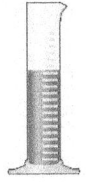

Existen elementos condicionantes que en general interfieren en la medición originando discrepancias entre el valor real y el valor de la medición.

Esa diferencia se denomina ERROR.

El error de la medida puede ser cuantificado, mediante el PORCENTAJE DE ERROR. Este se determina mediante la fórmula:

$\%E = ((\ |(M-V)/V|\ )) \times 100$	| = valor absoluto M = valor de la medición V = valor aceptado como real

Esto indica que no siempre las mediciones son lo suficientemente representativas, apartándose del valor real. Por ello cada medición implica tomar en cuenta ciertas variables, con el fin de alorar si esa medición es aceptable o no.

Existe un error implícito en cada acto de intervención que es imposible de determinar en su origen que se llama *error aleatorio*. Otros errores se originan en problemas propios de la medición, llamándoselos en ese caso *error instrumental o experimental*. Mientras el error aleatorio muestra desviaciones en mas y en menos respecto del valor real, se puede disminuir, pero resultan muy difícil de anular. Se origina en razones naturales. En cambio, los errores instrumentales suelen mostrar un sesgo, una tendencia, en una sola dirección. Se originan en el instrumental o en el operador y se pueden llegar a anular.

Cuanto más cercano sea el resultado de una medición a su valor real, más *exacto* será. Cuando un mismo procedimiento origina similares resultados, podemos decir que tiene buena repetibilidad y en consecuencia será *preciso*.

Si observamos las figuras, vemos que tanto el blanco a) como el b) grafican resultados precisos, ya que se observan muy cercanos entre sí. No obstante, en el caso a) se verifica además que los resultados son exactos, pues tienen poca diferencia con el valor central.

El gráfico b) muestra que los resultados se alejan mucho del blanco, por lo que si bien podemos decir que las pruebas han sido precisas, no han sido exactas.

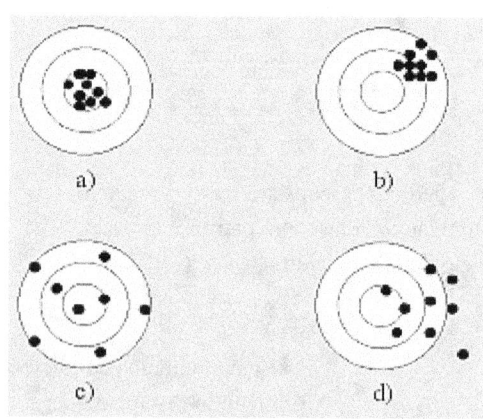

¡Importante! Una prueba puede ser precisa, pero NO exacta.

A diferencia de las pruebas a) y b), los experimentos c) y d) muestran muy poca precisión (son dispersos). Particularmente c) nos muestra una dispersión aleatoria, distribuida en toda dirección, mientras que el d) ejemplifica un caso de sesgo por cuanto se observan desviaciones hacia un sector.

NOTACIÓN CIENTÍFICA

En razón de la gran amplitud dimensional abarcativa del universo físico, que contempla desde el mundo subatómico hasta el macrocosmos, resulta imprescindible emplear un enorme abanico de cifras que resulten capaces de representar adecuadamente la escala de esa realidad.

Por ello, y a los efectos de simplificar la representación de esas cantidades, se aplica la notación científica. Este sistema de notación se fundamenta en el hecho de que la numeración decimal se basa en el número 10. Por lo tanto, las siguientes cifras se pueden representar también de forma exponencial, con base 10, con el fin de minimizar la cantidad de ceros.

La notación científica expresa que el exponente indica la cantidad de ceros u otras cifras contenidos en el número total, conforme con:

a. Un exponente positivo indica el número de dígitos que hay a la derecha de la coma;

b. Con el mismo razonamiento, los exponentes negativos expresan *la cantidad TOTAL de ceros delante* de la primera cifra significativa, incluyendo el cero que se encuentra antes de la coma;

Positivo	Exp	Negativo
$1 \times 10^{-1} = 10$	1	$1 \times 10^{-1} = 0,1$
$1 \times 10^{2} = 100$	2	$1 \times 10^{-2} = 0,01$
$1 \times 10^{3} = 1.000$	3	$1 \times 10^{-3} = 0,001$
$1 \times 10^{4} = 10.000$	4	$1 \times 10^{-4} = 0,0001$
$1 \times 10^{5} = 100.000$	5	$1 \times 10^{-5} = 0,00001$

c. $10^{0} = 1$; ya que el exponente 0 indica que no hay ceros después del 1.

En síntesis, se puede generalizar, que una forma de representación científica de los exponenciales positivos, está de acuerdo con la expresión:

$$a,bc \times 10^n$$

a,bc = valor entre 1,00 y 9,99
n = cantidad total de ceros a la DERECHA de la coma

Ejemplo: $6 \times 10^{23} = 600.000.000.000.000.000.000.000$

En cuanto, para los exponentes negativos, adquieren la siguiente forma:

$$a,bc \times 10^{-n}$$

a,bc = valor entre 1,00 y 9,99
n = cantidad total de ceros a la IZQUIERDA de la coma. Incluyendo el cero delante de ésta.

Ejemplo: $4 \times 10^{-7} = 0,0000004$

A manera de síntesis, podemos mostrar los siguientes procedimientos.

1) Imaginamos la coma en su lugar, es decir al final del número, y luego la desplazamos para obtener el formato exponencial: una cifra entera y dos decimales (a,bc). Por cada paso que realice la coma hacia la izquierda, **el exponente aumenta en uno.**
2) Si el número es decimal, correremos la coma tantos lugares como sean necesarios para obtener un entero con dos decimales.
3) Cada número que se desprecia para dejar sólo dos decimales, incidirá en el siguiente, conforme se analiza en el tema siguiente (redondeo de cifras).

Se presentan en la tabla a continuación algunos ejemplos:

El número 5.510 se transforma a = $5,51 \times 10^3$	Corrimos la coma tres lugares a la izquierda. Debimos multiplicar x por 10^3 para mantener igualdad.
El número 0,00112 se transforma a = $1,12 \times 10^{-3}$	Corrimos la coma tres lugares a la derecha. Entonces multiplicamos por 10^{-3}
El número 205.000 se transforma a = $2,05 \times 10^5$	Corrimos la coma cinco lugares a la izquierda. Por ello multiplicamos por 10^5

El número 10.000.000 se transforma a = 1x 10^7	Corrimos la coma siete lugares a la izquierda. Por ello multiplicamos por 10^7
El número 0,0000008936 corresponde 8,94 x 10^{-7}	Corrimos la coma siete lugares a la derecha. Por ello, para mantener la igualdad, multiplicamos por 10^{-7}

Existen exponenciales típicos que representan **números especiales,** valores desde la escala cósmica, por ejemplo, el googol, (10^{100}) que representa un 1 seguido de cien ceros[3] hasta los del mundo subatómico, como la constante de Planck: 6,626 x 10^{-34}, es decir treinta y cuatro ceros delante de la primera cifra significativa.

REDONDEO DE CIFRAS

En general cuando se trabaja con números propios de la naturaleza, en la mayoría de los casos, los mismos están formados por unidades enteras y decimales. Cuando esos datos son procesados para obtener información o realizar cálculos, la decisión de cuántos decimales utilizar, puede ser trascendente en relación a la calidad del resultado obtenido o del error que se pueda cometer. En muchos casos el sentido común, nos guiará sobre la significación que puede tener un tercer, cuarto o quinto decimal. También tendrá importancia si a ese valor se le aplicara un exponencial o una raíz cuadrada o un factor. Por ello se debe tener cuidado al trabajar con este tipo de información.

A los efectos de estandarizar las cantidades de decimales adecuados, en principio, recomendamos utilizar dos reglas en general. En casos puntuales, de ser necesario, se señalará otra opción más adecuada. Cuando se decida despreciar una o más cifras a la derecha de la coma, se debe tener en cuenta que:

a) Si la primera cifra que se descarta es 5, 6, 7, 8 ó 9, la última cifra conservada aumenta en 1.
b) En cambio, si la cifra que se descarta es 0, 1 2, 3 ó 4 (menor de 5), la cifra final, no se modifica.

---

[3] En esta denominación de un número enorme, (googol en inglés) se inspiraron Larry Page y Sergey Brin, creadores de Google, para bautizar su motor de búsqueda Back Rub, y anticipando así a lo que sería la administración de una cantidad de información enorme.

Utilizando letras para representar un número con un entero y cuatro decimales:

$$a,bcde$$

Por ser nuestra intención reducirlo a dos decimales, procedemos así:

1) Como queremos dejar a,bc , debemos eliminar "d" y "e"
2) Primero "e". Si "e" es menor que 5, "d" no se modifica.
3) Si "d" es menor que 5, "c" no se modifica
4) Pero si "e" es 5 o mayor de 5, "d" se incrementa en 1: "d" + 1
5) Si ("d" + 1) es 5 o mayor de 5, "c" se debe incrementa en 1, quedando: "c" + 1.

Veamos varios ejemplos para clarificar lo expresado:

a) Usemos el número 143, 2375, al cual lo queremos redondear a dos cifras decimales.

Primero descartamos el 5, con lo cual el 7 que queda se transforma en 8:	143, 238
Y finalmente, para dejar dos decimales, sacamos el 8; el dígito que queda (un 3) se transforma a 4:	143,24

b) Usemos el número 143,2315, a redondear a dos cifras decimales:

Observemos que el primer número a descartar es un 5, por lo cual el número siguiente, un 1, se debe transformar a 1+1 = 2:	143,232
Y para sacar finalmente el tercer decimal, un 2 (que por ser menor de 5) no alterará al número siguiente, (el 3), quedando:	143,23

En síntesis:

    a) 143, 2375 → 143, 238 → 143, 24
    b) 143, 2315 → 143, 232 → 143, 23

Esta utilización de la notación científica manifestada a través de la cantidad de ceros incluidos en un número, llevan a una rápida y directa asociación con los sistemas:

  a) Exponencial   II. Logarítmico

Si bien abordar ambos temas corresponde al área de las matemáticas, aquí haremos una breve revisión sobre aspectos orientados a la resolución de problemas que los involucran en temáticas de la química. Por ello los exponenciales y los logaritmos que enfocaremos son los de base 10, para encuadrarlos en los casos bajo tratamiento en el presente libro.

EXPONENCIALES

Como ya se expresara, una gran cantidad de cifras o de ceros se manejan más adecuadamente con la notación científica. Esta resume de manera adecuada la cantidad de cifras o ceros, dijimos, involucrados con las cifras significativas.

El exponencial es una forma matemática integrada por un número (base) y otro número (exponencial), al cual se eleva la base. Como expresáramos, utilizaremos los exponenciales decimales, es decir, que la base vale 10.

Entonces, si utilizo la base 10, las posibilidades que puedo encontrar como mostramos en la página 17:

a) $10^0 = 1$
b) $10^1 = 10$
c) $10^2 = 100$
d) $10^3 = 1.000$
e) $10^6 = 1.000.000$
f) $10^{-1} = 0,1$
g) $10^{-4} = 0,0001$
h) $10^{-6} = 0,000001$

Conclusión: El exponente indica la cantidad de ceros que acompañan a la cifra significativa; en a) vale 1, ya que el exponente 0 indica que hay cero 0 y en d) por mencionar otro ejemplo, el exponente 3 indica que hay tres 0 después de la cifra significativa "1", lo que es congruente con el resultado, ya que el número 1.000, posee tres ceros. Lo mismo ocurre para los negativos. En g) vemos que el resultado es 0,0001, lo que condice con el exponente -4, que indica que debe haber cuatro "0" delante de la cifra significativa: cierto.

SUMA Y RESTA DE EXPONENCIALES

En muchos casos será necesario realizar operaciones entre exponenciales: para sumar y restar directamente se debe tratar de los mismos exponenciales. Por ejemplo:

Suma	Resta
$7,46 \times 10^{-4}$	$7,46 \times 10^{-4}$
$+ 1,12 \times 10^{-4}$	$- 1,12 \times 10^{-4}$
$8,58 \times 10^{-4}$	$6,34 \times 10^{-4}$

PRODUCTO Y DIVISIÓN DE EXPONENCIALES

Para proceder a la multiplicación o división de exponenciales, estos deben corresponder a la misma base. Veamos:

a) La multiplicación de dos exponenciales de igual base es igual a la base elevada a la suma de los exponentes:

$$10^m \cdot 10^n = 10^{m+n}$$

Ejemplos[4]:

i.	$10^5 \cdot 10^3 = 10^{5+3} = 10^8$
ii.	$4,6 \times 10^5 \cdot 2 \times 10^3 = 4,6 \times 2 \times 10^{5+3} = 9,2 \times 10^8$
iii.	$4,6 \times 10^5 \cdot 2 \times 10^{-3} = 4,6 \times 2 \times 10^{5+(-3)} = 9,2 \times 10^2$
iv.	$4,6 \times 10^{-5} \cdot 2 \times 10^3 = 4,6 \times 2 \times 10^{-5+3} = 9,2 \times 10^{-2}$
v.	$4,6 \times 10^{-5} \cdot 2 \times 10^{-3} = 4,6 \times 2 \times 10^{-5+(-3)} = 9,2 \times 10^{-8}$

El mismo principio se aplica para más de dos exponenciales.

$$10^m \cdot 10^n \cdot 10^p \cdot 10^q = 10^{m+n+p+q+\ldots+z}$$

b) La división de dos exponenciales de igual base es igual a la base elevada a la sustracción de los exponentes. Si utilizamos los ejemplos del punto anterior, resultaría:

$$10^m / 10^n = 10^{m-n}$$

Ejemplos:

i.	$10^5 / 10^3 = 10^{5-3} = 10^2$
ii.	$4,6 \times 10^5 / 2 \times 10^3 = (4,6 / 2) \times 10^{5-3} = 2,3 \times 10^2$
iii.	$4,6 \times 10^5 / 2 \times 10^{-3} = (4,6 / 2) \times 10^{5-(-3)} = 2,3 \times 10^8$
iv.	$4,6 \times 10^{-5} / 2 \times 10^3 = (4,6 / 2) \times 10^{-5-3} = 2,3 \times 10^{-8}$
v.	$4,6 \times 10^{-5} / 2 \times 10^{-3} = (4,6 / 2) \times 10^{-5-(-3)} = 2,3 \times 10^{-2}$

---

[4]. Se resaltan los exponentes negativos para facilitar su identificación.

c) Cuando un exponencial pasa al otro miembro o entre numerador y denominador del mismo miembro, CAMBIA el signo del exponente transferido.

Apelando a los mismos ejemplos para favorecer la comparación y la comprensión, vemos que:

Dada la igualdad: $4,6 \times 10^5 / 2 \times 10^3 = 2,3 \times 10^2$

Podemos:

1)	Pasar el valor 2×10^3 del denominador al numerador, con lo cual debe cambiar de signo (2×10^{-3}), quedando:	$4,6/2 \times 10^5 \times 2 \times 10^{-3} = 2,3 \times 10^2$
2)	Pasar el valor 2×10^3 del denominador del primer miembro al numerador del otro miembro, con lo cual debe cambiar de signo, por lo que se obtiene:	$4,6 \times 10^5 = 2 \times 10^3 \times 2,3 \times 10^2$

Resolución calculadora en modo científico

Coloque el número digital y presione la tecla EXP y a continuación el exponente. No multiplique por 10 ya que esa operación está contemplada dentro del comando EXP. Cambie el signo si es necesario con el botón +/-. Luego realice la operación que necesite.

Por ejemplo, si se quiere multiplicar:
$1,75 \times 10^{-5} \times 4,5 \times 10^{-3}$

Proceda así:
1,75 EXP -5 × 4,5 EXP -3; = $7,88 \times 10^{-8}$

Si la calculadora no es científica calcule el producto: $1,75 \times 4,5 = 7,88$

El exponencial resuélvalo como se explicó más arriba en producto de exponenciales:

$$10^m \cdot 10^n = 10^{m+n}, \text{ es decir } 10^{-5} \cdot 10^{-3} = 10^{-5-3} = 10^{-8}$$

Y así en dos pasos resolvió: a) 7,88 y b) $\times 10^{-8}$

LOGARITMOS

Si bien el término logaritmo suele preocupar a muchos, en realidad encierra una gran simplicidad. Se trata ni nada más, ni nada menos que de un exponencial (inverso, en realidad), pero similar a lo ya desarrollado en el acápite anterior.

Se define a un logaritmo como el número al que hay que elevar una base (en nuestro caso, el número diez, ya que trabajamos con logaritmos decimales[5]) para obtener un valor dado.

Simbólicamente es: $\boxed{Log_{10} X = a, \text{ de manera que se cumpla con que: } 10^a = X;}$

Esto que parecería muy complejo, se clarifica enormemente con un ejemplo:

$$Log_{10} 1000 = 3;$$

¿Por qué? Pues sencillamente porque $10^3 = 1000$; es decir que el logaritmo es el valor (3) al cual se debe elevar la base (10) para obtener el número (1000).

Utilizando los ejemplos de exponenciales ya vistos, podemos aplicarlos a los logaritmos:

El logaritmo de 0,1 es -1, ya que –1 es el valor al que debemos elevar la base 10 para obtener el número 0,1: $10^{-1} = 0,1$
El logaritmo de 0,0001 es -4, ya que -4 es el valor al que debemos elevar la base 10 para obtener el número 0,0001: $10^{-4} = 0,0001$
El logaritmo de 0,000001 es -6, ya que -6 es el valor al que debemos elevar la base 10 para obtener el número 0,000001: $10^{-6} = 0,000001$
El logaritmo de 1.000.000 es 6, ya que 6 es el valor al que debemos elevar la base 10 para obtener el número 1.000.000: $10^6 = 1.000.000$

Cada ejemplo ha sido planteado para un número entero a efectos de facilitar la interpretación de su fundamento. En general los logaritmos poseen valores decimales, por lo que muestran dos partes. La parte entera se denomina *característica* y la decimal, *mantisa*.

---

[5]. Los logaritmos más comunes usan la base 10 (decimales), o la base e en el caso de los logaritmos Neperianos (Ln) para los sistemas exponenciales. Otra base útil es la base 2, para los casos de división binaria, o diluciones.

Si calculamos el logaritmo decimal del número 234 encontramos que es igual a 2,369216, en el cual la coma separa a la *característica* a la izquierda de la coma y la *mantisa* a su derecha:

Característica   Mantisa

$$\underbrace{2}_{\uparrow}\,,\,\underbrace{369216}_{\uparrow}$$

La característica indica la *cantidad de dígitos enteros menos uno* que posee el número, por los cual ella podrá ser positiva, nula o negativa. Como el número 234 tiene tres dígitos, la característica obtenida, lógicamente valdrá 2. La mantisa es la parte que se obtiene en referencia al valor logarítmico.

Si calculáramos el logaritmo decimal de 12345, cabría esperar que la característica fuera igual a 4 (5 dígitos – 1). Efectivamente, el logaritmo obtenido es 4,09.

Lo mismo se cumple para los números negativos:

el logaritmo del número 0,00012345 es $\overline{3},9085$ [1]

Esto ocurre porque el número 0,00012345 se puede escribir por el método científico como $1,24 \times 10^{-4}$.

Entonces: Log 0,00012345 = log 1,24 x 10^{-4} = log 1,24 x 10^{-4}

LECTURA COMPLEMENTARIA

Teniendo en cuenta que el logaritmo de un producto es igual a la suma de los logaritmos podemos escribir:

$$= \log 1{,}24 + \log 10^{-4} =$$

Como el logaritmo de un exponencial es igual al exponente por el logaritmo de la base, por lo que el segundo término puede quedar así

$$= \log 1{,}24 + [-4] \cdot \log 10 =$$

Sabemos ya que el logaritmo de 10 es 1, por lo que ahora se puede obviar.

$$= \log 1{,}24 + [-4] = \log 1{,}2345 - 4 =$$

> Buscamos el valor del log decimal de 1,234. Esperamos que la característica valga 0, en razón de que posee una sola cifra entera: efectivamente obtenemos 0,0915: reemplazando:
>
> $$= 0,0915 - 4 = 3, 9085 \ [2]$$
>
> Por este camino observamos que se obtiene igual valor que en el resultado [1]. Por esto la mantisa siempre será positiva[6].

Debemos recordar que:
El logaritmo de un producto es igual a la suma de los logaritmos:

$$Log (a \times b) = \log a + \log b$$

El logaritmo de una razón es la resta de los logaritmos:

$$Log (a / b) = \log a - \log b$$

El logaritmo de un exponencial es el exponencial por el logaritmo de la base:

$$Log\ a^b = b \cdot \log a \qquad\qquad Log\ a^{-b} = -b \cdot \log a$$

Utilización de calculadora:

Si quisiéramos calcular el pH de una solución que contiene $5,67 \times 10^{-4}$ M de protones, se procede así:

Se coloca el valor digital, luego EXP (recuerde que NO se multiplica x10) y el exponente. Y se digita log. Luego se cambia de signo. Veamos

$$5,67\ EXP\ -4\ \log \times (-1) = 3,25$$

En las calculadoras modernas, colocamos primero el logaritmo:

$$-\log (5,67\ EXP\ -4) = 3,25$$

---

[6]. Esto obliga a tomar ciertos resguardos a la hora de trabajar con el formato exponencial, pero que no se trata a este nivel de análisis.

CONVERSIÓN DE UNIDADES

Durante mucho tiempo, la conversión de unidades fue una actividad común y necesaria en las aulas, talleres, laboratorios, entre otros ámbitos.

Así, se hizo común pasar de metros a centímetros corriendo la coma dos lugares a la derecha o de gramos a Kg desplazando la coma tres lugares a la izquierda:

$2,38 \text{ m} = 238 \text{ cm}$ →

$1485 \text{ g} = 1,485 \text{ Kg}$ ←

Esta acción que parecía olvidada (gracias a las prestaciones de calculadoras, pc o internet) se requiere a los efectos de poder encuadrar las unidades al rango adecuado para el tratamiento de los problemas cuantitativos sobre masa, volumen, distancia, velocidad, y otras variables etc.

En vista de la gran diversidad de medidas que requiere un modelo numérico para ser expresado con claridad, resulta conveniente utilizar sufijos que expliquen claramente cada rango de medida. Ello contribuye a construir, de manera convencional, un método de medición más claro.

LECTURA COMPLEMENTARIA

Escala corta vs. Escala larga

Tanto en la comunicación como en el manejo de datos es necesario tener en cuenta que existen dos escalas usuales: La escala larga, utilizada en Argentina, y la escala corta, usada en los Estados Unidos. En la escala larga el billón es millón de millones y el trillón, millón de billones. En cambio, en la escala corta el billón corresponde a mil millones y el trillón a mil billones.

Denominación	Prefijo	Escala Larga (Arg)	Escala Corta (EEUU)
10^9	Giga	Mil millones	Billón
10^{12}	Tera	Billón	Trillón
10^{15}	Peta	Mil billones	Cuatrillón
10^{18}	Exa	Trillón	Quintillón

Cuando en un texto publicado en Estados Unidos se refiere a billones, para nuestra equivalencia corresponde a mil millones. Por ejemplo, respecto de la población mundial en Estados Unidos se expresa en una cantidad de 7 billones: el 7B; para nuestra denominación son 7 mil millones: 7MM.

Los pasos de la escala corta son de a mil (10 a la 3), en cambio en la larga cada paso corresponde a un millón (10 a la 6)

RESOLUCIÓN DE PROBLEMAS

REGLA DE TRES SIMPLE

La gran mayoría de los problemas que derivan de los procedimientos químicos que aquí se desarrollarán, se basan en ecuaciones lineales, lo cual pone de manifiesto la proporcionalidad existente (directa o inversa) entre las variables relacionadas.
Es por ello que, en base a esa relación, resulta conveniente utilizar el razonamiento que nos brinda el uso de la reconocida "regla de tres simple".

Por ejemplo, si quisiéramos averiguar, cuánto pesan dos moles de Cloruro de Sodio (NaCl), razonamos así:

Si un mol de NaCl pesa 58,5 gramos,   1 mol   58,5 g
"2 moles pesarán "x" ":   2 moles   x

En donde x será: $x = \dfrac{2 \, \cancel{moles} \cdot 58,5 \, g}{1 \, \cancel{mol}}$; $x = 117 \, g$

MÉTODO DEL FACTOR UNITARIO O ANÁLISIS DIMENSIONAL

Otro procedimiento útil para la resolución de problemas lo constituye el "Método del Factor Unitario", también conocido como "análisis dimensional".

El análisis dimensional utiliza un método fraccionario, en el que se determina un factor unitario, colocando en el numerador y en el denominador valores equivalentes de ese en diferentes unidades y cuya razón valga 1. Luego multiplicamos este factor unitario por el dato que debemos resolver. La fracción contendrá las dos unidades que necesitamos inter-transformar en el numerador y una de ellas quedará simplificada con la del denominador.

Una muestra puede orientarnos acerca del uso de este método:

Si se nos pidiera transformar 744 cm. a metros, buscamos una equivalencia entre ambas unidades (m. y cm.) que nos resulte conveniente para el cálculo y cuya fracción valga 1.

Sabemos que un metro es igual a 100 cm., por lo que el factor unitario será:
$$\frac{1m}{100cm} = 1$$

La incógnita deberá ir en el numerador y su equivalente en el denominador.

Luego se multiplica por la consigna:
$$\frac{1m}{100cm} \rightarrow \times 744cm = 7,44m$$

Vemos así que se cancelan las unidades que no deseamos (en ese caso centímetros, cm.), quedando el resultado en metros (m.) que es la unidad requerida por la consigna.

El factor unitario permite entonces, en este caso, multiplicar por 0,01 y obtener las unidades correctas, en base a que la fracción representa una igualdad entre numerador y denominador.

Si en otro ejemplo se nos pidiera averiguar el peso en g de 3,5 moles de NaCl, estableceríamos el factor unitario de manera tal que se cancelen las unidades que no se nos requiere (moles) y que deje las necesarias para resolver el problema; esto es, gramos:

El factor unitario será la relación entre gramos en el numerador y moles en el denominador (ya que buscamos gramos):
$$1 = \frac{58,5 gr \cdot ClNa}{1\ mol\ ClNa}$$

Entonces, se multiplica por la consigna:
$$\frac{58,5 gr \cdot ClNa}{1\ mol\ ClNa} \times 3,5 mol = x$$

$x = 204,75gr.$ Así podemos expresar que 3,5 moles de ClNa pesan 204,75gr.

De estas consideraciones queda claro que la fórmula del número de moles (n), utilizando masa de sustancia (m) y Peso molecular de la sustancia (PM), es un caso particular de análisis dimensional, en este caso aplicado.

$$\boxed{n = \frac{m}{PM}}$$

Este análisis dimensional, permite rápidamente y con poco esfuerzo, establecer las relaciones unitarias entre dos sistemas, constituyendo una metodología de sencilla resolución y fácil interpretación.

Miliequivalente en los Electrolitos

Los miliequivalentes son unidades muy importantes en medicina para poder expresar las concentraciones de iones de importancia vital como el Sodio Na^+, Calcio Ca^{++}, Potasio, K^+ y Cloruro, Cl^-.

El miliequivalente es la milésima parte de un equivalente, es decir el Peso atómico sobre la valencia del elemento.

$$Equivalente = \frac{peso\ atómico}{valencia\ o\ cargas}$$

Ejemplo:

Como el Peso atómico del sodio es 23, y tiene una sola carga, su Peso equivalente es 23/ 1 = 23.

Si se expresa en gramos es Equivalente de Sodio y en mg (es decir gramos por 10 $^{-3}$), miliEquivalente (mEq).

Como el peso atómico es 40, tenemos que su mol será 40 gramos y su miliMOL, 40 mili gramos. Al tener dos cargas, se divide por dos: 40/2. Entonces el Equivalente de Calcio pesa 20 gramos y su mili Equivalente 20 mg.

Sustancia y Carga	Peso Atómico	Mol	mMol	Equivalente	mEq
Sodio, Na(+)	23	23 g	23 mg	23 g	23 mg
Potasio, K(+)	39	39 g	39 mg	39 g	39 mg
Calcio, Ca (++)	40	40 g	40 mg	40/2 = 20 g	40/2 = 20 mg
Cloro , Cl(-)	36	36 g	36 mg	36 g	36 mg
Sulfuro (S=)	32	32 g	32 mg	32/2 = 16 g	32/2 = 16 mg

Síntesis:

> *Cuando una sustancia tiene una sola carga (o valencia 1) el Equivalente y el Peso Molecular son iguales, mientras que cuando tiene dos cargas el pEq es la mitad de aquel.*

Y si tuviera 3 cargas, sería el tercio.

Ejemplo:

> El PO_4^{-3}, pesa 95 y por tener tres cargas, se divide por tres; el equivalente entonces es 95/3: 31,67 g y el mili Equivalente 31,67 mg.

Ejemplo:
Si un paciente tiene 140 mEq/l de Sodio, y quisiéramos saber a cuanto equivale en mg, utilizamos:

a) Regla de 3 :

1 mEq	23 mg
140 mEq	x

$$x = \frac{140 \, mEq \cdot 23 \, mg}{1 \, mEq} \quad ; \quad x = 3.220 \, mg \text{ , es decir 3,22g.}$$

b) Factor unitario:

$$x = \frac{23 \, mg}{1 \, mEq} \, 140 \, mEq = 3.220 \, mg = 3,22 \, g$$

2
Materia y Energía

Estructura atómica de la materia: Energía y materia. Propiedades físicas y químicas: intensivas, extensivas. Sistemas materiales. Sistemas homogéneos y heterogéneos. Estados de la materia. Cambios de estado. Métodos de separación de fases. Métodos de fraccionamiento. Molécula. Átomo. Partículas fundamentales del átomo. Isótopos. Elementos químicos. Tabla periódica. Iones.

PROPÓSITOS FORMATIVOS
Al concluir la lectura del capítulo el alumno será capaz de:

- Interpretar correctamente los conceptos de materia y energía;
- Reconocer las propiedades intensivas y extensivas de la materia;
- Diferenciar las características de los fenómenos físicos y químicos;
- Caracterizar las propiedades de los sistemas materiales;
- Identificar sistemas homogéneos y heterogéneos y sus métodos de separación y fraccionamiento;
- Identificar los componentes de SM[7] y diferenciar las características de sus componentes;
- Distinguir entre los tres estados de la materia;
- Diferenciar las características macroscópicas y microscópicas de los tres estados de la materia;
- Identificar nominalmente los cambios de estado y el cambio de sus propiedades, como así también la influencia de la temperatura y la presión en esas transformaciones;
- Reconocer las características atómicas, propiedades periódicas y números de masa atómicas absolutas y relativas;
- Asignar correctamente los números atómicos y de masa a los elementos químicos;
- Determinar en base a ello el número de partículas elementales;
- Identificar elementos Isotópicos, isobaros e isoelectrónicos.

---

[7]. SM: Sistema Material.

Estamos inmersos e interactuamos en un mundo conformado por materia. Esa materia está en interacción constante con procesos energéticos. A la materia la vemos, la tocamos, y la reconocemos bajo diversas formas de presentación.

En definitiva, la materia es todo aquello que ocupa un lugar en el espacio, siendo lo constituyente de todo lo concreto conocido en nuestro mundo cotidiano.

La energía aparece como un ente más inasible, misterioso o incluso incomprensible, aunque tengamos conciencia de ella; cuando sentimos calor o caemos por una pendiente "reconocemos algo" de esa energía. A la energía, para no abordar definiciones complejas emparentadas con la teoría de la relatividad, simplemente, la definimos como la *capacidad de producir, consumir o realizar trabajo*[8].

La masa se presenta bajo tres variantes físicas: en estado sólido, en estado líquido y en estado gaseoso. Estas tres formas son interconvertibles entre sí, bajo los procesos de cambio de estado.

La materia[9] se caracteriza por ser:

- ponderable (se puede pesar pues posee masa),
- extensa (ocupa un lugar en el espacio),
- impenetrable (no pueden dos cuerpos ocupar las mismas coordenadas o puntos físicos),
- divisible (se puede reducir a porciones menores, hasta un punto último).

Y responde a las cuatro fuerzas de la naturaleza:

- la gravedad,
- el electromagnetismo,
- la interacción nuclear fuerte,
- y la interacción nuclear débil.

La energía también se presenta bajo diversas vertientes: térmica, potencial, cinética, química, hidráulica, nuclear, etc. La energía, al igual que la materia, puede mostrar intercambios, y así la energía calórica puede transformarse en energía química y ésta en mecánica, por citar un par de ejemplos. Aludimos aquí a la reconocida acepción: *"nada se pierde, todo se transforma"*.

---

[8]. Ejercer una fuerza en una distancia.

[9]. La antimateria y la materia oscura (que veremos en el capítulo de estructura atómica), pueden también compartir algunas de éstas características.

Y así como los estados de la materia se transforman entre sí, y la energía se interconvierte en sus distintas variedades, se ha demostrado que la materia y la energía pueden interconvertirse entre sí.

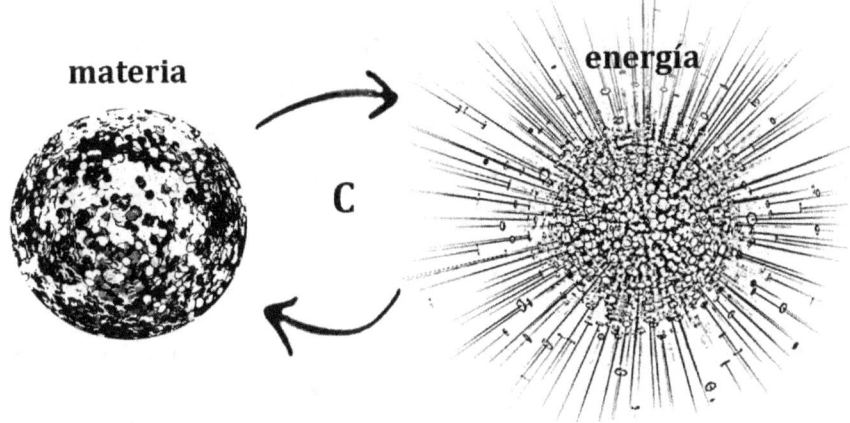

Antes del comienzo de la era nuclear, y hasta el advenimiento de la mecánica relativista, se pensaba que la materia y la energía conformaban estados estancos que se conectaban para interaccionar, pero que no se podían intertransformar.

La famosa fórmula de Einstein [10]:

$$E = m \cdot c^2$$	E = energía
	m = masa
	c = velocidad de la luz

vino a mostrar que la materia y la energía se encuentran relacionadas y que a través del valor de la velocidad de la luz[11] se podía determinar una correlación cuantitativa.

Es que conociendo la velocidad de la luz (aproximadamente 289.000 km/seg.), podemos colegir que una pequeña cantidad de materia es potencialmente capaz de liberar un valor extraordinario de energía. Este proceso puede emplearse en las reacciones nucleares para generar energía, útil y aprovechables para el hombre, a través de la construcción de plantas de fisión atómica.

---

[10] Con ésta fórmula, se calcula la cantidad de energía liberada o absorbida por un sistema material.

[11] Al cuadrado.

Pero, así como su utilización con fines pacíficos resulta beneficiosa cuando se cumplen todas las normas de seguridad, su fundamento también fue y puede ser utilizado con fines nefastos, como las guerras.

Las bombas de fisión atómica, son artilugios que al transformar la materia radiactiva provocan una extraordinaria liberación de energía, de consecuencias inconmensurables.

La masa, que representa la cantidad de materia presente en un sistema, puede ser medida en diversas unidades como gramos, libras, moles, equivalentes, etc. Además, entra en juego la densidad de esa masa, lo que va a determinar cuánto volumen en el espacio ocupará.

La densidad es la relación existente entre la masa y el volumen que ocupa la sustancia.

Por ejemplo, si se reconoce que el Plomo a temperatura ambiente tiene una densidad de 11,35, significa que esa es la masa (peso en el Peso Específico) que tiene un cm^3.

La energía tiene como unidad SI al Joule (J), que equivale a 1 Kg. m^2/s^2

Y si bien dijimos que la energía es interconvertible entre diferentes tipos y aun con la materia, las más relacionadas con nuestro campo de estudio son la energía calórica, y la energía cinética (Ec).

La energía cinética es representativa del movimiento de los cuerpos, y está determinada por su masa y su velocidad, en las siguientes relaciones:

$$Ec = \frac{1}{2} m \cdot v^2$$

Es decir que a mayor velocidad se verifica mayor energía cinética.

Por ejemplo, una piedra de 0,3 kg que es arrojada a una velocidad de 10 m por segundo, tendrá una energía cinética de:

$$Ec = \frac{1}{2} 0{,}3 \, kg \cdot (10 \, ms^{-1})^2 = 15 \, J$$

Otra manifestación de la energía que resulta de interés es la energía potencial (Ep). Este tipo de energía está determinada por la posición de los cuerpos.

Cuanto mayor sea la altura (h) en la que se encuentre un cuerpo, mayor será su energía potencial.

La energía potencial que pierde un cuerpo en un descenso es la misma en cantidad que debe absorber para recuperar esa posición inicial. Cuando el cuerpo está posicionado en el suelo, su energía potencial es nula (Ep = 0).

Para un objeto cualquiera su energía total (E) es una constante (Principio de conservación de la energía) y equivale a la suma de su *energía potencial + energía cinética* en un momento dado. Si un objeto está elevado, tendrá alta energía potencial, pero si comienza a caer, su Ep irá disminuyendo, aunque al mismo tiempo su Ec irá en aumento, manteniendo el valor de E total sin modificar.

Además de la materia ordinaria, existen zonas del universo donde se encuentra presente la antimateria. El contacto de ambas formas, genera el aniquilamiento mutuo con gran producción de energía.

Cada una se caracteriza por:

	Materia	Antimateria
Constituyente	Átomo	Anti átomo
Núcleo	Positivo: Protón	Negativo: Anti Protón
Orbitales	Negativo: Electrones	Positivo: Positrones

LECTURA COMPLEMENTARIA

Materia y Energía Oscuras

El hombre siempre ha tejido conjeturas sobre el origen del universo, pero también lo hace, más inquieto aún, sobre su probable final. Se sabe que el universo está en constante expansión, a partir de las mediciones de la radiación de fondo cósmico y de los desplazamientos hacia el rojo por efecto doppler. Una teoría afirmaba que se seguiría expandiendo por siempre, hasta concluir en un universo frío, inerte y muy poco denso. La otra posición, expresaba que se llegaría a un punto de expansión máxima, a partir de la cual, el universo dejaría de expandirse, para comenzar a contraerse. En este modelo el universo concluiría concentrándose en un punto de máxima densidad, una singularidad llamada, a contraposición del big bang, **big crunch, una especie de implosión universal absoluta.**

Lo determinante, capaz de diferenciar entre una posición o la otra radicaba en la cantidad de materia que posee el universo, ya que esa cantidad establece las fuerzas de atracción gravitacionales.

• Si la materia estaba por debajo de una cantidad n, serían estas fuerzas insuficientes para detener la expansión, y en consecuencia se cumpliría la primera teoría.

• Por el contrario, si la cantidad de materia superaba ese valor teórico n, el universo terminaría contrayéndose. Por eso, era crucial cuantificar la masa del universo, a lo que se abocaron los estudios de una gran cantidad de equipos de cosmólogos. Resultaba muy difícil determinar la masa total, n. Hasta que apareció una nueva clase de materia desconocida hasta entonces: la materia oscura. Esta materia no emite ningún tipo de radiación, se ignora cómo es su estructura y composición, pero se estima su presencia de manera indirecta por la acción que ejerce sobre la materia ordinaria, y sobre la luz, actuando de lente gravitacional. Existe solamente a nivel del macrocosmos, está regida por energía ANTI gravitatoria que contribuye, por acción de esa fuerza, a la expansión del universo y su cantidad es determinante sobre el comportamiento expansivo del universo, y el destino final de éste.

Big Rip, Expansión indefinida y fría, o Big Crunch en una singularidad

No sólo se acepta actualmente la presencia en el universo de una gran cantidad de materia oscura, sino que también se reconoce la existencia de otro tipo de energía: la energía oscura. La expansión del universo se está acelerando y esto se debería a la acción repulsiva de la energía oscura. La masa tiende a atraerse por acción de la gravedad, pero esta energía aumenta la expansión, por lo que en la actualidad prevalece la idea de que el universo debería terminar en un big crunch. ¿Será el big crunch un acontecimiento previo a un subsiguiente big bang? Los estudios siguen, pero para el conocimiento de la materia y energía, aparecieron especies hasta no hace muchos años desconocidas: la materia y energía oscuras.

La energía oscura sería la responsable de la expansión acelerada del Universo, operando como una fuerza que es expansiva, en contraste con la teoría gravitatoria de Newton que regula, como ya se viera, la atracción entre los cuerpos físicos. Además, respaldando las teorías de Einstein, la energía oscura se comporta como una constante cosmológica, introducida en las ecuaciones relativistas.

En la actualidad se propone desde la teoría y las observaciones de galaxias y supernovas, que la energía oscura actúa sobre el 74% del Universo, mientras que la materia oscura prevalecería en el otro 22% y lo que denominamos como materia, involucraría el porcentaje restante. Dentro de las teorías de supersimetría, se encuentra la propuesta de la existencia de partículas semejantes a los bosones W y Z, denominadas WIMP, partículas de gran masa, que interactúan débilmente. Como este tipo de partículas actúan mediante la fuerza nuclear débil, pero no son sensibles al electromagnetismo, por lo cual resultan invisibles a la detección. Por esto podrías ser constituyentes de la materia oscura. Estas partículas son sensibles a las interacciones nucleares débiles, a la gravedad y a algún tipo de interacción particular de la materia oscura, llamadas interacciones oscuras... Otro tipo de partículas denominadas superWIMPs, semejantes, responderían a la gravedad y a las interacciones oscuras pero no a la fuerza nuclear débil. Mientras que el encuentro materia – antimateria, se aniquilarían, el encuentro materia – materia oscura tenderían a separarse.

En consecuencia, la energía oscura y la fuerza gravitacional muestran un comportamiento opuesto. Mientras en el universo temprano se habría manifestado un componente prevaleciente de la gravitación, al expandirse lo suficiente, estas fuerzas habrían perdido su prevalencia, y la energía oscura pasó a comandar el proceso expansivo. Si esto fuera así, entonces, el fin del universo sería un espacio frío y vacío sustentado en la teoría del gran desgarramiento que prevalecerá sobre las fuerzas atractivas de la materia condicionando al universo a un final frio, oscuro y sin límites.

En definitiva, la materia ordinaria es la que nos rodea, y la que nos constituye, es capaz de impresionar nuestros sentidos o instrumentos, conformando todas las sustancias conocidas en el mundo cotidiano y en sus diferentes estados.

PROPIEDADES DE LA MATERIA

La materia presenta diferentes propiedades que permiten identificar a cada sustancia. Estas propiedades pueden clasificarse, inicialmente en dos grupos:

- Propiedades EXTENSIVAS – Condiciones determinadas por la *cantidad de materia*.
- Propiedades INTENSIVAS – Indicadores que determinan la *identidad de la materia*.

Entre las *propiedades extensivas* más comunes se observan el volumen, el peso, la masa, la forma, la superficie, etc. Por el contrario, las *propiedades intensivas*, resultan independientes de la cantidad, y están determinadas por el tipo particular de materia considerada, es decir de cada sustancia; son características de cada tipología, por lo cual contribuyen con los procesos útiles de identificación de las sustancias.

Son ejemplos de propiedades intensivas, entre otras: la densidad, el punto de fusión, el punto de ebullición, el peso específico, el coeficiente de solubilidad, el índice de refracción, la conductividad térmica, los espectros de emisión y absorción, etc. Estas variables no dependen en absoluto de la cantidad de materia, sino del tipo de sustancia de que se trate.

Si consideramos, por ejemplo, el punto de ebullición resulta evidente que éste no varía con la cantidad de materia:

> *Si colocamos un litro de la sustancia agua en un recipiente, a la presión de una atmósfera, observamos que hierve a 100 ° C. Si en otro recipiente colocamos cinco litros de la sustancia agua, se observa que también hierve a 100 °C. La diferencia estriba en que en el segundo caso será necesario entregar 5 veces más energía calórica al sistema, pues hay cinco veces más masa, pero la temperatura de ebullición será la misma: 100 °C a una atmósfera de presión.*

Otra de las propiedades intensivas es la densidad de una sustancia; como ya se viera, la densidad es la razón entre la masa de esa sustancia y el volumen que ocupa, y aunque ambas por separado son de carácter extensivo, podemos observar que al colocar una en función de la otra, se establece una proporcionalidad que determina que su razón [12] devuelva un valor constante, por lo que la densidad es una propiedad intensiva.

La densidad del etanol es de 0,79 g/ml. Esto quiere decir que, si se toma la densidad a una masa cualquiera de etanol, el densímetro marcará 0,79 g/ml.

Lo que nos informa esta constante, es que si pesáramos una muestra de 100 ml de alcohol nos encontraríamos con que su peso será de 79 gr. O a la inversa, si pesáramos 79 gr de esa sustancia, encontraríamos que ocupa un volumen de 100 ml.

Si se quisiese verificar que se trata de una propiedad intensiva, esta no debería cambiar al variar la masa. Para ello podemos por ejemplo utilizar 500 ml de etanol y tomarle la densidad a esa

---

[12]. Dividir el primero por el segundo.

cantidad. El densímetro marcará seguramente 0,79 gr/ml. por ser la densidad una propiedad intensiva.

Entonces: ¿Que varió? Además del volumen, tiene que haber variado la masa (o el peso[13]) para mantener constante la densidad. Para ello pesamos la masa de 500ml de alcohol.

Como la densidad está determinada por la fórmula:

$$\delta = \frac{m}{v}$$

δ = densidad
m = masa
v = volumen

Podemos saber cuánto resultó el peso en el segundo caso. Para ello despejamos:

$$v \cdot \delta = m$$

δ ml. $\cdot$ 0,79 gr/ml = 395 gr.

CUERPO

Se denomina cuerpo a una determinada porción de materia formada por una o más sustancias, que presenta límites y formas definidas.

Cualquier objeto es un cuerpo, como ser, una pirámide hecha con la sustancia "piedra", una esfera conformada por la sustancia "madera", un cilindro de "plomo", una silla de "plástico".

A veces, alcanza definiciones más complejas y evolucionadas, como el cuerpo humano, el cuerpo de un animal, un planeta, una pc, un robot o un satélite artificial.

En razón de la condición de impenetrabilidad de las sustancias que forman un cuerpo físico, "su" espacio no puede ser ocupado por otro, al mismo tiempo.

Los cuerpos poseen masa, y la masa de un cuerpo se correlaciona con el peso, a través de la influencia de la gravedad, es decir que el peso es la fuerza (atracción) que ejerce un cuerpo sobre la masa de otro.

---

[13]. Para estos desarrollos obviamos la diferencia entre peso y masa. Mientras en la fórmula de densidad se utiliza la masa, en el cálculo del Peso específico PE, utilizamos peso.

Los cuerpos se atraen entre sí por acción de la fuerza de gravedad. La tierra atrae a los cuerpos que se encuentran en su cercanía y en razón de su tamaño relativo, se semeja una "caída" de los demás cuerpos sobre su superficie, de "arriba hacia abajo", como la Manzana de Newton.

Aun cuando el manzano se encuentre en el hemisferio sur, vemos en el mundo ordinario que la manzana "cae" hacia el suelo, cuando en realidad se trata de la atracción entre dos cuerpos (uno de gran masa: la tierra, otro de pequeña masa: la manzana).

De acuerdo con las leyes físicas, todos los cuerpos ejercen atracción gravitatoria entre sí.

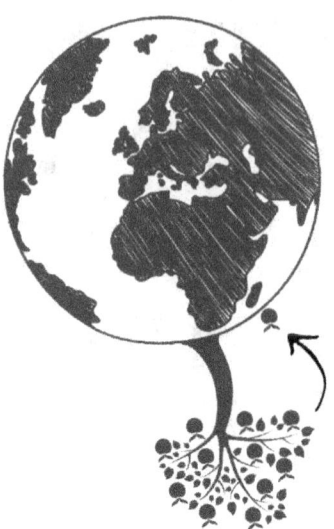

Dos cuerpos A y B, se van a atraer con una fuerza direcamente proporcional a sus masas e inversamente proporcional a la distancia que los separa, elevada al cuadrado:

$$F = \frac{mA \cdot mB}{d^2}$$

mA = masa del cuerpo A
mB = masa del cuerpo B
d = distancia entre ambos elevada al cuadrado

Los cuerpos (tales como manifestación de la materia) van a estar influenciados por las variables termodinámicas. Cuando un proceso se desarrolla espontáneamente, es porque se adecuó a ciertos dictámenes fisicoquímicos y termodinámicos.

En principio diremos que los cuerpos o sistemas van a dirigirse espontáneamente hacia estados en los que se verifique el seguimiento de estas dos tendencias:

Una disminución de energía   Un aumento de entropía

Estos principios imponen que en todo proceso natural los cuerpos tienden a buscar un estado de menor energía.

Por ejemplo, si un cuerpo está en una posición elevada, tendrá un valor energía potencial n, pero si se lo deja caer, esa energía disminuirá proporcionalmente con su altura hasta llegar a valor nulo al tocar la superficie. Vemos que los cuerpos se comportan de esa manera. Buscan el estado de menor energía. (Los hombres también: en estado relajado prefieren estar apoyados o sentados antes que parados, y acostados antes que sentados, si no desean realizar esfuerzo).

Si un cuerpo está en movimiento, tendrá un valor de energía cinética, que a pesar de la inercia, si no se renueva una fuerza que los afecte, concluirá finalmente deteniéndose; ergo: Energía cinética cero.

Por otra parte, se observa que los procesos siguen una dirección espontanea buscando alcanzar un estado de mayor entropía.

La entropía describe el orden y consecuentemente la información que tiene un sistema.

Si un vaso se rompe, sus moléculas se desordenan, pero al revés no se sabe que ocurra; los cables tienden a enredarse "solos", y un lugar se desordena espontáneamente con el tiempo. Para ordenarlo hay que aplicar energía.

Las bolillas de un juego de lotería, puestas en su caja, están numéricamente ordenadas, por lo que ese conjunto tiene entropía baja. Esto es porque están ordenadas, pero además porque se tiene información de ese orden. Se sabe que a la izquierda de la bolilla 27 se encuentra la 26 y a su derecha la 28. Con el uso se desordenarán. Y cuando estén en el bolillero no sólo estarán totalmente "mezcladas", sino que además no tendremos ninguna información sobre el orden en el que se encuentran.

SUSTANCIA

Una sustancia es el tipo particular de materia que constituye un cuerpo; tendrá una composición definida y evidenciará características distintivas objetivadas por sus propiedades intensivas.

Son diferentes sustancias, más allá de la forma de los cuerpos,
la sustancia aluminio, la sustancia acero, la sustancia madera,
la sustancia hielo, la sustancia chocolate, la sustancia agua destilada,
la sustancia alcohol absoluto en virtud de poseer caracterizadas
propiedades intensivas que las identifican.

Como decíamos, la forma determina al cuerpo (forma propia en los sólidos o la forma del recipiente que lo contiene en el caso de los líquidos).

FORMA	⟶	CUERPO
PROPIEDADES INTENSIVAS	⟶	SUSTANCIA
PROPIEDADES EXTENSIVAS	⟶	CANTIDAD DE MASA

En cambio, la sustancia resulta diferente en cada caso en virtud de presentar distintas propiedades físico–químicas, es decir, evidenciar diferentes propiedades intensivas.

FENÓMENOS

Los fenómenos son procesos que involucran materia y energía y que generan transformaciones observables por diferentes métodos. Estas, se clasifican en tres grandes grupos: físicas, químicas y en algunos casos, nucleares.

Una **transformación física** es un proceso durante el cual una sustancia cambia sus condiciones físicas, como la forma, el volumen, el estado de movimiento o estado de agregación, pero que no cambia su composición química, por lo que, en definitiva, sigue siendo la misma sustancia y manteniendo sus propiedades intensivas, aunque hayan variado otros estados.

En una **transformación o reacción química**, en cambio, una sustancia se convierte en otra u otras diferentes. Se verifica un cambio en las propiedades intensivas, por haberse producido una transformación de las sustancias iniciales.

> Fenómenos Físicos:
> La evaporación del agua, la dilatación térmica del cobre (no se modifica la sustancia: el agua sigue siendo agua, en otro estado, y el cobre no pierde su identidad, sólo modifica su volumen).

> Fenómenos Químicos:
> transformación de vino en vinagre, fermentación del azúcar, oxidación del hierro, etc

Y ¿dónde encajan las reacciones nucleares?

> Fenómenos Nucleares:
> Involucra emisiones radioactivas, transmutación de elementos químicos, o fisión nuclear, con intercambio de grandes cantidades de energía.

En una **transformación nuclear**, no hay modificaciones químicas de la molécula (por ejemplo, combinación, descomposición, isomerización) Las interacciones no son por intervenciones a nivel electrónico, sino transformaciones propias del núcleo. Los cambios no recaen en el nivel electrónico de los átomos o moléculas en sí, sino en las alteraciones o modificaciones nucleares.

Este tipo de fenómeno no se verifica en los laboratorios químicos habituales, sino que corresponden a los centros de investigación nuclear, por lo que no son motivo de estudio del campo disciplinar de la química; su estudio particular corresponde a la física o química nucleares.

SISTEMAS MATERIALES

Se denomina Sistema Material (SM) a toda porción del universo que posee masa y que es aislada para su estudio. Todo lo que rodea al sistema material, y del cual éste puede recibir o ejercer influencia directa, se denomina "ambiente".

Si se pretende estudiar un alambre de cobre, sumergido en un beacker con agua, el alambre y el agua, serán los objetos de estudio (sistema material) y, lo que rodea al vaso, generándoles condiciones particulares (por ejemplo, baño maría) será el medio ambiente.

ABIERTO, CERRADO, AISALDO O ADIABÁTICO

De acuerdo a la relación que el sistema material establece con su ambiente, se pueden determinar tres situaciones:

a) El sistema material y el medio intercambian materia y energía: SISTEMA ABIERTO.

b) El sistema material intercambia sólo energía, pero no materia: SISTEMA CERRADO.

c) El sistema material no intercambia ni materia ni energía con el ambiente: SISTEMA AISLADO o ADIABÁTICO.

Es un sistema abierto cuando el sistema material puede intercambiar materia y energía libremente con el medio. Un recipiente con agua en ebullición y sin tapa corresponde a un sistema de éste tipo: escapa materia en forma de vapor, y energía en forma de calor hacia el medio.

Si al recipiente del ejemplo anterior se le coloca una tapa, de manera que el vapor no pueda escapar, se transformará en un sistema cerrado: el calor escapará a través de las paredes del recipiente (intercambio de energía con el medio), pero la materia no saldrá al medio.

En el caso que se cubra al recipiente cerrado con una tapa o estructura aislante (semejante a un termo de agua), el sistema no sólo contendrá a la materia, sino que impedirá el paso de la energía. Esto constituye un ejemplo cotidiano de un sistema ADIABÁTICO.

No obstante, cabe hacer la salvedad de que no existe un sistema adiabático perfecto en el mundo ordinario, tratándose más bien de una definición teórica, ya que con el tiempo, la energía finalmente termina por escapar, (o entrar) por perfecto que pueda parecer el sistema aislante construido.

HETEROGÉNEOS, HOMOGÉNEOS, INHOMOGÉNEOS

En base a su aspecto, los sistemas materiales se pueden clasificar en:

- *Sistemas Heterogéneos*: Sistemas formados por más de una fase.
- *Sistemas Homogéneos*: Sistemas formados por una sola fase.
- *Sistemas Inhomogéneos*: Una sola fase con propiedades graduales.

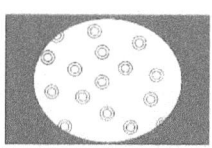

HETEROGENEA MACROSCOPICA **HETEROGENEA MICROSCOPICA** **HOMOGENEA SOLUCION**

Sistema	Heterogéneo	Homogéneo	Inhomogéneo
Fases	Más de una	Una	Una
PropiedadesIntensivas	Variables	Constantes	Variación gradual
Interfase	Si/no	No	No

Sistemas Heterogéneos o Mezclas

Las propiedades intensivas del sistema son variables

Si analizamos un sistema constituido por aire, agua y aceite en un vaso, observaremos que presenta dos áreas de separación llamadas interfases (interfase aire/aceite; interfase aceite/agua).

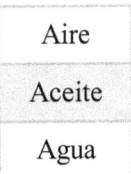

El sistema tiene tres fases y tres componentes: aire, aceite y agua

Entonces:

Sistema Heterogéneo es aquel que presenta por lo menos en dos puntos, diferentes propiedades intensivas, observando en algunos casos, una clara delimitación entre ellos, llamada interfase.

Decimos entonces que los sistemas heterogéneos están formados por más de una fase (polifásicos).

Otros sistemas heterogéneos son, por ejemplo, muestras de agua con benceno, arena con limaduras de hierro, el granito, el mármol, etc. En el primero la interfase está bien demarcada, pero en los otros la interfase no existe claramente delimitada.

Las fases pueden presentar cualquiera de los tres estados físicos, y estar formadas por uno o más componentes. Por ejemplo, el agua en sus tres estados:

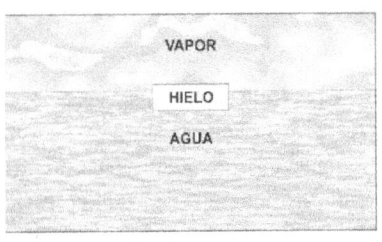

Ese sistema tiene tres fases (agua líquida, vapor de agua y hielo), y un solo componente: agua.

Componente: Cada una de las sustancias que integran un sistema material.

Cada **fase** constituyente del sistema heterogéneo, es un sistema homogéneo en sí mismo, ya que cada fase posee idénticas propiedades en todos sus puntos. Estas propiedades de una fase se diferencian de las propiedades de otra fase.

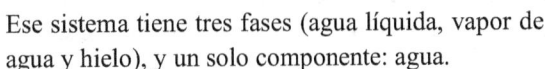

Fase Homogénea   +   Fase Homogénea   =   Sistema Heterogéneo

Si nuestro sistema estuviera formado por agua salada, un trozo de madera y gas hidrógeno, tendría tres fases: (fase agua salada, fase madera y fase hidrógeno), pero en vez de un componente, encontramos cuatro: sustancia agua, sustancia sal, sustancia madera y sustancia hidrógeno.

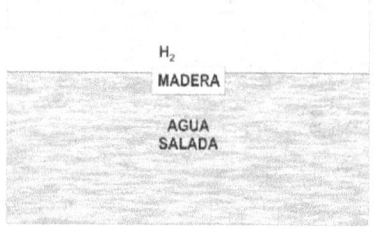

Mezclas

Cuando dos o más sustancias se reúnen en un sistema disperso, en proporciones variables y no definidas y sin que se produzca una interacción química entre ellas, decimos que constituyen una mezcla. La fase que está en mayor cantidad[14], es denominada *fase dispersante*, y la que se encuentra en menor proporción, contenida en aquella, *fase dispersa*.

Las mezclas se clasifican en dos grandes grupos según su aspecto macroscópico:

1) Mezclas: son sistemas heterogéneos
2) Soluciones: son sistemas homogéneos.

A su vez las mezclas pueden dividirse según el método de observación:

Mezclas Heterogéneas macroscópicas: Mezclas groseras

Sus fases se aprecian a simple vista; por ejemplo, el granito es una mezcla heterogénea, en el que se pueden distinguir visualmente las sustancias cuarzo, feldespato y mica. Cada fase presenta distintas propiedades correspondientes a cada sustancia, por lo que se las considera mezclas heterogéneas macroscópicas.

Heterogéneas microscópicas: Suspensiones y Coloides

A simple vista las mezclas heterogéneas microscópicas tienen aspecto homogéneo, pero al utilizar un sistema óptico de aumentos, se observa más de una fase. Para poder distinguirlas se recurre entonces a herramientas ópticas como la lupa, el microscopio óptico o el ultramicroscopio. Los sistemas dispersos son heterogéneos y están formados por partículas

---

[14]. Y que además determina el estado físico de la mezcla.

pequeñas de una sustancia (fase dispersa) distribuida uniformemente en el seno de otra sustancia (fase dispersante).

Si las partículas dispersas sedimentan y son visibles al Microscopio Óptico (M.O.) estaremos en presencia de una suspensión. Por otra parte, si las mismas no sedimentan y no son visibles al M.O. pero sí al Ultramicroscopio, se definen como coloides. Estas partículas son intermedias entre las suspensiones y las soluciones.

Los sistemas coloidales se incluyen dentro de los sistemas heterogéneos microscópicos, cuya fase dispersa está formada por partículas sólo visibles al ultramicroscopio rodeadas de una fase dispersante. Estas partículas de la fase dispersa se denominan micelas[15]. Los sistemas coloidales son importantes por sus propiedades físico - químicas y biológicas.

Tienen incidencia activa en los sistemas biológicos, merced a sus actividades eléctricas, mecánicas y ópticas, por lo que tienen trascendencia especial aquellas donde el medio dispersante es líquido y la fase dispersa es sólida.
Los coloides se clasifican en:

Nombre	Fase dispersa	Fase dispersante
Sol	Sólido	Líquido
Gel	Líquido	Sólido
Emulsión	Líquido	Líquido
Aerosol	Líquido/sólido	Gas

Las micelas interaccionan entre sí como consecuencia de la precipitación, coagulación o desecación que produce el acercamiento de esas micelas entre sí, o por interacciones eléctricas que crean condiciones físico químicas muy particulares. Son ejemplos de sistemas coloidales: la gelatina, el agar, la clara de huevo en agua, el citoplasma de una célula, las micelas lipoides, la sangre, los polianiones, la leche, la gelatina y la mayonesa, entre miles de sistemas más.

Los coloides, a diferencia de las suspensiones, no se separan al dejarlos en reposo, por ser las micelas de la suspensión de mayor tamaño. La sangre, por ser una suspensión muestran el fenómeno de precipitación (Eritrosedimentación).

---

[15]. Mayoritariamente son polianiones

La carga de las partículas permite que se les aplique electroforesis y también que puedan responder a fenómenos de cromatografía y de intercambio iónico.

Estos sistemas presentan efecto Tyndall[16]. La particularidad de la coexistencia de ambas especies se sustenta muchas veces en que ambos constituyentes son inmiscibles entre sí, lo que no favorece un estado de disolución, sino interacciones de elevada energía, por influencias eléctricas y estéricas más bien repulsivas. Por otra parte, presentan movimiento browniano, es decir un fenómeno de vibraciones de la fase dispersa, como consecuencia y de los choques moleculares en el sistema[17].

Las subclasificaciones que se efectúan sobre éstos estados, se basan en el estado físico de la fase dispersa y la fase dispersante. Así, como ya vimos, si la fase dispersante y la dispersa son líquidas, estaremos en presencia de un sistema coloidal llamado emulsión, un gas o líquido en sólido, será espuma o líquidos y sólidos en gas corresponderán a aerosoles.

En la tabla siguiente se muestran las diferencias comparativas entre soluciones, coloides y suspensiones.

	Suspensión	Coloide	Solución- Cristaloide
Tamaño de partícula	Mayor de 100 nm	Entre 1 y 100 nm (micela)	Menor de 1 nm
Sedimenta	SI	NO	NO
Filtran	NO	SI	SI
Atraviesan Membrana	NO	NO	SI
Dispersan Luz	SI	SI	NO

Sistemas Homogéneos

Un sistema homogéneo presenta iguales propiedades intensivas en todos sus puntos, por lo que podemos decir que presenta una sola fase. Esta fase, por su condición de tal, denota propiedades idénticas en todo el sistema. En un sistema homogéneo puede haber sustancias puras o mezclas homogéneas que se presentan en una sola fase.

---

[16] Dispersión de un rayo de luz que atraviesa la muestra.
[17] EL movimiento browniano contribuyó a la aceptación de la existencia del átomo.

Una sustancia es pura cuando posee un solo tipo de átomos o moléculas: agua pura, alcohol absoluto, benceno, hipoclorito de sodio, el amoníaco, la soda cáustica, el ácido muriático, son ejemplos de sustancias puras compuestas, ya que se conforman con un solo tipo de molécula , pero poseen más de un tipo de átomos. En cambio, el cobre, el nitrógeno, el ozono, el hidrógeno, la plata, el hierro, son sustancias puras, pero en este caso elementales, ya que están formados por un sólo tipo de átomos.

Un vaso de agua salada es monofásico, ya que presenta una sola fase. El agua salada no muestra diferencias entre un punto y otro (observándolo a simple vista o con el ultramicroscopio). Si la solución se sobresatura se puede encontrar un gradiente paulatino de concentración.

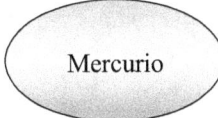

Un recipiente con agua, es un sistema homogéneo. Si al agua, le agregáramos sal, ésta se disolverá constituyendo salmuera (agua salada), también homogénea, con una sola fase. Todos los puntos del sistema resultan idénticos.

En el primer caso se trata de una sola sustancia (agua) y en el segundo, de dos sustancias (agua y sal). En el primero hablamos de sustancia pura y en el segundo de solución. Si en lugar de agua, observamos un recipiente con mercurio, también estamos frente a un sistema homogéneo constituido por una sustancia pura.

En el caso del agua, se trata de una sustancia pura compuesta, ya que su molécula posee átomos de hidrógeno y de oxígeno; el mercurio en cambio, es igualmente homogéneo y sustancia pura, pero en este caso simple, ya que posee exclusivamente átomos de mercurio.

En síntesis, se puede expresar que cuando el sistema material es homogéneo a simple vista, con microscopio óptico y aún con ultramicroscopio (se observa una sola fase), podrá ser:

Clase	Partículas	Ejemplo
Pura simple	Un sólo tipo de Átomos	Mercurio
Pura compuesta.	Un sólo tipo de Moléculas	Alcohol
Solución Dispersión	Más de un tipo de Moléculas	Agua salada, gelatina
Mezclas Metálicas	Más de un tipo de Metales	Acero

Importante: *Que un sistema contenga más de un componente NO significa que sea un sistema heterogéneo. Así lo vimos por ejemplo con el agua salada que forma una solución constituida por agua y sal (dos componentes) pero sin dejar de ser un sistema homogéneo, es decir de una sola fase.*

Soluciones

Las soluciones ocupan un capítulo muy especial dentro de los sistemas homogéneos. Tienen una presencia determinante en los sistemas químicos y biológicos y resultan trascendentes para el adecuado manejo de las situaciones de laboratorio.

Soluciones o disoluciones

Las soluciones son sistemas homogéneos formados por más de un componente. Las sustancias que se disuelven y están en menor cantidad, se denominan solutos; la sustancia que cumple la acción de disolver, se llama disolvente o solvente. Está en mayor cantidad, y en general determina el estado físico de la solución.

Solución Sc (*)	Soluto (St)	Está en menor cantidad	Se disuelve	----
	Solvente (Sv)	Está en mayor cantidad	Disuelve	Determina el estado físico de la solución

Las soluciones presentan la particularidad de que las cantidades de soluto y solvente pueden encontrarse en distintas proporciones entre sí, a diferencia de la relación de las masas de los elementos en un compuesto, como dictamina la ley de Proust de las proporciones constantes.

La proporción entre las cantidades de soluto y solvente o solución, se denomina concentración.

Expresión de las concentraciones

Se denomina Concentración a la relación existente entre la cantidad de soluto y la cantidad de solvente o de solución, según se quiera expresar en un sentido u otro. En el laboratorio bioquímico las concentraciones en función de la solución suelen ser más convenientes que en función del soluto, ya que en general se desea expresar la cantidad de un metabolito en un líquido biológico (sangre, plasma, suero, orina, L.C.R.) que tienen comportamiento de solución y no de solvente.

Cuando una solución tiene poco soluto en relación al solvente, decimos que se trata de una solución *diluida*; si la cantidad de soluto aumenta, será una solución *concentrada*. Si agregamos aún más soluto a la misma cantidad de solvente, formamos una solución *saturada*. Llega un momento en que no resulta posible agregar más soluto a ese volumen. En ese momento la solución se ha saturado completamente. Si se produce precipitación, hablamos de una solución *sobresaturada*.

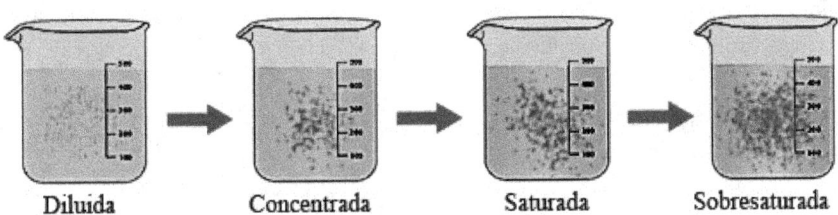

Diluida   Concentrada   Saturada   Sobresaturada

Punto de saturación

Se denomina punto de saturación a la máxima cantidad de soluto que puede disolverse en un volumen determinado de solvente a una temperatura específica. El punto de saturación depende y es directamente proporcional a la temperatura.

Por ejemplo, si a 25° C, un litro de solvente admite 300 g de un soluto, decimos que el punto de saturación de ese solvente, para ese soluto es de 300 g/l. Para visualizar esto, podemos como ejemplo expresar que:

- 10 gramos St. en un litro Sc: Solución diluida
- 150 gramos St. en un litro Sc: Solución concentrada
- 250 gramos St. por litro Sc: Solución saturada
- 320 gramos St. por litro Sc: sobresaturada

Un ejemplo de límite de solubilidad para diferentes sustancias, pueden visualizarse en la siguiente tabla:

Tabla de solubilidades a 20°C

Soluto en Agua	Solubilidad en g%	Solubilidad Molar
Nitrato potásico	31,6 g%	3,13 M
Cloruro de Sodio	35,9 g%	6,14 M
Sacarosa	203,9 g%	5,96 M
Hidróxido de Sodio	109 g%	27,25 M

El punto de saturación depende de la temperatura. A mayor temperatura, mayor será la solubilidad del soluto en ese solvente. De esto se desprende que es más fácil disolver un soluto en agua caliente que en agua fría.

La solubilidad en agua se establece para sustancias hidrosolubles, como alcohol, sales, ácidos, bases, que son compuestos que poseen estructuras capaces de interactuar con las moléculas de agua a través de puente hidrógeno y otras interacciones intermoleculares.

Aquellas sustancias que no pueden interaccionar con el agua, se clasifican como estructuras o solventes hidrofóbicos, no polares u orgánicos (forman soluciones Hidrófobas u orgánicas).

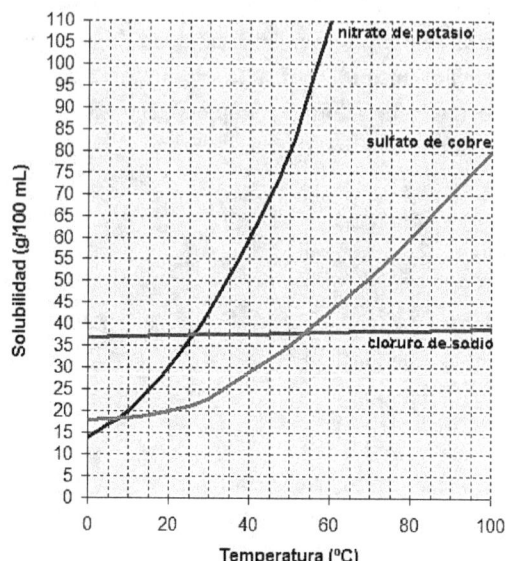

Tomado de www.aragon.es

En el caso de nuestro trabajo, nos centraremos fundamentalmente en soluciones acuosas o hidrofílicas.

Unidades de Concentración

Para establecer la proporcionalidad existente entre un soluto y un solvente o entre un soluto y su solución, se utilizan habitualmente dos tipos de expresiones de concentración:

- **Expresiones Físicas**: Relacionan la cantidad de soluto en gramos (g) o mililitros (ml) con cien g o ml de solvente, o de solución.

- **Expresiones químicas**: en general se expresa el soluto en moles[18] o equivalentes[19], en relación con 1000 g o ml de solvente o solución.

---

[18]. Mol es el Peso Molecular de sustancia expresado en gramos. Cuando se lo expresa en miligramos (mg), se llama milimol .Ej. (58,5 g de Cloruro de Sodio es un mol, y 58,5 m., un milimol)

[19]. Equivalente es el Peso Molecular de la sustancia en gramos, dividido por su valencia

Unidad	Soluto	Solvente	Solución	Expresión
FISICAS	Número de g	100 ml		% P/V sv.
	Número de g		100 ml	% P/V sol.
	Número de ml	100 ml		% V/V sv.
	Número de ml		100 ml	% V/v sol.
QUIMICAS	N° moles		1000 ml	Molaridad (M)
	N° equivalentes		1000 ml	Normalidad (N)
	N° moles	1000 g		Molalidad (m)
	N° de Osmoles		1000 ml	Osmolaridad (OsM)

Del cuadro, extraemos dos de las más comunes formas de expresión de concentraciones en unidades químicas:

$$\left.\begin{array}{l}\text{Molaridad (M)} = \text{N° de moles} \\ \text{Normalidad (N)} = \text{N° de equivalentes}\end{array}\right\} \text{de Soluto en 1.000 ml Solución}$$

I. Unidades físicas:

Un ejemplo de unidades físicas lo constituye el % P/V sol (porcentaje peso en volumen de solución), es decir cantidad de gramos de soluto en 100 ml. de solución, que constituye una de las formas más difundidas para expresar concentraciones; un exponente de unidades químicas es la Molaridad (M), es decir número de moles de soluto por cada litro de solución. En general se expresa la cantidad de soluto en el total de la solución Sc (*), o en cantidad de solvente (Sv). Si queremos describir una solución al

$$20 \% \text{ P} / \text{V} * \neq 20 \% \text{ P} / \text{V sv}$$

En el caso de la izquierda, se expresa una solución al 20 por ciento en peso de soluto en un volumen de 100 ml de solución.

Esta solución se forma colocando los 20 gramos del soluto y agregando H_2O hasta el enrase de 100ml. Se logra así 100 ml de solución.

En el segundo caso (de la derecha) se pesan los 20 gramos de soluto y, a diferencia de la anterior, se **agregan 100 ml de agua.**

En este caso se agregó más agua que al anterior, por lo cual es más diluido. El volumen de la solución será levemente mayor a 100 ml.

Si se nos pide hacer dos soluciones:

    A. alcohol al 20 % V/V sol, y   **B.** alcohol al 20% V/V de solvente,

nos daremos cuenta que la segunda solución será más diluida, por cuanto tiene más solvente que la primera, para la misma cantidad de soluto.

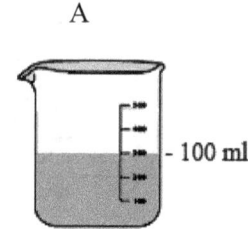

Para conformar la solución a), colocamos 20 ml soluto (OL) y agregamos agua hasta el enrase de 100 ml, es decir que pusimos 80 ml. de agua[20].

Volumen total 100 ml de solución.

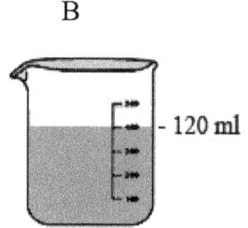

En el caso b) A los 20 ml. de alcohol le agregamos 100 ml H_2O obteniendo un volumen total de 120 ml: 100ml de H_2O + 20 ml. del soluto (OL).
Volumen total de solución 120 ml.

Otro ejemplo sobre lo señalado, lo constituye el siguiente par de soluciones:

    KCl al 4,5 % P/V* y KCl al 4,5 % P/V sv.

En el primer caso, la solución posee 4,5 g del soluto KCl en 100 ml de solución, mientras que en el segundo, la solución posee la misma cantidad de soluto, pero en un total de 100 ml de solvente, por lo que ésta última resulta más diluida.

II. Unidades químicas

En general las unidades químicas, a diferencia de las físicas, se expresan por mil.

Algunos conceptos importantes que se deben tener en cuenta en función de las leyes analizadas, y que resultan necesarias para el tratamiento de los temas subsiguientes, son:

---

[20]. A los fines didácticos no se tiene en cuenta la contracción volumétrica que se produce al mezclar alcohol con agua.

Capítulo 2: MATERIA Y ENERGÍA

MOL: es la cantidad de masa de una sustancia que contiene el número de Avogadro [21] de partículas.

A partir de las experiencias que demostraron las leyes de la química, quedó evidenciada la relación química que se daba entre átomos y moléculas. Si bien la ecuación química describe las relaciones unitarias, en la práctica, se llevan a cabo con cantidades que contienen un extraordinario número de partículas.

Por ello en el trabajo de laboratorio se requería una unidad de medida mayor que la molécula o el átomo. Esa unidad de trabajo elegida fue el mol.

El mol está representado en la ecuación química como coeficientes.

$$1 N_2 + 3 H_2 \rightarrow 2 NH_3$$

1 mol de **CON** Nitrógeno   3 moles de **DA** Hidrógeno   2 moles de Amoníaco

La masa de un mol de moléculas se llama Masa Molar o mol, y la de un elemento, Átomo-Gramo (O mol de átomos).

$6,023 \times 10^{23}$	Moléculas	Mol
$6,023 \times 10^{23}$	Átomos	Átomo Gramo

MASA MOLAR (M): Es la masa molecular relativa expresada en gramos.

Se obtiene al sumar los pesos atómicos de cada elemento por el número de veces que está presente.

La masa molecular del H_2SO_4 se calcula así:
- Masa del H: $1 \times 2 = 2$
- Masa del S: $32 = 32$
- Masa del O: $16 \times 4 = 64$
- Total: $2 + 32 + 64 = 98$

---

[21]. Es una unidad de cantidad de materia que contiene $6,02 \times 1023$ partículas. Antes llamado Número de Avogadro NA actualmente se utiliza como constante de Avogadro (L)

Fundamentos de Química General

Podemos resumir que la masa molar (MOL) es la masa molecular expresada en gramos, y siguiendo sus subunidades, decimos:

- Un miliMOL es la masa molecular de la sustancia expresada en mili gramos
- Un micro MOL es la masa molecular de la sustancia expresada en micro gramos
- Un nanoMOL es la masa molecular de la sustancia expresada en nano gramos

Ejemplo:

La masa molecular del H_2SO_4 es 98, por consiguiente:

1 MOL de H_2SO_4 pesa 98 g,

1 **mili** MOL de H_2SO_4 pesa 98 **mili** g, o 10^{-3} g
1 **micro** MOL de H_2SO_4 pesa 98 **micro** g, o 10^{-6} g
1 **nano** MOL de H_2SO_4 pesa 98 **nano** g, o 10^{-9} g

En la tabla de abajo, se exponen ejemplos que relacionan gramos, moles y equivalentes. El valor de la cuarta columna se obtiene al dividir el valor de la segunda (moles) por la tercera (valencia, v) lo que da el valor del Peso Equivalente, que se utiliza para el cálculo de la normalidad.

Compuesto	Mol	Valencia	Eq (M / v)
Cl H	36,5	1	36,5 g /1 = 36,5 g
K OH	56	1	56 g/ 1: = 56 g
SH_2	34	2	34 g/ 2 = 17 g
H_2SO_4	98	2	98g/ 2 = 49 g
H_3PO_4	98	3	98g/ 3 = 33 g
Fe (HO)$_3$	107	3	107 g/ 3 = 36 g
Ca (HO)$_2$	74	2	74g/ 2 = 37 g
KCl	74,5	1	74,5 g/ 1 = 74,5 g
Mg Cl$_2$	95	2	95 g/ 2 = 47,5 g
Al$_2$S$_3$	150	6	150 g/ 6 = 25 g

Dijimos que dentro de las unidades químicas de concentración la molaridad es una de las más usuales.

Ejemplos:
- HCl 1M: expresa que hay un mol (36,5 g) de Soluto (Ac. Clorhídrico) en 1000 ml. de solución
- HCl 0,5 M: significa que existe medio mol de soluto (36,5 g /2) en 1000 ml. de solución
- H_2SO_4 2M: expresa que hay dos moles de soluto (98 g x 2) en 1000 ml. de solución
- K HO 3M: quiere decir que dicha solución posee 3 moles de soluto (56 g x 3) en 1000 ml. de solución.

Veamos como razonar utilizando las unidades químicas.

Si debemos preparar 150 ml de solución 0,7 M de KCl, buscamos el valor del peso molecular del soluto, en este caso

PM; Cl 35, 5 + K 39. PM Total: 74, 5 g

Entonces, si un mol pesa 74,5 g, los 0,7 moles pesarán, por regla de tres:

$$1 \text{ mol} \longrightarrow 74,5 \text{ g}$$
$$0,7 \text{ mol} \longrightarrow x = 52,15 \text{ g};$$

En cambio, si quisiéramos usar el método del valor unitario, sería:

$$\frac{74,5 \text{ g}}{1 \text{ mol}} \times 0,7 \text{ moles} = 52,15 \text{ g}$$

Ahora bien, por ser molar, esa cantidad se encuentra en 1.000 ml; por consiguiente, para preparar los 150 ml, se requerirán:

$$1000 \text{ ml} * \longrightarrow 52,15 \text{ g}$$
$$150 \text{ ml} * \longrightarrow x = 7,82 \text{ g KCl};$$

En conclusión, para cumplir con la consigna se deben pesar 7,82 g KCl y agregar agua **hasta** 150 ml.

Otro: Preparar 300 ml de solución 0,5 M de Na_2SO_4. PM: 142 g

a) Por regla de tres simple, entonces, si

$$1 \text{ mol} \longrightarrow 142 \text{g } Na_2SO_4$$
$$0,5 \text{ mol} \longrightarrow x = 71 \text{ g } Na_2SO_4$$

1000 ml solución ——————— 71g Na₂SO₄
300 ml solución ——————— x = 21,3 g Na₂SO₄

b) Por el método del factor unitario

$$\frac{142\ g}{1\ mol} \times 0{,}5\ moles = 71\ g\ Na_2SO_4$$

$$\frac{71\ g}{1000\ ml} \times 300\ ml = 21{,}3\ g\ Na_2SO_4$$

Por ambos métodos llegamos a los mismos resultados:
Se deben pesar 21,3 g de soluto y enrasar con agua a 300 ml.

> *NORMALIDAD (N): La normalidad es muy utilizada como unidad de concentración en el laboratorio, ya que las reacciones químicas se producen equivalente a equivalente. Esto nos permite relacionar las cantidades directamente, sin tener que apelar a los valores de equilibrio en moles. Esto lo ha generalizado como medida de concentración preferencial.*

Es frecuente observar etiquetas con inscripciones tales como 0,1N, 05N, 1 N.

La normalidad (N), al igual que la molaridad (M) corresponde al grupo de las Unidades Químicas, y se define como el número de equivalentes de soluto que se encuentran en 1.000 ml. de solución.

Ahora bien, ¿QUE ES UN EQUIVALENTE?

> Un **EQUIVALENTE** es una cantidad de sustancia;
> se determina a partir del peso molecular
> y de la valencia de esa sustancia.

El Peso molecular se calcula a partir de los valores que se encuentran en la tabla periódica. La valencia de la sustancia, en cambio, se encuentra estipulada, según el tipo de sustancia.

La valencia de los ácidos es el número de hidrógenos que ese ácido posee o utiliza en esa reacción particular que estemos considerando. Por ejemplo:

- HCl; HNO_3; HPO_3 = valencia 1 (un átomo de hidrógeno)
- H_2S; H_2SO_3; H_2CO_3 = valencia 2 (dos átomos de hidrógenos)
- H_3PO_4; H_3AsO_3 = valencia 3 (tres átomos de hidrógenos)

En el caso de las bases, se corresponde con la cantidad de Oxhidrilos:

- NaOH; CuOH; AgOH = valencia 1 (un oxhidrilo)
- $Ca(HO)_2$; $Mg(HO)_2$; $Cu(HO)_2$; $Fe(HO)_2$ = valencia 2 (dos oxhidrilos)
- $Al(HO)_3$; $Fe(HO)_3$; $Cr(HO)_3$ = Valencia 3 (tres oxhidrilos)

Cuando las sustancias en cuestión son las sales, el número de valencia para el cálculo, corresponde al número de cargas positivas o negativas de los constituyentes de la sal.

Veamos:

- NaCl; KNO_3; $AgAsO_3$ = valencia 1 (una carga negativa y una positiva)
- $CaCl_2$; $Zn(NO3)_2$; $CaCO_3$ = valencia 2 (dos cargas negativas, dos positivas)
- $Fe_2(SO_3)_3$ = valencia 6 [seis cargas negativas (3 sulfatos con 2 cargas) y seis positivas (2 hierros por tres cargas cada una)]

Entonces, como quedara expresado, para determinar el equivalente, se divide el PM de la sustancia por su valencia en esa reacción:

Ejemplo:

- $Eq(HNO_3) = PM(HNO_3) / v = 63 g / 1 : 63 g$
- $Eq[Mg(OH)_2] = PM[Mg(OH)_2] / v = 74 g / 2 = 37 g$
- $Eq\ Fe_2(SO_3)_3 = PM\ Fe_2(SO_3)_3 / v = 292 g / 6 = 47 g$

Si la normalidad es el Número de Equivalentes de Soluto en 1000 ml. de solución, podemos decir que una solución 1N de NO_3H, está formada por un equivalente de ácido Nítrico en 1000 ml. de solución, es decir, 63 g para ese volumen.

Una solución 1N de $Mg(OH)_2$ está formada por 37 g de St. (un equivalente es 74 gr/2) en 1000 ml. de solución.

Si se nos pidiera preparar una solución de una determinada Normalidad, se calcula el peso equivalente y que cantidad de soluto se necesario para el volumen solicitado.

Por ejemplo, si se nos solicita preparar 600 ml. de una solución de hidróxido de calcio 0, 5 N, procedemos a calcular la cantidad de soluto requerido para ese volumen.

a) Por regla de tres simple:

Podemos decir que en una solución 0,5 N hay 0,5 equivalentes de soluto en 1000 ml. de solución;

Como se nos pide preparar 600 ml

$$\text{si en 1000 ml hay} \longrightarrow 0,5 \text{ Eq}$$
$$\text{en 600 ml habrá} \longrightarrow x \; ; \; x = 0,3 \text{ Eq}$$

Ahora bien, para pesar necesitamos el dato en gramos:

Vemos que el PM del Ca $(OH)_2$ es 74 y la valencia, 2;
en consecuencia, el PEq. será 74/2: 37 g

$$\text{si 1 Eq pesa} \longrightarrow 37 \text{ g}$$
$$0,3 \text{ Eq pesarán} \longrightarrow x \; ; \; x = 11,1 \text{ g}$$

b) Por el método del factor unitario:

$$\frac{0,5 \text{ Eq}}{1000 \text{ ml}} \times 600 \text{ ml} = 0,3 \text{ Eq}$$

$$\frac{37 \text{ g}}{1 \text{ Eq}} \times 0,3 \text{ Eq} = 11,1 \text{ g}$$

Es decir que para preparar 600 ml. de una solución de hidróxido de calcio 0, 5 N, debemos pesar 11,1 g de soluto y enrasar con agua hasta 600 ml. de solución.

Cálculo con fórmula

Una forma fácil y directa de averiguar la **normalidad**, conociendo la molaridad, es multiplicando la molaridad de esa solución por el número de la valencia de la sustancia:

$$N = M \cdot v$$

Por ejemplo, si sabemos que una solución de Al (HO)$_3$, tiene una molaridad de 0,8 M, y que la valencia del aluminio es 3, reemplazamos en la fórmula:

$$N = 0,8 \times 3 = 2,4\ N$$

Cálculo de Molaridad y Normalidad

Al describir molaridad y normalidad, se realizaron ejercicios dirigidos a la preparación de soluciones con esa expresión de concentraciones. Ahora enfocaremos la manera de determinar la molaridad y la normalidad, conociendo la composición de una solución.

Ejemplo:
Si sabemos que una solución (*) está formada por 40 g de H$_2$SO$_4$ en 700 ml de solución y deseamos averiguar M y N de la misma, procedemos de la siguiente manera:

El PM del H$_2$SO$_4$ es igual a 98g.

Debemos calcular sobre un volumen de 1.000 ml. Entonces, si hay 40 g de soluto, en 700 ml. de solución, por definición, en 1000 ml. habrá:

en 700 ml (*) hay —————— 40 g St
en 1000 ml (*) habrá —————— x ; x = 57,14 g

Ya tenemos la cantidad de soluto en 1000 ml, pero en gramos. Según la definición, se necesita expresar esos gramos en moles; vimos que un mol pesa 98 g:

98 g —————— 1 mol
57,14 g —————— x ; x = 0,58 mol ;

Por lo tanto, la Molaridad es 0,58 ya que esa es la cantidad de moles de soluto que se encuentran en 1000 ml. de esa solución.

Para averiguar la Normalidad (N), calculamos el valor del Peso equivalente, donde PM = 98g y V = 2 (dos hidrógenos).

$$(PEq) = \frac{PM}{v} \qquad\qquad PM = \frac{98\ g}{2}$$

Entonces,

$$49\ g \longrightarrow 1\ Eq$$
$$57{,}14\ g \quad \text{que hay en } 1000 \longrightarrow x\ ;\ x = 1{,}16\ N\ ;$$

Esa es la normalidad, ya que es el número de equivalentes del soluto, que se encuentran en 1000 ml. de esa solución: resulta lógico que sea el doble de la molaridad, ya que el equivalente es la mitad del mol, y la masa es la misma.

El camino corto para obtener la normalidad a partir de la molaridad, es utilizar la fórmula:

$$N = M \cdot v$$

Reemplazamos:

$$N = 0{,}58\ M \times 2 = 1{,}16\ N$$

Lo que satisface la obtención del resultado por un camino más directo, observándose concordancia entre ambos resultados.

Existen otras expresiones de concentraciones en unidades químicas. Una bastante extendida es la molalidad (m);

> **MOLALIDAD (m):** *es el número de moles de Soluto (St), en 1000 g de solvente. Se diferencia de la molaridad (M), en que se expresa en función del solvente en gramos, en lugar de solución en volumen.*

El razonamiento para su cálculo es el mismo que el empleado para molaridad, pero utilizando 1000 g de solvente en lugar de 1000 ml. de solución. En algunos estudios se suele preferir la molalidad a la molaridad, en razón de que al estar expresado en masa en lugar de volumen, no sufre influencias de temperaturas que pudieran cambiar sus valores. Es decir que:

> *Mientras los valores de Molaridad se pueden ver modificados por las variaciones de temperatura, la* **Molalidad** *no se ve afectada por los cambios térmicos.*

Sistemas Inhomogéneos

Un tercer tipo muy particular de distribución de las mezclas, lo constituyen los sistemas IN homogéneos. Se trata de aquellos sistemas materiales que presentan una modificación gradual y paulatina de sus propiedades, bajo la distribución de un gradiente. A simple vista pueden considerarse como de naturaleza homogénea, pero al estudiar sus propiedades, se puede apreciar un cambio gradual en sus características.

Un ejemplo de estos sistemas lo constituye la atmósfera: a simple vista parece homogénea, pero la mezcla gaseosa se va modificando al variar la distancia desde la superficie, haciéndose menos densa.

Eso también es frecuentemente observable en los compuestos moleculares complejos. Los sistemas con gradiente de concentración, o precipitación gradual constituyen otro claro ejemplo de estos sistemas.

Clasificación

	ASPECTO MACROSCOPICO	PROPIEDADES	SUSTANCIAS	SUBTIPO	EJEMPLO
SISTEMAS MATERIALES	HOMOGÉNEOS Una fase macroscópica	Intensivas Constantes	Puras Simples		Mercurio
			Puras Compuestas		Azúcar
			Soluciones		Salmuera
		Intensivas Graduales	Mezclas Graduales	INHOMOGÉNEOS	Atmósfera
	HETEROGÈNEOS Más de una fase macroscópica	Intensivas Diferentes	Mezclas Heterogéneas Microscópicas	Gel	Gelatina
				Sol	Tinta China
				Emulsión	Leche
			Mezclas Heterogéneas Macroscópicas	Un componente	Agua-hielo
				Más de un componente	Granito

ESTADOS FÍSICOS DE LA MATERIA

Tal como expresáramos al tratar la temática referida a la materia, los sistemas materiales se pueden presentar conforme con las condiciones de su entorno[22] bajo la forma de tres estados físicos diferentes: SOLIDO, LIQUIDO Y GASEOSO.

Se denominan también estados de agregación de la materia, ya que sus presentaciones macroscópicas dependen del ordenamiento atómico – molecular. La observación y la experiencia diaria nos muestran que los sólidos poseen forma propia, y que, al aplicarles presión positiva o negativa, su volumen tiende a permanecer constante, es decir que no son compresibles ni expandibles.

También sabemos que los líquidos y los gases se encuadran en el capítulo de los fluidos, por su baja viscosidad, y en consecuencia su tendencia a fluir (Fluidos[23]). Los líquidos adquieren la forma del recipiente que los contiene: muestran igualmente una resistencia a la compresión; los gases, por el contrario, son muy difusibles, por lo que no tienen tendencia a permanecer encerrados, sino a expandirse indefinidamente. Mientras que los líquidos muestran resistencia a la compresión, los gases son notoriamente compresibles además de expandibles.

Estas particularidades que nos permiten identificar habitualmente el estado físico de las cosas, están fundamentadas en los fenómenos que observan las partículas subyacentes en cada estado.

Es así que las características mencionadas se explican sobre las condiciones moleculares que particularizan a la materia como sólida, líquida o gaseosa como la cercanía entre partículas, las fuerzas de atracción y de repulsión entre ellas y la energía cinética de sus moléculas.

Para cada estado, se resumen las propiedades características en la tabla siguiente:

Características	Sólido	Líquido	Gaseoso
Distancia entre partículas	Pequeña	Intermedia	Elevada
Interacciones atractivas	Elevadas	Intermedias	Bajas
Forma	Propia	Del recipiente	Informe
Compresibilidad	No	No	Si

---

[22] Por lo cual no se mencionan casos verificados en condiciones extremas como el plasma, supersólido, condensado fermiónico, etc.

[23]. Sería mejor FLUYENTES o FLUENTES.

Gráfico (tomado de http://dfbgquimica.webcindario.com/)

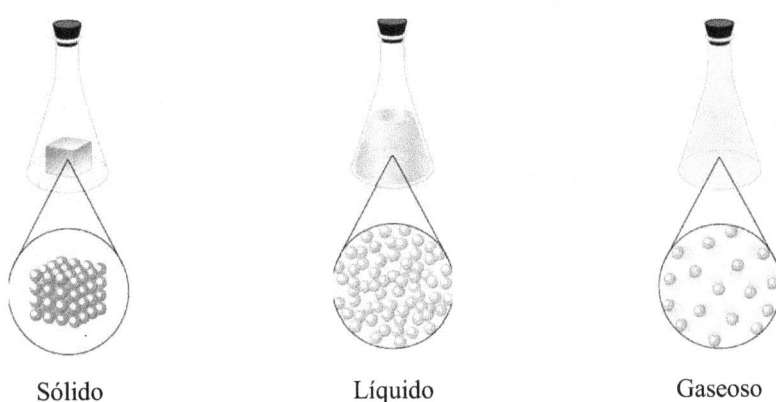

Sólido Líquido Gaseoso

Por lo expresado, cuando las moléculas soportan elevadas fuerzas de atracción, tendrán poca libertad de movimiento: se moverán poco y entonces su energía cinética será baja. Este estado de compactación máxima es lo que origina la forma de los sólidos, su dureza y su casi inexistente compresibilidad. Cada sustancia, de acuerdo con sus particularidades moleculares y con las condiciones del medio, mostrará una tendencia a mantenerse en un estado u otro, y a cambiar de estado cuando ciertas condiciones se modifiquen.

PUNTO CRÍTICO, PUNTO DE FUSIÓN Y PUNTO DE EBULLICIÓN

Una condición interesante de mencionar, es la que se conoce como *punto crítico o punto triple*, en el cual se cumple que las coordenadas de presión y temperatura son tales que propician la coexistencia de la sustancia en sus tres estados simultáneamente: convivencia de los estados sólido, líquido y gaseoso.

Punto Crítico o Punto Triple: *Temperatura y Presión en la que una sustancia se presenta simultáneamente en sus tres estados de agregación.*

Punto triple del agua: a la temperatura de 273 K y a la presión de 6×10^{-3} atmósferas, se la observa en estado sólido, líquido y gaseoso.

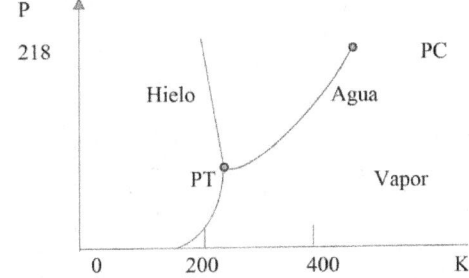

Como se expresara anteriormente, los cambios de estado se producen al modificarse las condiciones de presión y/o temperatura del sistema.

Al aumentar la temperatura, y/o disminuir la presión, la tendencia será hacia un aumento del desorden molecular con disminución de las fuerzas de atracción. Además, al aumentar la temperatura, aumenta la energía cinética de las partículas y con ello su movilidad, lo que favorece su separación: un pasaje hacia un estado más liberado. Lo mismo ocurre al disminuir la presión.

Los pasajes de estado son:

- Fusión (1): Sólido a Líquido
- Volatilización (2) : Sólido a Gaseoso
- Solidificación (3): Líquido a Sólido
- Vaporización - Evaporación - Ebullición (4): Líquido a Gaseoso
- Sublimación (5): Gaseoso a Sólido
- Condensación, Licuación o licuefacción (6): Gaseoso a Líquido

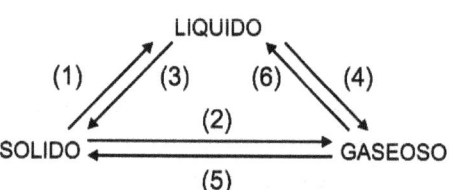

Estos cambios se resumen en la siguiente tabla:

Pasaje de estado	Temperatura	Presión	Ordenamiento
1 - 2 - 4	Aumento	Disminución	Disminución
3 - 5 - 6	Disminución	Aumento	Aumento

En este punto resulta conveniente establecer una aclaración referida a las alternativas que se observan en el proceso evaporación - ebullición (4). Y que está relacionada con la diferencia existente entre vapor y gas, que nominalmente podrían ser confundidos por tratarse del mismo estado de agregación.

Como ya viéramos, una sustancia se encuentra en estado gaseoso cuando sus variables T y P se entrecruzan por debajo del punto crítico, mientras que el vapor tiene condiciones TyP por encima del mismo. Esta diferencia radica en el comportamiento de las sustancias frente al valor de la presión del sistema. En el caso del gas, resulta necesario modificar la presión.

Antes de su pasaje a líquido, es necesario aumentar la presión y luego modificar el estado de agregación por temperatura, mientras que en el caso del vapor, el pasaje se puede realizar, sólo modificando su temperatura.

Otra de las diferencias importantes que podemos establecer entre dos de los estados que se nombran en el punto (4), tiene correlación con el lugar donde se observa el fenómeno y que se puntualiza en el siguiente cuadro:

	Ebullición	Evaporación
¿Qué produce?	Cambio de estado, de líquido a sólido.	
¿Dónde ocurre?	En toda la masa del líquido.	Sólo en la superficie del líquido.

Por otro lado, se recalca que cada sustancia pura tiene sus puntos de fusión y de ebullición específicos y propios, los que se comportan como propiedades intensivas.

> Un vapor puede pasar a líquido al aumentar sólo la presión, o disminuir la temperatura en cambio un gas no lo puede hacer: debe aumentar su presión y *además* disminuir su temperatura.

Punto de fusión: *Es la temperatura en la cual la presión de vapor del sólido equilibra a la presión de vapor del líquido.*

Punto de ebullición: *Es la temperatura en que la presión de vapor del líquido equilibra a la presión exterior.*

TRANSFORMACIONES QUÍMICAS

Hasta aquí vimos transformaciones de orden físico. Cambio en las condiciones físicas de las sustancias, pero inalterabilidad de su identidad química En cambio, los fenómenos o transformaciones químicas, involucran modificaciones en las identidades atómico - moleculares. Estos procesos se denominan reacciones químicas.

Las reacciones químicas son fenómenos muy comunes que permiten que los procesos químicos se concreten. Estas transformaciones son representadas mediante un sistema lógico que se denomina ecuación química.

En toda reacción química participan:

- *reactivos* o sustancias reaccionantes (aquellas que están al comienzo del proceso) cuyas masas disminuyen a medida que la reacción transcurre, incluso hasta agotarse, y

- *productos* de la reacción (nuevas sustancias originadas a partir de los reactivos), cuyas masas aumentan a medida que la reacción progresa.

La ecuación química es la representación simbólica de una reacción química, donde A y B son los *reactivos*; y C y D son los *productos*.

$$A + B \rightarrow C + D$$

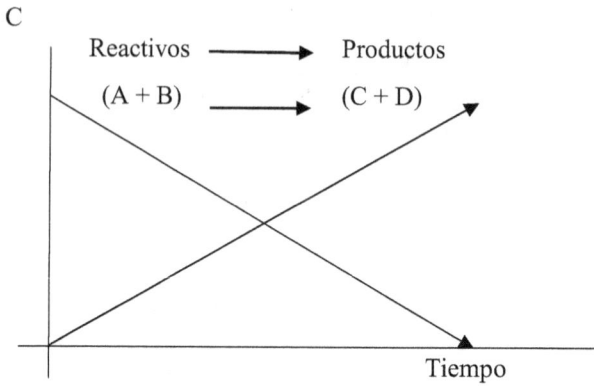

Cuando graficamos *Cantidad de Sustancias* en función del *tiempo*, se observa que a medida que éste transcurre, la cantidad de Reactivos (A y B) disminuye, mientras que los productos (C y D) se incrementan.

CLASIFICACIÓN DE LAS REACCIONES QUÍMICAS

Las reacciones químicas admiten varias clasificaciones; nosotros nos centraremos aquí específicamente en aquellas que se refieren a su modalidad de desarrollo. Si cursan con un desplazamiento total, los reactantes se agotan al final de la misma; por esto se denominan *irreversibles o totales* ya que no pueden reiniciar el proceso. En cambio, si se alcanza un punto en el que coexisten reactivos y productos, con desplazamiento entre ellos, estaremos en presencia de reacciones *reversibles*, ya que la reacción se puede volver a iniciar hasta alcanzar un equilibrio dinámico.

Reacciones Totales

Estas reacciones son aquellas en las cuales los reactivos se agotan, transformándose totalmente en productos. Se identifican por una flecha única de izquierda a derecha. ($\rightarrow$)

Por ejemplo, cuando el ácido clorhídrico reacciona con el hidróxido de sodio en cantidad adecuada, se agota totalmente.

$$HCl + NaOH \rightarrow NaCl + H_2O$$
Reactivos   Productos

Una vez producida la transformación, no se puede repetir el fenómeno sobre la misma sustancia inicial. Es decir, los reactivos ya no existen más como tales y se han transformado totalmente en otra u otras sustancias cuyas propiedades intensivas son diferentes a las de las sustancias originales, o que impide el reinicio de la reacción.

Reacciones Reversibles o Limitadas

Son reacciones en las que queda un remanente de reactantes, y que una vez formados los productos, éstos reaccionan entre sí, reconstituyendo los reactivos, en un proceso dinámico.

Se simbolizan con línea o flecha dobles, que indican los dos caminos que está recorriendo la reacción: de derecha a izquierda y de izquierda a derecha simultáneamente.

$$H_2CO_3 \rightleftharpoons HCO_3^- + H^+$$

En este caso, se llega a un punto de la reacción en el cual los productos reoriginan a los reactantes, estableciendo un estado de equilibrio, durante el cual la cantidad de moléculas de productos que se forman, es igual al número de moléculas de reactantes que se reobtienen.

Se ha llegado a un punto de equilibrio, en el que la dinámica de la reacción continúa.

CARACTERÍSTICAS DE LAS REACCIONES QUÍMICAS

1. Las especies químicas involucradas en una transformación química (reactivos o productos) presentan una composición definida y una relación constante. Esto las diferencia de las mezclas donde los componentes pueden presentar proporciones variables.

2. Durante las transformaciones químicas ocurre un intercambio de energía con el medio.

Intercambio de energía en las reacciones químicas

Mientras ocurre una reacción química se produce un intercambio de energía con el medio (generalmente en forma de calor, aunque a veces pueden ser luz o electricidad de los mediadores energéticos).

Sobre la base de estos cambios las reacciones químicas se clasifican en:

Exergónicas y Endergónicas

Exergónicas: la reacción ocurre con desprendimiento de energía. Son reacciones espontáneas.

$$A \rightarrow B + \text{Energía}$$

Endergónicas: las reacciones de este tipo, ocurren con aporte de energía desde el medio externo. Son reacciones NO espontáneas.

$$A + \text{Energía} \rightarrow B$$

Exotérmicas y Endotérmicas

En el caso particular de que la energía interviniente sea calorífica, las reacciones adquieren las calificaciones de:

Reacciones exotérmicas: cuando al desarrollarse liberan energía en forma de calor.
Reacciones endotérmicas: cuando requieren energía en forma de calor para producirse

TIPOS DE REACCIONES QUÍMICAS

De acuerdo con los procesos que se manifiesten en las reacciones químicas, éstas se pueden clasificar en:

REACCIONES DE SÍNTESIS

Procesos en los que dos o más sustancias se combinan para dar un solo producto. En los ejemplos vemos como A y B se unen para sintetizar C; El nitrógeno combinado con el hidrógeno, sintetizan amoníaco, y el óxido de calcio con el dióxido de silicio, forman Silicato de Calcio.

$$A + B \rightarrow C$$
$$N_2 + 3\,H_2 \rightarrow 2NH_3$$
$$CaO + SiO_2 \rightarrow CaSiO_3$$

REACCIONES DE DESCOMPOSICIÓN

Procesos en los que se obtienen dos o más sustancias a partir de un compuesto determinado. Aquí queda evidenciado como A se descompone en B y C; lo mismo para el Carbonato en dióxido de Carbono y óxido de Calcio y el Clorato en cloruro de Potasio más oxígeno.

$$A \rightarrow B + C$$
$$CaCO_3 \rightarrow CaO + CO_2$$
$$2\,KClO_3 \rightarrow 2KCl + 3\,O_2$$

REACCIONES DE DESPLAZAMIENTO

Procesos en los que un elemento sustituye a otro en un compuesto. Se observa en los ejemplos como A desplaza a C, el Cobre (Cu) a la Plata (Ag) y el Zn al Hidrógeno.

$$A + BC \rightarrow AB + C$$
$$Cu + 2\,AgNO_3 \rightarrow Cu(NO_3) + 2\,Ag$$
$$Zn + 2\,HCl \rightarrow ZnCl_2 + H_2$$

REACCIONES DE DOBLE DESPLAZAMIENTO

Procesos en los que se produce una doble sustitución, entrecruzadas. Entre estas reacciones están las de neutralización.

$$\text{ácido} + \text{base} \rightarrow \text{sal} + \text{agua}$$
$$AB + CD \rightarrow AC + BD$$
$$HCl + NaOH \rightarrow NaCl + H_2O$$

REACCIONES DE COMBUSTIÓN

Estos procesos pertenecen a un grupo más amplio, las reacciones de oxidación, pero que resultan de interés para su consideración en este parágrafo.

En las reacciones vistas hasta aquí, cada elemento conservaba su número de oxidación, equivalente a su valencia. Es decir que desde su valor como reactante, hasta su valor como producto, no se verificaba cambio de valencia en ningún elemento. En cambio, la combustión se encuadra en las reacciones de óxido-reducción, que ocurren rápidamente, con emisión de calor y luz (Exergónicas - exotérmicas).

Para que estas reacciones se lleven a cabo se requiere de un combustible (ejemplo leña), un comburente (aire) y un punto de ignición (encendedor).

El tipo de combustión estará determinado por la cantidad del comburente (oxígeno), necesario para producir la reacción. Cuando el oxígeno es abundante, el producto final es dióxido de carbono (combustión completa), si el oxígeno no es abundante, la producción será especialmente de monóxido de carbono (combustión incompleta) y ante la escasez de oxígeno, el producto que se formará definitivamente será carbono (carbonización).

Ejemplos de acuerdo con la abundancia de oxígeno en el medio.

$$CH_4 + 2\,O_2 \rightarrow CO_2 + 2\,H_2O \text{ (si hay oxígeno suficiente)}$$
$$CH_4 + 1\tfrac{1}{2}\,O_2 \rightarrow CO + 2\,H_2O \text{ (si no hay suficiente oxígeno)}$$
$$CH_4 + O_2 \rightarrow 2\,C + 2\,H_2O \text{ (si el oxígeno es muy escaso)}$$

LEYES GRAVIMÉTRICAS Y DE LAS COMBINACIONES GASEOSAS

Las ecuaciones con las que representamos hasta aquí a las reacciones químicas, se basan en diversas leyes que gobiernan los fundamentos de los fenómenos químicos. A través de ellas se logra deducir y expresar con exactitud la proporción entre las masas (leyes gravimétricas) y los volúmenes (leyes volumétricas) con que se relacionan los elementos y/ o compuestos entre sí.

Mencionaremos las principales para nuestro curso:
1- Ley de Lavoisier o de la conservación de la masa.
    1´. Ley de Einstein o de la conservación de la masa / energía
2- Ley de Proust o de las proporciones definidas.
3- Ley de Dalton o de las proporciones múltiples.
4- Ley de Richter o de los pesos equivalentes.
5- Ley de Gay-Lussac
6- Ley volumétrica de Avogadro

LEY DE LAVOISIER O DE LA CONSERVACIÓN DE LA MASA

Lavoisier, trabajando con distintos elementos y sustancias concluyó que

"la suma de la masa de los reactantes es igual a la suma de la masa de los productos,"

es decir que la masa no se crea ni destruyen, sólo se transforma. En efecto, si visualizamos los ejemplos, nos damos cuenta que se produce un reacomodamiento o reordenamiento de los elementos constituyentes, que se reagrupan reorientando sus enlaces, pero conservando sus masas.

Ejemplo:
Vemos como la flecha funciona como un símbolo igual "=" en matemáticas

$$A + B \rightarrow AB$$
$$10\,g + 20\,g = \mathbf{30\,g}$$
$$CO_2 + H_2O \rightarrow H_2CO_3$$
$$44\,g + 18\,g = \mathbf{62\,g}$$

La masa de todo sistema material aislado permanece constante ante cualquier cambio químico que se produzca en el mismo.

La validez de la ley de Lavoisier está restringida a los sistemas materiales aislados, es decir, imposibilitados de intercambiar materia con el exterior.

Ley de Einstein o de la Conservación de la masa/ energía:

Cuando Lavoisier realizó sus experiencias, trabajó con un sistema de balanzas, por lo que se refería exclusivamente a las masas (Pesos).

Cuando Einstein estableció la interconversión entre masa y energía, a través de la fórmula:

$$E = mc^2$$

se amplió el concepto de la ley de conservación de la masa, ya que la energía también se encontraba involucrada en el sistema aislado.

"En todo sistema adiabático, el valor de la masa-energía de los reactantes, es igual a la masa- energía de los productos".

En la vida ordinaria, y para el valor de sensibilidad instrumental, la pérdida o ganancia de la energía es irrelevante. Sólo resulta de aplicación en las reacciones de tipo nuclear, emisiones radiactivas, etc.

El valor masa + energía de los reactantes = la masa + la energía de los productos

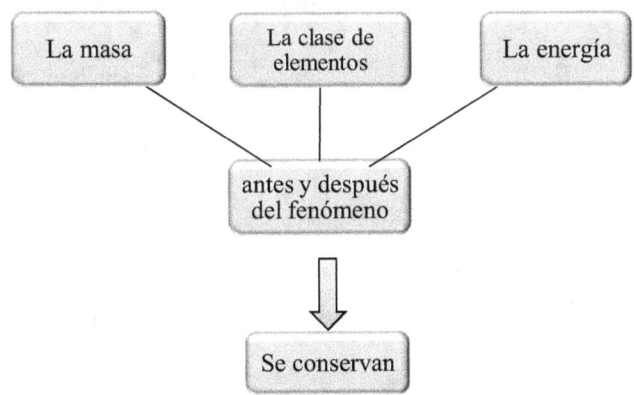

LEY DE PROUST O DE LAS PROPORCIONES DEFINIDAS

Esta ley, desarrollada por el químico francés Louis J. Proust a finales del siglo XVIII, expresa que, en un compuesto químico determinado, la relación de masa de dos elementos que lo forman, es siempre constante.

$$\frac{mA}{mB} = \text{Constante}$$

Por ejemplo:

CO_2	O	C	Rel O/C
44 g	32 g	12 g	2,67
88 g	64 g	24 g	2,67
440 g	320 g	120 g	2,67
11 g	8 g	3 g	2,67

Es decir, que al tomar distintas cantidades de una misma sustancia, la relación de masas de sus elementos, es una constante.

Al trabajar con agua, se obtuvieron los siguientes resultados:

Muestra	Masa de H	Mase de O
1	4 gramos	32 gramos
2	2,5 gramos	20 gramos
3	0,8 gramos	6,4 gramos

Para establecer la relación de masas entre los elementos constituyentes en cada muestra, se efectúan las siguientes relaciones, con el fin de corroborar la ley: (En gramos)

Muestra 1:
$$\frac{Masa\ O}{Masa\ H} = \frac{32}{4} = 8$$

El valor encontrado en cada relación (igual a 8), representa la cantidad de veces en que el oxígeno se combina con la unidad de hidrógeno en cada muestra, o en cualquier otra muestra de agua que observemos. En términos generales, $8n/n = 8$, mantiene la constante de proporcionalidad elemental.

Muestra 2:
$$\frac{Masa\ O}{Masa\ H} = \frac{20}{2,5} = 8$$

Muestra 3:
$$\frac{Masa\ O}{Masa\ H} = \frac{6,4}{0,8} = 8$$

Con estos valores resulta posible establecer que la relación de masas entre los elementos componentes de una misma sustancia, es constante.

Esta regularidad subrayada por Proust, se puede enunciar así:

La relación entre las masas de los elementos que forman un compuesto determinado es constante en cualquier valor de muestra de esa sustancia.

LEY DE DALTON O DE LAS PROPORCIONES MÚLTIPLES

Dalton, a principios del siglo XIX, continuó la línea de Proust, pero orientó su análisis, no ya a elementos dentro del mismo compuesto, sino a un mismo elemento en diferentes compuestos. Dalton determinó que cuando dos elementos se combinan para formar más de un compuesto, al permanecer constante uno de ellos en la segunda sustancia, la relación de masas de ambos, origina números enteros y pequeños.

	C	O_2
CO_2	12	32
CO	12	16

Como ejemplo,
Sustancia A, Dióxido de Carbono: CO_2
Sustancia B, Monóxido de Carbono: CO

Manteniendo constante la masa de Carbono (C= 12), se verifica que la relación de masas del oxígeno en el compuesto A (32 gramos), con respecto a la masa en el compuesto B (16 gramos), produce una relación = 2;

	Au	H
AuH	197	1
AuH_3	197	3

Otro ejemplo puede contribuir a una mejor comprensión de esta ley:
Sustancia A, Hidruro Auroso: AuH
Sustancia B, Hidruro Áurico: AuH_3

Como decíamos, tenemos uno de los elementos (en este caso el oro, Au), que se combina con el elemento hidrógeno para formar dos hidruros de oro: a) auroso y b) áurico.

Si permanece constante la masa de uno ellos (Au = 197), la relación de masas del otro elemento entre sí, da un número entero y pequeño (en este caso 3) lo que se refleja en la fórmula y es congruente con la realidad física de los compuestos. Es decir que de la ley de Dalton se deducen los subíndices de los elementos en los compuestos binarios.

LEY DE RICHTER O DE LOS PESOS EQUIVALENTES

En la misma secuencia de trabajo que sus predecesores, Richter comparó los valores gravimétricos entre componentes de diferentes sustancias.

Expresó que: "cuando dos elementos se combinan con un tercero lo hacen en una relación de masas que utilizarían para combinarse entre sí". Es lo que denominamos Equivalente químico.

Si el elemento A se combina con el elemento B, y el elemento B con el C, mantendrán la proporción cuando se combinen A con C.

Por ejemplo, Cuando se combinan hidrógeno con azufre, y azufre con calcio, lo hacen en una proporción que usarán cuando se combine el hidrógeno (del primer compuesto) con calcio (del segundo), para formar el tercero.

Estos cambios se resumen en la siguiente tabla:

A - B	SH$_2$	32 g : 2 g
B - C	CaS	40 g : 32 g
A - C	H$_2$Ca	2 g : 40 g

Es decir, si 32 g de S se combinan con 2 g de hidrógeno para formar SH$_2$, y 32 g de S se utilizan para combinarse con 40 g de calcio, para formas CaS, cuando se forme H$_2$Ca, se utilizarán 2 y 40 g respectivamente.

S	H	Ca	Compuesto
32	2		AB
32		40	BC
	2	40	AC

En síntesis, en esta ley se verifica que cuando A se combina con B, y B con C, se utilizarán las mismas masas cuando A se con combine con C.

Gráficamente, podemos representar éstas relaciones:

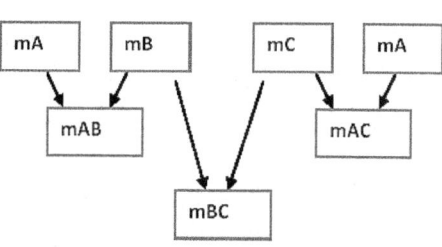

Un ejemplo de aplicación:

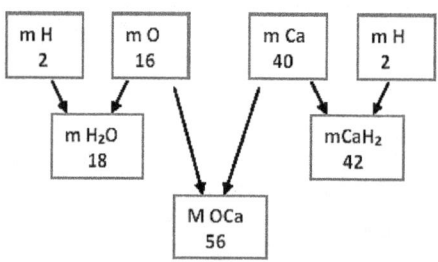

Vemos aquí que la masa que el Oxígeno y el Calcio usan para combinarse con un tercer elemento (el Hidrógeno), es la masa que utilizan cuando deben combinarse entre sí (en el Oca).

Por tratarse de una masa que se mantiene constante frente a más de un elemento, se lo denominó **PESO EQUIVALENTE DE UN ELEMENTO**, ya que es la cantidad o masa que utiliza frente a otros. Por ejemplo, para reaccionar con 8 gramos de Oxígeno o 12 g de Carbono.

Capítulo 2: MATERIA Y ENERGÍA

Al generalizarse el concepto de equivalente, se verificó que se cumplía con el principio de que la cantidad de sustancia que reacciona frente a otra, respeta la EQUIVALENCIA que da la relación entre el PM de la sustancia y la valencia con la que reacciona.

Ejemplo: El PA del Oxígeno es 16, pero al trabajar con valencia 2, se verifica que 16/2 = 8, que es el peso equivalente del Oxígeno.

$$PA\ O_2 = 16; \quad valencia = 2; \quad PEq. = PM/v = 16/2 = 8$$

Esta es la masa de oxígeno que reaccionará con un equivalente de cualquier otra sustancia.

> *Es decir que se denomina* **Peso Equivalente**, *a la cantidad de cualquier sustancia que se combina en relación exacta con 8 g de Oxígeno, o 12 g de Carbono.*

Enunciamos así la Ley de Richter:

> *La relación entre las masas de dos elementos que se combinan con un tercero, es la masa que usan para combinarse entre sí. Esta relación puede estar multiplicada por una relación entre números enteros y pequeños, si alguno de los elementos trabaja con más de una valencia.*

LEY DE GAY LUSSAC O DE LAS COMBINACIONES GASEOSAS

De acuerdo a lo expresado en las cuatro leyes gravimétricas descriptas hasta aquí, las masas determinan la proporcionalidad de las sustancias que intervienen en la conformación de compuestos químicos o en sus reacciones. De la misma manera los volúmenes gaseosos también están correlacionados en las sustancias químicas según lo expresado por la ley de Gay Lussac.

> *Los volúmenes de las sustancias gaseosas que toman parte de una reacción química se encuentran en una relación de números enteros y pequeños.*

Experimentalmente se verifica que 1 volumen de Hidrógeno se combina con 1 volumen de Cloro, para originar 1 volumen de Cloruro de Hidrógeno (1:1::1).

Otro ejemplo nos muestra que dos volúmenes de Hidrógeno, se combinan con un volumen de Oxígeno, para originar un volumen de agua (2:1::1) o que tres volúmenes de Hidrógeno se combinan con un volumen de Nitrógeno para dar dos volúmenes de Amoníaco (3:2::2)

Se observa que para esta ley *los volúmenes no son aditivos*. Estas observaciones experimentales, no coincidían con el postulado de Dalton, respecto de que en iguales volúmenes deberían encontrarse igual cantidad de átomos, lo que necesariamente hacía que los volúmenes deberían ser aditivos.

Veamos: para Gay Lussac un volumen de Cloro y un volumen de Hidrógeno generan dos volúmenes de Cloruro de Hidrógeno. Para Dalton, deberían haber generado un volumen. ¿Dónde estaba la discrepancia y quien tuvo la razón?

Ley Volumétrica de Avogadro

El químico italiano Amadeo Avogadro vino a zanjar la cuestión de esta discrepancia, cuando expresó su hipótesis en relación a los gases:

> *Volúmenes iguales de diferentes gases, medidos en idénticas condiciones de presión y de temperatura, tienen el mismo número de partículas.*

Lo que ocurría era que para Dalton las partículas eran átomos (como en todas las sustancias elementales), pero para Avogadro, las partículas pasaron a ser las moléculas. Como sabemos, excepto los gases nobles, en general los gases elementales, tienen atomicidad 2, es decir que sus partículas o moléculas tienen dos átomos.

Entonces veamos la interpretación a través del ejemplo del Cloruro de Hidrógeno, para cada una de las hipótesis:

DALTON:

1 Cl + 1 H → 1 ClH (1 vol + 1 vol = 1 vol):
incorrecto

AVOGADRO:

1 Cl_2 + 1 H_2 → 2 ClH (1 vol + 1 vol = 2 vol) :
correcto

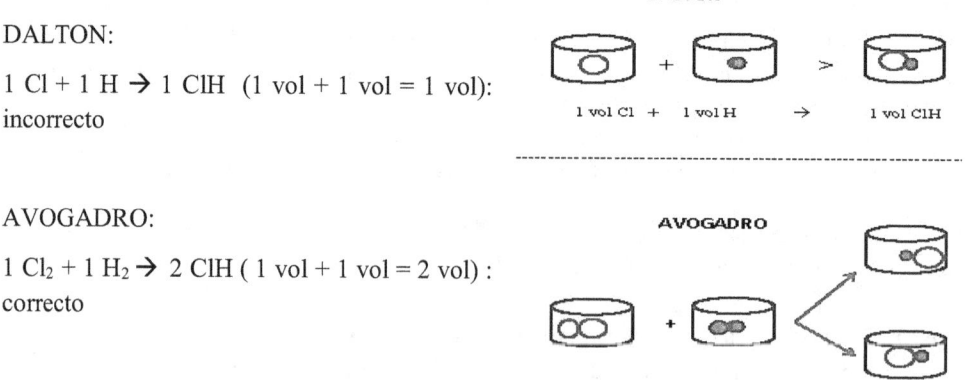

De esta manera Avogadro demostró que la relación se establecía entre moléculas y no entre átomos como pensaba Dalton. Por lo demás, los **Postulados de la Teoría Atómica Dalton**, fueron correctos:
a) La materia está formada por pequeñas partículas indestructibles e indivisibles llamadas átomos.
b) Los átomos de un mismo elemento son iguales entre sí.
c) Los elementos se diferencian por el tipo de átomo que lo forman.
d) Los compuestos se forman por combinación de átomos en números enteros y pequeños.
e) En un compuesto el tipo de elementos que lo forman y su número es constante.

PROCESAMIENTO DE MEZCLAS

Una vez estudiados los sistemas materiales, nos encontramos con que en muchos casos éstos están conformados por mezclas de diferentes estados físicos o de diferentes sustancias. Para todos aquellos casos en que se trate de mezclas groseras, podremos utilizar diferentes metodologías para separar sus diferentes fases, encuadrados en el siguiente apartado como Métodos de Separación.

MÉTODO DE SEPARACIÓN DE FASES

Se denominan métodos de separación de fases, a aquellos que tienen la capacidad de separar dos o más fases de un sistema heterogéneo. Es interesante aclarar que estos métodos no son utilizables en sistemas homogéneos, ya que son ineficaces para fraccionar componentes de los mismos.

Estos métodos sólo accionan sobre sistemas heterogéneos; sobre sistemas homogéneos utilizaremos los Métodos de fraccionamiento.

La elección del método más adecuado en cada caso, dependerá de las características y de la naturaleza del sistema sobre el cual se va a trabajar, y fundamentalmente, del estado de la materia en el que éste se encuentre, ya sea sólido, líquido o gaseoso.

Los métodos de SEPARACIÓN DE FASES se desarrollan en página WEB del libro

MÉTODOS DE FRACCIONAMIENTO

Los métodos de Fraccionamiento se aplican a sistemas homogéneos de **más** de un componente. Aunque su aspecto es homogéneo, al estar formado por **más** de una sustancia, ellas pueden ser fraccionadas entre sí, mediante procedimientos especiales, llamados métodos de fraccionamiento, ya que los métodos de separación de fases resultan ineficientes para esa finalidad.

Los más característicos, que se describen en el anexo 6b, son la destilación, la cromatografía y la sublimación entre otros. En síntesis, el procedimiento completo se puede reflejar en el siguiente gráfico:

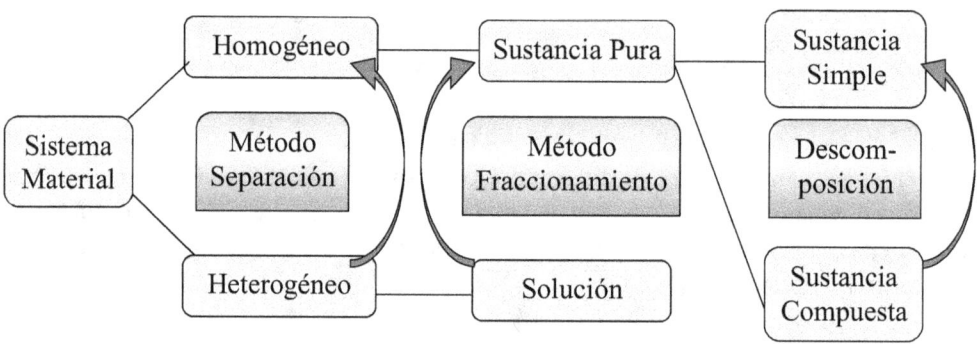

Al tratar un sistema material heterogéneo mediante la separación de fases, se obtienen sistemas homogéneos. Si a esas fases homogéneas formadas por más de una sustancia (solución), se le aplican métodos de fraccionamiento, se obtienen las sustancias puras que la forman. Estas no se modifican con fenómenos físicos. Si la sustancia es compuesta se puede descomponer en elementos por métodos de descomposición, o a la inversa, por síntesis, los elementos se pueden combinar para formar moléculas.

MOLÉCULAS

Habiendo utilizado los métodos de fraccionamiento podemos llegar a una sustancia pura. Cuando la sustancia pura es compuesta, su componente básico será la molécula.

> *La **molécula** es la menor porción de una sustancia que existe al estado libre y conserva las propiedades químicas de la misma. Es una partícula neutra formada por un conjunto de átomos ligados por enlaces químicos*

Hay moléculas lábiles que pueden perder su estructura en tiempos relativamente cortos, pero si el tiempo de vida medio es prolongado, la molécula será estable. Hay moléculas formadas por un mismo átomo/elemento (como O_2, O_3) pero la mayoría de ellas son uniones entre elementos distintos.

Se habla de "moléculas monoatómicas" al referirse a los gases nobles y a otros elementos que se encuentran en su conformación habitual bajo la forma de átomos individuales. Las moléculas pueden ser neutras o tener carga eléctrica; si la tienen, pueden denominarse ion - molécula o ion poliatómico. Cuando la carga que posee el ion es positiva, se lo denomina catión, en tanto que en el caso de poseer carga negativa, el ion se denomina anión.

ÁTOMO

Es la menor porción identificable de materia eléctricamente neutra, capaz de conformar una molécula. Ésta definición sólo tiene utilidad práctica ya que se sabe actualmente que el átomo está constituido por una sumatoria de partículas de menor masa.

Hasta el momento existen aproximadamente 125 clases de átomos que constituyen cada uno de los elementos conocidos hasta la fecha, y cuyo número puede seguir creciendo.

> *Cada tipo de átomo identifica a un elemento particular. Noventa y dos son naturales, y del 93 en adelante se llaman transuránidos, los cuales son artificiales, en su mayoría radiactivos y muy inestables.*

En realidad, es la partícula más pequeña de materia que puede existir de un elemento, pero a su vez, tiene una estructura interna formada por tres partículas aún más pequeñas (partículas subatómicas): el PROTON, el NEUTRON y el ELECTRON.

Los protones y neutrones conforman un cuerpo central llamado núcleo y los electrones se distribuyen en el espacio periférico como si fuera una nube alrededor del centro.

> *El **átomo** es la menor porción de materia que interviene en una transformación química*

La masa de un electrón es muy pequeña en comparación con la de un protón o la de un neutrón[24].

---

[24]. 1836 y 1840 veces menor respectivamente.

La carga de un protón es igual en magnitud, pero de signo opuesto que la carga de un electrón. Por esto, todo átomo es neutro en cuanto a carga eléctrica ya que su número de electrones es igual al número de protones que forman ese átomo.

Por otro lado, **todos los átomos de un mismo elemento** tienen el **mismo número atómico Z** (igual número de protones), es decir que identifican a la sustancia. Su peso puede variar, pero se trata siempre de la misma sustancia[25].

A	-	Z	=	N
Número másico (A)		Número Atómico (Z)		A - Z = N
Corresponde a la cantidad de nucleones, es decir el total de protones más el número de neutrones= Masa del núcleo.		Identifica al elemento. Corresponde al número de Protones		La diferencia entre A y Z indica el número de neutrones

PARTÍCULAS SUBATÓMICAS EN NÚCLEO Y PERIFERIA

Estructuralmente el átomo está conformado por dos **"zonas** o regiones**"**[26]:

1- Región central correspondiente al núcleo atómico, que contiene a los nucleones.

> *Núcleo: Tiene carga positiva. Está constituido por dos tipos de partículas elementales diferentes: protones y neutrones.*

- Protones (P^+): Tienen carga positiva (+); están formados por dos quarks[27] up y un quark down, los que permanecen unidos a través de la interacción nuclear fuerte mediada por ocho gluones.

- Neutrones (N^o): No tienen carga eléctrica. Su masa relativa es 1 (pesa algo más que el protón). Está constituido por 1 quark up y dos quarks down.

---

[25]. Se denominan "Isótopos" a aquellos átomos de un mismo elemento en particular que tienen masas diferentes.
[26]. A nivel de volúmenes atómicos, los patrones macroscópicos (como por ejemplo: lugar, región, forma) pierden relevancia.
[27]. Los quarks Up tienen carga eléctrica + 2/3 ; los quarks Down tienen carga -1/3

2- Región periférica, que rodea al núcleo, también denominada extranuclear, donde se encuentran los electrones.

Periferia: Es la región donde se encuentran los electrones.

- Electrones (e⁻): Tienen carga eléctrica negativa. Su masa relativa es 1/1836 de la masa de los protones (lo que significa que un electrón es 1836 veces menor que un protón). Se consideran partículas livianas y se disponen en orbitales en niveles energéticos, girando alrededor del núcleo y sobre sí mismos (spin), en zonas de probabilidad denominada orbitales.

IONES: CATIONES Y ANIONES

Como ya se expresara, se denomina ION a todo átomo que al perder o ganar electrones como resultado de un cambio químico, adquiere carga eléctrica, perdiendo en consecuencia su neutralidad.

El número de protones no se altera nunca, ya que ello implicaría la transformación de un elemento en otro. Por eso si pierde electrones, sobrarán protones y quedará en consecuencia cargado positivamente.

Si un átomo neutro pierde electrones (cargas negativas), se carga positivamente: forma un ion positivo. En este caso se denomina CATION.

Si gana electrones, se cargará negativamente, ya que sobraran cargas negativas.

En el caso contrario, el átomo neutro que recibe electrones, se cargará negativamente. En este caso se denominará ANION

Ejemplos:

Cationes	Aniones
Ca^{++}, Na^{+1} Fe^{++}	I^{-1}, $S^{=}$, Cl^{-1}, $S^{=}$
Se forma un catión por entrega de electrones	Se forman aniones por recepción de electrones
$Ca ==== Ca^{++} + 2\ e\text{-};$	$S + 2\ e\text{-} ==== S^{=}$

EN TODOS LOS CASOS, el desbalance de carga se produce por entrega o recepción de electrones, es decir, intercambio de cargas negativas. NUNCA LO HACE por intercambio de cargas positivas (protones), lo que equivaldría a una reacción nuclear, y no química. Es decir, siempre se trabaja sobre intercambios ELECTRONICOS.

En síntesis, podemos expresar:

a) Un átomo A adquiere tantas cargas **negativas** como electrones **gana(n)** (anión A^{-n})

$$A + n\,e^- \rightarrow A^{n-}$$

b) Un átomo A presenta tantas cargas **positivas** como electrones **pierde(n)** (Catión A^{+n})

$$C - n\,e^- \rightarrow C^{n+}$$

CONFIGURACIÓN ELECTRÓNICA DE LOS ÁTOMOS

La configuración electrónica de los átomos está determinada por la energía de los niveles y subniveles de la periferia nuclear.

A partir del principio de Incertidumbre de Heisenberg quedó establecido que era imposible conocer al mismo tiempo la velocidad y la posición de una partícula. Este principio dio por tierra con el concepto de órbita, ya que justamente una órbita se define cuando se establecen coordinadamente esos dos valores. Como consecuencia, surgió el concepto de *orbital*.

El orbital fue definido como la zona alrededor del núcleo donde era estadísticamente más probable encontrar un electrón. La línea clásica de la órbita, fue así reemplazada por la de una nube difuminada.

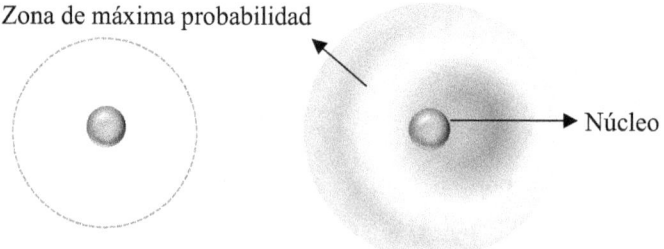

Tomado de Educamadrid.org

Para el átomo de Hidrógeno, la máxima probabilidad de encontrar a su electrón se determinó en 0,52 A para el orbital 1s.

Tomado de www.reduc.ucu.cu

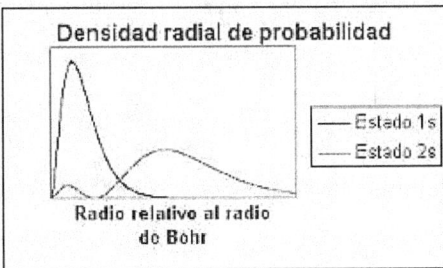

El orbital se completará con un segundo electrón de spin opuesto.

La estructura electrónica del átomo quedó establecida en niveles y subniveles, de la siguiente manera:

Los niveles se corresponden con las regiones alrededor del núcleo, en donde se pueden encontrar electrones energéticamente estabilizados. Para satisfacer la estructura de los elementos de la tabla periódica, se requieren hasta ahora 8 niveles. El más cercano al núcleo se denomina n=1, creciendo a medida que se alejan de él hasta n=8.

Los subniveles pueden ser[28]:

- Los subniveles **s**, formados por un solo orbital. Son esféricos.
- Los subniveles **p**, conformados por tres orbitales. Tienen forma bilobulada y cada bilóbulo se ajusta a los ejes de coordenadas cartesianas, x,y,z
- Los subniveles **d**, constituidos por 5 orbitales y
- Los subniveles **f**, integrados por 7 orbitales
- Los subniveles **g**, se han debido incorporar a partir de la predicción de los elementos superactínidos, con número atómicos superiores a 134, los cuales ocupaban hasta los
- subniveles f6. A partir de los mismos, el 135 se alojará en el subnivel 5g. Poseen 9 orbitales.

Como cada orbital puede albergar hasta 2 electrones, cada subnivel contendrá el número máximo de:

$$s = 2;\ p = 6,\ d = 10;\ f = 14;\ g = 18$$

---

[28] Depende del número de elementos descubiertos y sintetizados

- El nivel 1, posee solamente un subnivel **s**
- El nivel 2, tiene un subnivel **s** y un subnivel **p**
- El nivel 3, tiene un subnivel **s**, un subnivel **p** y un subnivel **d**
- El nivel 4, tiene un subnivel **s**, un subnivel **p**, un subnivel **d** y un subnivel **f**
- El nivel 5, tiene un subnivel **s**, un subnivel **p**, un subnivel **d**, un subnivel **f** y un subnivel **g**
- El nivel 6, tiene un subnivel **s**, un subnivel **p**, un subnivel **d**, un subnivel **f**, un subnivel **g** y un subnivel **h**
- El nivel 7, tiene un subnivel **s**, un subnivel **p**, un subnivel **d**, un subnivel **f**, un subnivel **g**, un subnivel **h** y un subnivel **i**

En el gráfico a continuación se observa el orden creciente de energía (no se dibujan los subniveles g, h ni i)

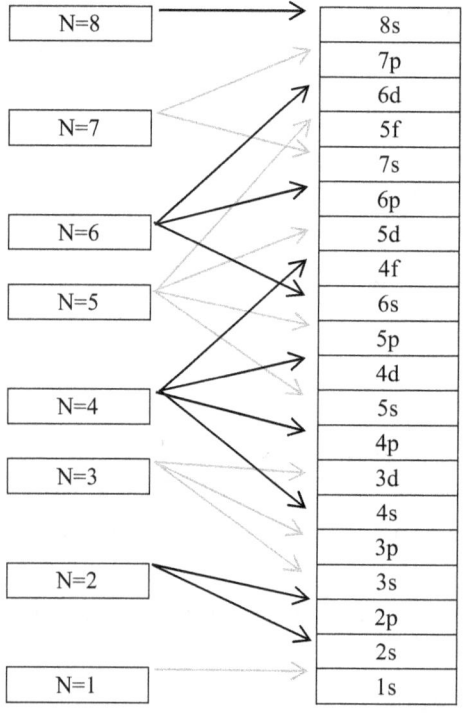

Esto origina el siguiente orden de energía para expresar las configuraciones electrónicas de todos los elementos:

1s, 2s, 2p, 3s, 3p, 4s, 3d, 4p, 5s, 4d, 5p, 6s, 4f, 5d, 6p, 7s, 5f, 6d, 7p, 8s, 5 g

Téngase en cuenta que:
- cada subnivel s alberga hasta dos electrones
- los p albergan hasta seis electrones
- los d hasta diez electrones
- los f, hasta catorce electrones
- y los g hasta 18 electrones.[29]

Esto genera modificaciones en el aspecto de la tabla periódica.

---

[29] El 8 s se utilizará cuando se encuentre el elemento 119.

A los fines de graficar la configuración electrónica, lo podemos hacer bajo la forma de

- texto, indicando como supra índice el número de electrones existentes en cada orbital
- gráfico de casillas cuánticas

En el caso de texto, si quisiéramos indicar la configuración electrónica del Sodio, cuyo número atómico es 11, y en consecuencia debemos distribuir sus 11 electrones, así:

$1s^2, 2s^2, 2p^6, 3s^2$

Lo cual indica que el Sodio, Na, posee: 2 electrones en el primer nivel n1, 8 electrones en el segundo nivel, ocupando 2 el subnivel s y 6 el subnivel p y un último electrón para alcanzar los 11 indicados por su número atómico, en el nivel 3, específicamente en el subnivel 3s.

El gráfico de casillas cuánticas, observa la siguiente disposición:

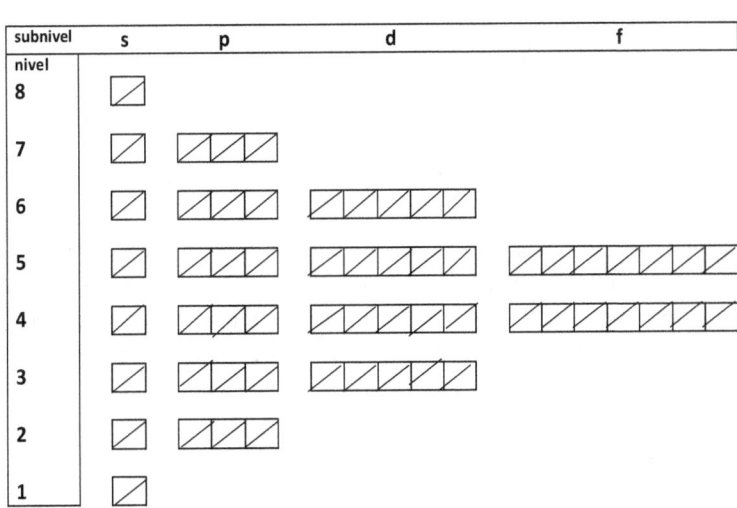

Si quisiéramos graficar la configuración electrónica del átomo de sodio con las casillas cuánticas, se mostraría:

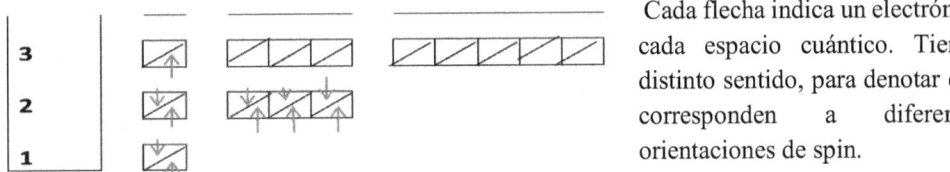

Cada flecha indica un electrón en cada espacio cuántico. Tienen distinto sentido, para denotar que corresponden a diferentes orientaciones de spin.

A continuación, se observa una representación de los diferentes orbitales

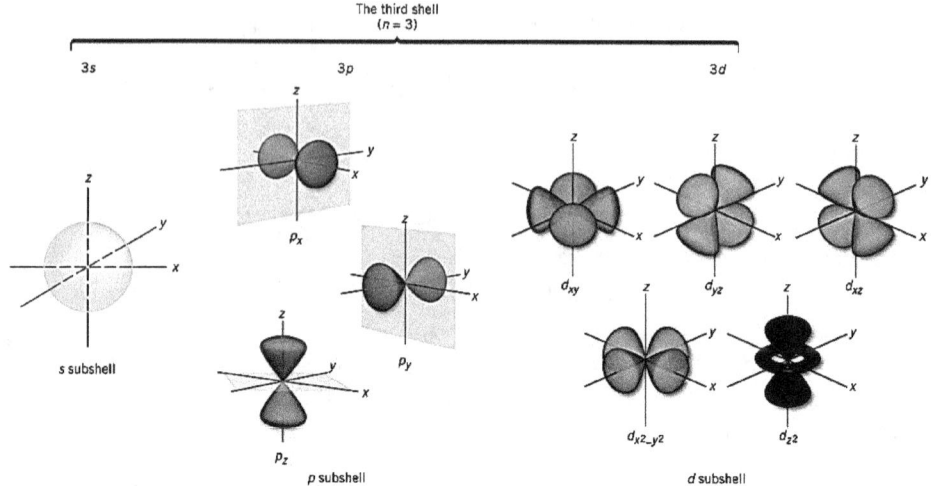

Distribución electrónica por orbitales, subniveles y orbitales.

PRINCIPIO DE EXCLUSIÓN DE PAULI

Establece que "No es posible que dos o más electrones del mismo átomo tengan el mismo conjunto de números cuánticos". Es decir que, en el mismo átomo, cada electrón tendrá su propio conjunto *n, l, m, s*, sin repetirse, lo que equivale a decir que dos electrones no pueden ocupar el mismo lugar en el espacio, o que cada electrón tiene su propio espacio.

REGLA DE HUND

Referida al conjunto de electrones de un átomo cualquiera, establece que, al llenar la configuración electrónica, se debe tener en cuenta que nunca se completa un orbital de un subnivel, si en ese mismo subnivel aún permanecen uno o más orbitales vacíos[30].

Por ejemplo, para un subnivel p, se indica los valores de m para cada orbital:

m -1   0   +1   -1   0   +1
         incorrecto   correcto

---

[30] Los orbitales vacíos son también denominados huecos.

En los dibujos de arriba se observan tres orbitales en un mismo subnivel (p en este caso) para cada ejemplo. En el de la izquierda se visualiza que el orbital m -1 tiene dos electrones (estado lleno) y el m 0 y el m +1 no poseen electrones: es decir en el mismo subnivel p hay un orbital lleno y dos vacíos, lo que no cumple la regla de Hund.

En cambio, en el siguiente ejemplo, el de la derecha, el segundo electrón no llena el orbital -1, sino que "opta" por ingresar al orbital m 0, con lo cual se cumple la regla de Hund, ya que no hay ningún orbital lleno, compartiendo orbital vacío, en el mismo subnivel. Si se agregara un tercer electrón éste se ubicará en el orbital m+1, y no llenaría ni el m-1 ni el m0.

La regla de Hund a veces se extiende más allá del mismo subnivel a otros que se encuentran muy cercanos energéticamente. Esto hace que a veces el orden de llenado se altere levemente.

Ocurre con orbitales s y p como en la hibridización del carbono o en el nivel 6 entre los orbitales del subnivel 6 s con los del 4 d. Tendrá mejor estabilidad una estructura $s^1 d^5$ que una $s^2 d^4$ o una $s^1 d^{10}$, que la $s^2 d^9$ ya que parecería que estuviera completándose un orbital muy cercano, mientras otros energéticamente permanecerían vacíos.

NÚCLEO ATÓMICO

El núcleo atómico está conformado por protones y neutrones, que en conjunto se denominan nucleones. Pero a contrario de lo que podría pensarse, no tienen una distribución al azar. Así como los electrones se acomodan según niveles energéticos, se pensó que en el núcleo podría ocurrir lo mismo, es decir poseer organizarse energéticamente en base a números cuánticos.

Ya vimos que un núcleo resulta más estable cuando el número de nucleones es par-par, es decir que tanto el número de protones como el de neutrones son en ambos casos, pares.

Con respecto a su distribución, se sabe que un núcleo resulta estable cuando el número de nucleones coincide con un número que se denomina MAGICO. Los valores de números mágicos son: 8, 20, 28, 50, 82 y 126. Los núcleos par-par son más estables que los impar-impar (aunque un impar-impar es en total par), ya que las interacciones nucleares fuertes tienden a reunir a los nucleones de a pares.

Es decir que un número par de protones y un número par de neutrones constituyen un núcleo más estable que uno formado por un número de neutrones y protones impares ambos.

Por ejemplo, el $_{34}Se^{82}$, Selenio 82, tiene 34 protones y 48 neutrones, que resultan más estrechamente ligados (más estable) que los 35 protones y los 47 neutrones del $_{35}Br^{82}$, bromo 82, (más inestable).

PARTÍCULAS FUNDAMENTALES

A medida que evolucionaba el conocimiento de la materia, se denotaba cada vez más una creciente complejidad en la estructura del átomo. Evidentemente, se requerían otras partículas para constituir lógicamente al átomo y representar sus interacciones. El electrón, el protón y el neutrón no podían ser los únicos constituyentes de esa partícula denominada átomo.

FERMIONES, BOSONES, HADRONES Y LEPTONES

La primera gran clasificación que puede realizarse de las partículas elementales es en dos grandes grupos. Por un lado:

a) **Fermiones**: son los constituyentes de la materia y llevan su nombre en homenaje a Fermi. Su spin es de ½, es decir que su momento angular intrínseco es igual a la constante de Planck dividida por 2.

b) **Bosones**: De fase o **Gauge**. Son las partículas que establecen las relaciones entre fermiones. Su nombre es en homenaje a Bose. Son todas de spin entero =1.

Por otro lado, el segundo grupo serían:

c) **Hadrones**: Responden a interacciones fuertes, mediadas por gluones, quienes hacen el intercambio de color entre los quarks. Estos se clasifican en dos grupos:

  I. **Bariones**: están formados por tres quarks. ej.: protón, neutrón, lambda, sigma, omega; al desintegrarse generan por lo menos 1 protón.
  II. **Mesones**: formados por 1 quark y 1 antiquark ej.: Kaones, +, -; piones, eta al desintegrarse generan leptones o fotones.

d) **Leptones**: Responden a interacciones débiles mediante los bosones pesados: electrón, neutrino, muon, tauon.

LAS FUERZAS DE LA NATURALEZA

Todas las interacciones de la naturaleza han sido agrupadas en cuatro tipologías:

GRAVEDAD

Es la fuerza que mantiene unida a la masa y soporta el equilibrio del universo. Es atractiva y se calcula con la siguiente formula:

$$g = \frac{m1 \cdot m2}{d^2}$$

En donde, g es la gravedad; m1 y m2 las masas de los cuerpos que interaccionan atractivamente y de la distancia entre ambos cuerpos

FUERZA ELECTROMAGNÉTICA

Al principio consideradas separadamente, fueron las primeras fuerzas unificadas: Conjunción de las fuerzas eléctrica y magnética. La fuerza electrostática tiene un comportamiento de atracción o de repulsión según sean cargas o polos distintos o iguales respectivamente.

$$c = \frac{q1 \cdot q2}{d^2}$$

Se puede apreciar que la fórmula es muy semejante a la de la fuerza gravitacional, reemplazando sólo masas por cargas.

INTERACCIÓN NUCLEAR FUERTE

Son las fuerzas que mantienen unidos a los nucleones. Actúan sobre los hadrones, son muy intensas e interactúan a muy cortas distancias, dentro del volumen del núcleo atómico. Interacciona con los Quarks.

INTERACCIÓN DÉBIL

Son las fuerzas que actúan sobre los leptones. No cumplen con la regla de la paridad. Hay distinción entre izquierda y derecha.

Cada una de estas fuerzas esta mediada por distintos *bosones:*

a) la gravitación por el gravitón
b) la fuerza electromagnética por el fotón
c) las interacciones nucleares fuertes por gluones (Son ocho, de masa 0, más el bosón de Higgs)
d) las interacciones débiles por los bosones pesados W+, W- y Z_0.

UNIFICACIÓN DE LAS FUERZAS:

Uno de los grandes anhelos no logrados de Einstein fue plantear el desarrollo teórico de la unificación de las cuatro fuerzas en una única superfuerza, que es la que debió regir en los primeros momentos de existencias del universo, inmediatamente después de haberse producido el big-bang.

A pesar de sus esfuerzos no lo pudo conseguir y hoy se puede hablar de una sola fuerza unificada, que es el electromagnetismo (fuerza eléctrica + fuerza magnética).

LECTURA COMPLEMENTARIA

Cromodinámica Cuántica

Es la parte de la mecánica cuántica que se encarga de estudiar las relaciones de las ondas y los quarks. Lejos de ser una teoría acabada, la cuántica puede tener un desarrollo mayor, a medida que se vayan incrementando la potencia experimental que brindan las nuevas tecnologías.

En la década de los 40, se desarrolló la **electrodinámica cuántica**, teoría que explicaba la cuantización del electromagnetismo, para evolucionar posteriormente hacia la **cromodinámica cuántica,** que involucra a la interacción fuerte que se desarrolla entre quarks.

Si el determinismo es la teoría filosófica que afirma que conocer el estado completo de un sistema en un momento dado, permitirá conocer el comportamiento futuro del mismo, y aún más, deducir su estado anterior cualquiera.

Esto se relaciona con la causa – efecto, y asocia determinismo con causalidad. En principio la indeterminación estaría en contradicción con el determinismo. El estado macroscópico de un sistema queda resuelto o definido por la sumatoria estadística de estados puntuales y heterogéneos.

Triunfa la definición de un sistema por el manejo estadístico de sus componentes. Enfrenta al positivismo con la escuela de Copenhague y genera un nuevo espacio para la definición filosófica del macro y micro cosmos.

QUARKS = El trabajo en aceleradores de partículas y la complejidad de las partículas subatómicas, demostraron que las mismas no eran homogéneas, sino que estaban integradas por constituyentes menores. En 1964 Murray Gell-Mann y George Zweig propusieron como componentes fundamentales de la naturaleza a los quarks.

A pesar de que el confinamiento de los quarks impide su existencia en estado libre (confinamiento de los quarks), la estructura teórica es lo suficientemente fuerte como para correlacionarse con la experimentación actual.

Existen seis quarks, identificados por 5 números cuánticos: spin, carga eléctrica, número bariónico, extrañeza y encanto. De acuerdo con ello, existen:

Símbolo	Quark	Spin	Carga	N° bariónico B	Extrañeza S	Encanto C
u	Up	½	2/3	1/3	0	0
d	Down	½	-1/3	1/3	0	0
s	Sideway o strange	½	-1/3	1/3	-1	0
c	Charme	½	2/3	1/3	0	1
t	Top	½	2/3	1/3	---	---
b	Bottom	½	-1/3	1/3	---	---

A las ya descriptas, y para evitar repeticiones de números cuánticos, se agregó la característica de color. Eso dio origen a la Cromodinámica cuántica (de chromo = color). Cada uno de los quarks puede adquirir alguna de estas tres cualidades "cromáticas": rojo, verde o azul[31].

Cuando los quarks constituyen una partícula, esa partícula tendrá números cuánticos que resultan iguales a la suma de los números cuánticos de los quarks que la conforman. Además,

---

[31]. Los colores se agregan como una característica intrínseca, pero no tiene correspondencia con las cualidades de color, tal como se conoce en la realidad macroscópica.

el color resultante debe ser nulo, es decir que los tres colores primarios tienen que dar blanco. Esto se loga cuando no hay repeticiones.

Ejemplos:

El protón está formado por 2 quarks u y 1 quark d.
Como se ve, aquí obtuvimos la carga eléctrica +1 del protón.

Quark	Carga	Color
u	2/3	Rojo
u	2/3	Verde
d	- 1/3	Azul
Protón	+ 1	incoloro

Otro ejemplo, el Neutrón:

El neutrón está formado por 1 quark u y 2 quarks d.
Entonces podemos observar la carga 0 del neutrón.

Quark	Carga	Color
u	2/3	Rojo
d	- 1/3	Verde
d	- 1/3	Azul
Neutrón	0	Incoloro

Otro ejemplo lo puede evidenciar la partícula delta ++ (Δ++) $\lambda\,\alpha$ la cual está formada por tres quarks up, u u u, y sirve para ver la importancia del número cuántico de color.

Quark	Carga	Color
u	2/3	Rojo
u	2/3	Verde
u	2/3	Azul
Δ^{++}	+ 2	incoloro

Si no fuera por la existencia del número cuántico de color, la partícula delta ++, no cumpliría con el principio de exclusión de Pauli.

Antipartículas:

Cumpliendo con el principio de simetría, existen las antipartículas, denominadas antiquarks, que se designan con una raya encima:

$$\bar{u}, \bar{d}, \bar{s}, \bar{c}, \bar{t}, \bar{b}$$ las cuales poseen los mismos números cuánticos, pero cambiados de signo.

Considerando que cada quark tiene su antiquark y que cada uno viene en tres colores existen 18 quarks y 18 antiquarks.

Los quarks son partículas que responden a las interacciones fuertes, mientras que aquellas que responden a las interacciones débiles se denominan leptones. Los quarks y los leptones constituyen la familia de las partículas fundamentales.

	carga	Familia electrónica	Familia muónica	Familia tauónica
quarks	2/3	Up	Charme	Top
	-1/3	Down	Sideway	Bottom
neutrinos	0	Neutrino electrónico	Neutrino muónico	Neutrino tauónico
	-1	Electrón	Muón	Tauón
estabilidad		Estables	inestables	

Crecimiento de Masa ⟹

Antimateria

En 1930 los físicos tenían en carpeta avanzar con el estudio de partículas complementarias u opuestas a las conocidas. Ya se sospechaba la existencia de electrones positivos los que efectivamente fueron descubiertos con posterioridad (se los llamo positrones, por los que algunos científicos insistieron en que el electrón, por ser eléctricamente negativo debería llamarse negatrón).

Cuando en 1925, Paul Dirac tuvo acceso a las pruebas de imprenta del trabajo de Heisenberg, valoró la importancia del mismo y durante el año siguiente reformuló su desarrollo, aplicando metodologías algebraicas que homogeneizaban el desarrollo teórico de muchos físicos cuánticos que trabajaban con ecuaciones diferenciales de primer grado. De esta forma se ajustaba al esquema de la ecuación de Schrödinger y al desarrollo experimental.

Esta ecuación daba solución a los electrones de energía positiva, pero asombrosamente también lo hacía para electrones de energía negativa. Entonces surgió la posibilidad de aplicar la ecuación a partículas negativas o antipartículas. Dirac imaginó que el vacío era un mar de energía negativa y cada agujero de ese mar, era una partícula positiva. Se puede considerar al vacío como zona completamente llena de partículas.

Dirac explicó que no todas las partículas caen en esa zona de energía negativa pues ésta ya estaba completamente llena de partículas.. Cuando se bombardea un núcleo con fotones de alta energía, de entre los residuos atómicos siempre aparecen un electrón y un positrón. A éste fenómeno se lo denomina creación de antipartículas.

El fenómeno contrario se denomina aniquilación de antipartículas, con desprendimiento de la energía correspondiente. Un átomo de antimateria estaría formado por un antinúcleo de antiprotones y antineutrones y a su alrededor girarían los positrones.

> Para Feynman, las antipartículas son partículas que viajan hacia el pasado. Para Dirac, un fotón de alta energía que incidiese en el mar de energía negativa, liberaría una partícula que pasaría de la zona de energía negativa hacia la de energía positiva. Ese vacío generado en la zona negativa por el pasaje de la partícula, origina una carga positiva y en definitiva un positrón formado en el proceso.
>
> En el universo deben existir zonas de antimateria, pero son difíciles de detectar ya que la luz que emiten es idéntica a la de la materia. Posibles zonas de radicación de antimateria son los lugares del universo en donde se percibe luminosidades muy intensas, que podrían provenir de la aniquilación materia-antimateria que se produciría en zonas del universo, donde se encuentren ambas.

NÚMERO ATÓMICO Y NÚMERO MÁSICO

Como se viera ya, todo átomo se identifica por dos números.

NÚMERO ATÓMICO (Z)

Es el número de protones que tiene un átomo. Por lo tanto, el átomo de Hidrógeno tiene 1 protón y su Z es 1; el átomo de Helio tiene 2 protones y su Z es 2, etc. Como el átomo es eléctricamente neutro, el número de protones (Z) señala también el número de electrones. Esta igualdad se pierde en los iones (ya que ellos ganaron o perdieron electrones a partir del átomo neutro original). El número atómico determina las propiedades químicas del átomo, y por ende del elemento. Determina su identidad.

NÚMERO MÁSICO (A)

Representa la masa del átomo y se obtiene de la suma del N° de protones y del N° de neutrones que posee un átomo determinado.

$A = Z + N$	A = Número másico
	Z = N° atómico (n° de protones)
	N = N° de neutrones

El número másico se refiere a la masa del núcleo de un átomo, y como la masa de los electrones es despreciable, se puede extender el concepto a la masa del átomo. El A se aproxima mucho a la masa atómica relativa del elemento determinando algunas propiedades físicas del mismo.

Resumiendo: El número atómico (Z) identifica al elemento.
El número másico (A) representa la masa del átomo del elemento.

El átomo de un elemento se representa:

a. Por el símbolo químico del elemento,

b. Por el número másico (A) escrito a la izquierda del símbolo químico y como supraíndice (arriba). El número másico determina las propiedades físicas del elemento.

Por el número atómico (Z) escrito a la izquierda del símbolo químico y como subíndice (abajo). El número atómico determina las propiedades químicas del elemento.

$$_Z^A X = _8^{16} O$$

El átomo de oxigeno posee 8 protones (Z: 8), también 8 electrones y 8 neutrones (N: 8), por lo tanto, tiene 16 nucleones (8 protones + 8 neutrones).

Masa Atómica Relativa

MASA ATÓMICA RELATIVA (Ar): *Es la masa real de un átomo comparado con la masa real de otro átomo, que se toma como unidad o patrón.*

El resultado es un número sin unidades y por ello *relativo*. Actualmente se toma como unidad de comparación la doceava parte de la masa del átomo de ^{12}C que es el isótopo del carbono más frecuente en la naturaleza.

$$Ar = \frac{\text{Masa atómica de 1 Atomo}}{\text{Masa de la } \frac{1}{12} \text{ del atomo de } ^{12}C}$$

Por ejemplo: la Masa Atómica Relativa del Na es 23. Esto significa que cada átomo de Na es 23 veces más pesado que la 1/12 del peso de un átomo de 12C.

Se mide cuántas veces más pesado es el átomo en cuestión comparado con esa unidad (unidad de masa atómica ó u.m.a.; 1 u.m.a.). La u.m.a es la 1/12 del átomo de l2C. Esta unidad es también llamada Dalton , Da.

El Dalton se usa en química biológica. SE indica que la insulina tiene un peso de 5.700 Daltons y que la albumina pesa 6.800 Da. Es frecuente utilizar KDa, kilodalton.

1KDa : 1.000 Da

Si bien se ha expresado que la masa de un átomo es la resultante de la suma de sus protones y de sus neutrones, se observa muchas veces que la masa atómica A posee decimales.

¿Cómo es esto posible si la suma de protones y neutrones es una suma de enteros?

Esto ocurre porque cuando hablamos de un elemento nos referimos a sus diferentes variedades isotópicas.

Si el carbono natural posee los isotopos 11, 12 , 13 y 14 en diferentes proporciones, todos aportan a la masa final.

Por ello, el peso atómico relativo del C es 12,0111, que es el promedio del peso de cada isotopo en el elemento natural proporcionalmente a su abundancia.

Se llaman *nucleones* a las partículas que conforman el núcleo, es decir, al conjunto de protones y neutrones (suma de partículas nucleares)

En la tabla, a continuación, se muestran ejemplos de los valores A, Z y composición en partículas elementales de algunos átomos e iones:

Átomo	Elemento	A	A	Protón Z	Neutrón A-Z	Electrón E	Carga Z-E
$^{35}(Cl)_{17}$	Cloro.	35	17	17	18	17	0
$^{36}(Cl)_1$	Cloro	36	17	17	19	36	0
$^{35}(Cl^-)_{17}$	Cloruro.	35	17	17	18	18	-1
$^{32}(S)_{16}$	Azufre.	32	16	16	16	16	0
$^{39}(K^+)_{19}$	Potasio.	39	19	19	20	18	+1
$^{31}(S)_{16}$	Azufre.	31	16	16	15	16	0
$^{32}(S^=)_{16}$	Sulfuro.	32	16	16	16	18	-2
$^{40}(Ca^{++})_{20}$	Calcio.	40	20	20	20	18	+2
$^{39}(Ca)_{20}$	Calcio.	39	20	20	19	20	0
$^{31}(P)_{15}$	Fósforo.	31	15	15	16	15	0

VARIANTES ELEMENTALES

En relación a lo ya expuesto, se puede apreciar que los elementos se pueden presentar en algunas versiones en las que sin perder su identidad, muestran algunas particularidades, como puede ser diferencias en el número de neutrones. Esas modificaciones se pueden encuadrar dentro de las siguientes posibilidades:

a. *Que cambie el número de protones*:
Como el Z identifica a cada elemento, si cambia el número de protones (Z) estaremos en presencia de un nuevo elemento químico (Transmutación[32])

b. *Que se modifique el número de electrones:*
El átomo se transforma en un ION y pueden suceder dos cosas:

El sueño de los alquimistas medievales era obtener oro a partir de otras sustancias mediante este tipo de modificaciones.

1. Que el elemento gane electrones. Si gana electrones: el átomo deja de ser neutro y adquiere carga negativa, transformándose en un anión.
   Ejemplos:
   $$A + n\,e^- \longrightarrow A\,n^-$$
   $$A + 2\,e^- \longrightarrow A^=$$

2. Que el elemento pierda electrones. Si pierde electrones, pierde cargas negativas y el átomo deja de ser neutro adquiriendo en consecuencia, carga positiva, constituyendo un catión.
   Ejemplos:
   $$C \longrightarrow C\,n^+ + n\,e^-$$
   $$C \longrightarrow C^{++} + 2\,e^-$$

c. *Que cambie el número de neutrones*: se trata en ese caso del mismo elemento, pero que presenta diferente masa atómica. Se denominan: ISOTOPOS[33] (del griego Iso,= igual, topos= lugar, lo que equivale a decir que ocupan el mismo lugar (en la tabla periódica, por tratarse del mismo elemento).

---

[32]. Este fenómeno solo puede ser observable dentro del campo de la física-química nuclear.
[33]. Variedad de un elemento que tiene distinto peso atómico.

ISÓTOPOS, ISÓBAROS, ISOELECTRÓNICOS, ISÓTONOS

Los ISÓTOPOS son variedades que presenta un mismo elemento, por poseer diferencia en sus masas. Como para ser el mismo elemento el número de Protones debe mantenerse, para que cambie A, es decir su masa, se requiere una diferencia en el número de Neutrones. En conclusión:

- tienen el mismo Z, y
- diferente A
- (correspondiendo siempre al mismo elemento, pero con diferente masa), por ejemplo:

$^{12}_{6}C$ ← 6 electrones / 6 protones / 6 neutrones

$^{14}_{6}C$ ← 6 electrones / 6 protones / 8 neutrones

Decimos que estamos en presencia de un isótopo del ^{12}C: el ^{14}C. Ambos son carbono, pero la diferencia está en la masa (A), ya que tienen diferente número de neutrones.

d. <u>Que presente igual número de nucleones</u>: En cambio, cuando el número total de protones más neutrones (nucleones) es el mismo, estamos en presencia de:

ISOBAROS[34]: Los isóbaros corresponden al caso en que dos elementos diferentes (diferente Z y en consecuencia diferente número de Protones) tienen el mismo número de Nucleones: (total de protones + neutrones).

Ejemplo:
En este ejemplo notamos que son dos elementos diferentes, Carbono y Nitrógeno (6 y 7 protones respectivamente); como ambos pesan 14, el primero tiene 8 y el segundo 7 neutrones.

$_6C^{14} \quad _7N^{14}$

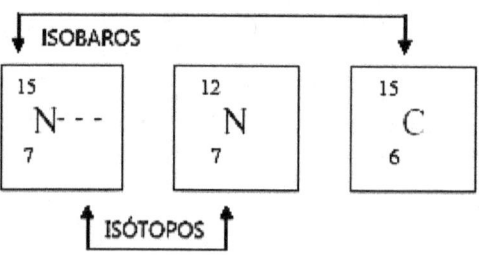

Son núcleos que pesan igual, aunque de diferentes elementos: en consecuencia, se los incluye en un par de ISOBAROS (iso = igual; baros = peso)

---

[34]. Dicho de otra forma, es cuando dos elementos tienen igual peso atómico o molecular.

e. Si poseen el mismo número de electrones:

Se denominan elementos ISOELECTRONICOS a dos elementos distintos (diferente Z), que poseen igual número de electrones:

Ejemplo: El anión Cl^- y el catión Ca^{+2}, tienen 18 electrones, aunque difieran en el número de protones y neutrones.

$$Ca^{++} \qquad\qquad Cl^-$$
$$20 \qquad\qquad\qquad 17$$
$$20 \;:\; 18\, e^- \;:\qquad\qquad 17\,P \;:\; 18\, e^- \;:\; -1$$

f. Si poseen el mismo número de Neutrones : Se denominan ISÓTONOS.

Por ejemplo el Oxígeno 16 y el Nitrógeno 15 serán isótonos, ya que tendrán el mismo número de Neutrones (8 en ambos casos), siendo diferentes sus números Z (8 y 7) y sus A (16 y 15) respectivamente

En estos casos los elementos tendrán distinto Z y distinto A, pero coincidirán en la cantidad de neutrones.

En base a lo descripto podemos ver que:

a) Isotopos: igual Z y diferente A: el $_{17}Cl^{35}$ y el $_{17}Cl^{36}$ son isótopos por tener igual Z (17) y diferente A (35; 36). La diferencia se encuentra en el número de protones (18 y 19 respectivamente)

b) Isobaros: diferente Z e igual A: $_{31}P^{15}$ y $_{32}S^{15}$. Son elementos diferentes que tienen la misma masa atómica

c) Isoelectrónicos = diferente Z e igual número de electrones: ejemplo: $16\,S^{=\,32}$ y el $_{20}Ca^{40++}$. Distintos elementos (Z16 y Z20) e igual número de electrones: 18.

d) Isótonos = diferente Z y diferente A, coincidiendo en el número de Neutrones: Ejemplo: El $_{87}Fr_{224}$ y el $_{88}Ra^{225}$, tiene diferente número másico y atómico , pero igual cantidad de neutrones.

Estabilidad de los nucleones:

La estabilidad de los nucleones depende de la relación entre la cantidad de protones y de neutrones y de si el número de cada uno de ellos es par o impar.

En general la cantidad de protones y de neutrones es semejante, como se observa en los siguientes ejemplos:

    Carbono 12 (6 y 6)   O 16 (8 y 8)   Cl 35 (17 y 18)
    N 14 (7 y 7)   Na 23 (11 y 12)   Ca 40 (20 y 20)

Cuando aumenta el número atómico, la cantidad de neutrones suele ser levemente superior a la de protones. Ejemplo:

    Fe 55 (26 y 29)   Kr 84 (36 y 48)   Ba 137 (56 y 81)
    As 75 (33 y 42)   I 127 (53 y 74)

En los elementos de mayor número atómico, el número de neutrones puede acercarse a una vez y media de los protones, como en Rn 222 (86 y 136) o el U 238 (92 y 146).

Cuando los elementos poseen número par de protones y número par de neutrones se los denomina par-par; si uno de ellos es impar y el otro par, se denominan par- impar o impar –par y cuando son ambos impares, se llaman impar-impar.

Éstos son los nucleones más inestables, con tendencia a desintegrarse o los par-par, resultan ser los más estables, con menor tendencia a emitir energía por desestabilización o fisión. Este tema se verá más ampliamente en las radiaciones nucleares.

Recordemos que la experimentación nuclear ha demostrado que hay ciertas combinatorias de números de nucleones, que favorecen enormemente la estabilidad nuclear.

Estos números se han denominado "números mágicos", y son:

$$2\ ;\ 8\ ;\ 20\ ;\ 28\ ;\ 50\ ;\ 82\ ;\ 126$$

RADIOACTIVIDAD

La radioactividad es un fenómeno observable en ciertos cuerpos que poseen la capacidad de emitir radiaciones.

RAYOS X

Guillermo Conrado Roëntgen, trabajando con rayos catódicos, observó rayos que escapaban del núcleo atómico y que al incidir sobre algunas sustancias (en ese caso se utilizó platinocianuro de bario) producían una marcada fluorescencia.

Observó en ellos, las siguientes características:
a. rectilíneos
b. más penetrantes que los rayos catódicos
c. insensibles a los campos eléctricos y magnéticos (eléctricamente neutros)
d. penetraban objetos opacos

El conocimiento actual indica que dichos rayos son de naturaleza ondulatoria y se originan cuando los electrones chocan contra algún objeto material.

En el momento de su descubrimiento no se pudo determinar su origen por lo cual fueron denominados Rayos X.

El tubo Coolidge posee un anticátodo que permite que los electrones choquen con él, originando desde ese lugar, rayos X. Esta metodología se aplicó en medicina, con la finalidad de producir imágenes radiológicas.

RADIOACTIVIDAD NATURAL

Julio Poincaré supuso que los rayos X eran emitidos por las sustancias fluorescentes, pero no pudo arribar a ninguna demostración. Lo mismo supuso Antonio Enrique Becquerel, quien trabajó con sustancias fluorescentes al sol, estudiando la impresión que se producía en placas fotográficas.

Al transcurrir varios días sin sol, guardó las placas en un cajón, juntamente con sales de Uranio. Al revelar las placas, éstas estaban impresionadas, lo que evidenció que la emisión provenía de las sales de uranio y no de las sustancias fluorescentes, producto del estímulo externo de los rayos solares, como por entonces se creía. Se descubrió así la radiactividad del Uranio.

Maria Sklodowska de Curie junto a su esposo Pierre Curie encontró que el Thorio (Torio) también emitía radiaciones y posteriormente hizo lo mismo con otro elemento no identificado, al que llamó Polonio, en honor a su país de origen.

Luego, entre los residuos de Uranio, encontraron un elemento mucho más radiactivo que el mismo Uranio, al que denominaron Radio.

Rayos Alfa, Beta y Gamma

El estudio de las radiaciones permitió distinguir tres tipos principales de radiactividad:

Los rayos ALFA: tienen carga eléctrica positiva, están formados por dos protones y dos neutrones (es decir son núcleos de helio) y son poco penetrantes. Su velocidad es de 20.000 km/seg y recorren pocos cm. en el aire. Una hoja de papel es suficiente para detener su recorrido. Este tipo de emisión es particularmente común en núcleos de elevado número atómico ($Z > 82$) y el menor núcleo emisor de alfa es el $_{52}Te^{107}$

Los rayos BETA: son más veloces que los anteriores. (alcanzan una velocidad cercana a los 300.000 km/seg.) Presenta una masa mucho menor. Son de carga eléctrica negativa y resultan 100 veces más penetrantes que los rayos Alfa. Están constituidos por electrones (e^{-}) o positrones (e^{+}).

Los rayos GAMMA: Son radiaciones electromagnéticas del tipo de los rayos X, pero más penetrantes que éstos ya que son capaces de atravesar paredes de plomo de hasta 20 cm. de espesor. No poseen carga eléctrica por lo que no se desvían al atravesar campos eléctricos o magnéticos.

SERIE RADIOACTIVA

Cuando un elemento emite radiaciones, se transforma en otro y éste en un tercero, lo que constituye la serie de familias radiactivas.

Serie Alfa

Si el elemento emite radiación alfa, emite dos protones y dos neutrones, con lo cual su número atómico disminuye en 2 y su peso atómico en 4 en forma general.

$$X_Z^A \to Y_{Z-2}^{A-4} + \alpha_2^4 \ (alfa)$$

Ejemplo

$$U_{92}^{235} \to Th_{90}^{231} + \alpha_2^4 \qquad Po_{84}^{210} \to Pb_{82}^{206} + \alpha_2^4$$

Conclusión, por cada emisión alfa, el número atómico disminuye en 2 y la masa atómica en 4

Serie Beta

En el caso en que un elemento realiza una emisión beta, que es la más frecuente, emite una partícula de masa igual a la del electrón, aunque su carga puede ser positiva o negativa. En los núcleos con exceso de neutrones se produce emisión beta. La emisión Beta, se produce por el desdoblamiento de un neutrón que origina un protón, un electrón y un antineutrino, según la siguiente reacción:

$$neutrón \to protón + electrón + antineutrino$$

En realidad, al producirse la emisión beta, se va un electrón, y en el núcleo, un neutrón se transforma en protón, con lo cual el número atómico aumenta en uno y la masa atómica permanece invariable.

De manera general:

$$X_Z^A \to Y_{Z+1}^A \qquad U_{92}^{235} \to X_{93}^{235} + \beta \ (beta)(-)$$

En el caso de que el núcleo sea pobre en neutrones, la emisión beta será positiva

$$P+ \to N + \beta + Neutrino$$

En este caso, un protón se transforma en neutrón, con lo cual la masa nuclear permanece invariable y el número atómico decae en 1, transmutándose el elemento al anterior de la tabla periódica. Éste fenómeno es bastante inusual.

En general: $\boxed{X_Z^A \rightarrow Y_{Z-1}^A + \beta\,(+)}$ $O_{\ 8}^{14} \rightarrow N_{\ 7}^{14} + \beta\,(+)$

Emisiones Gamma γ

Las emisiones gamma γ no conllevan modificación en la composición de partículas subatómicas de un átomo, sino que son emisiones electromagnéticas, que se originan posteriormente a un estado de excitación del átomo que pasó a un estado basal, y acompaña generalmente a otro tipo de transformaciones, como una trasformación alfa, beta o captura K.

La energía de la emisión gamma será igual a la diferencia de energía del átomo en estado excitado y de su estado basal. Acompañan a los estados de reacomodamiento energético del átomo.

Ejemplo: $Th_{90}^{228} \rightarrow Ra_{88}^{224} + \alpha + \gamma$ $\Delta\ E = 5{,}42\ MeV$

LECTURA COMPLEMENTARIA

Captura electrónica

La captura electrónica es un fenómeno que se observa en núcleos que presentan falta de neutrones. En este caso, un electrón del nivel más cercano al núcleo, es capturado, cayendo al núcleo, para producir un nuevo neutrón a partir de combinarse con un protón, de acuerdo con la siguiente reacción:

P+ + e- $\rightarrow$ N° + neutrino

Como el electrón involucrado corresponde a una partícula del primer nivel electrónico (capa K[35]), se lo llama "Captura K". El gap o agujero producido en ese nivel, produce la caída de un electrón de una órbita superior, produciendo una disminución energética, que se libera bajo la forma de rayos x, de frecuencia definida.

---

[35]. Antiguo nombre del nivel 1 (orbita K).

Desintegración beta doble:

La desintegración beta doble es un fenómeno que se produce en ciertos tipos de núcleos.

Los elementos más estables son aquellos en los cuales el número de protones es par y el número de neutrones es par (Denominados núcleo par-par). Esto es así, por cuanto la interacción nuclear fuerte (una de las cuatro fuerzas de la naturaleza[36]) tiende a reunir pares de partículas iguales.

Los núcleos vecinos impar e impar aunque contienen un número par de nucleones, poseen un protón y un neutrón individuales o no apareados con un igual.

Al teorizarse que un neutrino es su propia antipartícula (antineutrino), se pudo explicar la desintegración beta. La beta doble transcurre con la emisión de dos electrones y dos antineutrinos, consecutivos.

Por ejemplo, desintegraciones beta simple, que energéticamente están "prohibidas" por la teoría, pueden quedar en medio de un proceso doble, en un paso virtual permitido por el principio de incertidumbre.

Veamos un ejemplo, y su explicación:

Se_{34}^{82} →	Br_{35}^{82} →	Kr_{36}^{82}
N. Protones	34	35	36
N. Neutrones	48	47	46
Nucleones	Par/ Par	Impar/ Impar	Par/par

En una desintegración beta simple, el pasaje de selenio a bromo está prohibido, pero inserto en un proceso doble, constituye un paso virtual, y concluye en un estado energético inferior, permitido por el principio de incertidumbre y las leyes generales de la física.

Desintegración beta-doble sin neutrinos:

Si efectivamente los neutrinos tienen masa, teóricamente sería posible observar una desintegración de esta naturaleza. El proceso transcurriría de la siguiente manera:

---

[36]. Las otras fuerzas son la interacción nuclear débil, la gravedad y el electromagnetismo.

Un neutrón del interior de un núcleo emitiría un electrón y un antineutrino orientado a derecha. Por algún proceso, el antineutrino se convierte en neutrino a izquierda, el que sería absorbido por otro neutrón, el cual debe en ese caso emitir un electrón. Como consecuencia final, se produce la emisión de dos electrones, sin antineutrinos y la producción de dos protones a partir de dos neutrones.

$$X \rightarrow Y + e + \hat{u}>$$
$$\hat{u}> \rightarrow <u^1$$
$$Y + <u \rightarrow Z + e$$
$$X \rightarrow Z + 2e$$

3
Elementos Químicos

Los elementos químicos. Clasificación. Características. Propiedades repetitivas o periódicas. Ante-cedentes históricos. Grupos y Períodos. Zonas s, p, d, f, g. Relación con estructura atómica. Radio atómico. Radio iónico. Energía de ionización. Electroafinidad. Electronegatividad. Propiedades.

PROPOSITOS FORMATIVOS

Al concluir la lectura del capítulo el alumno será capaz de:

- Reconocer los elementos químicos y sus familias.;
- Distinguir entre metales y no metales conforme sus propiedades;
- Reconocer a los elementos metaloides asociados con el concepto de anfotericidad;
- Diferenciar las zonas de la tabla periódica en relación con la configuración electrónica del elemento;
- Razonar correctamente las propiedades principales de los elementos más significativos conforme su ubicación en la tabla;
- Indicar las principales propiedades comparativas entre elementos de diferentes grupos y/o períodos;
- Ordenar las características de los elementos y sus variaciones a través de la tabla.

PERIODICIDAD DE LOS ELEMENTOS QUÍMICOS

Al avanzar las investigaciones, se fue haciendo notable que los diferentes elementos químicos denotaban variaciones graduales. En función de su peso, se hizo posible propender a una clasificación de los mismos. La primera diferenciación notable está entre los elementos con características de metales y de no metales; veamos:

Se denomina **elemento químico** al componente común de las sustancias puras simples, es decir que un elemento es la clase de materia que forma esa sustancia simple. De acuerdo con esto, todos los elementos son sustancias simples. Sin embargo, no todas las sustancias simples que existen son elementos químicos. El diamante y el gafito son sustancias simples, pero son variedades alotrópicas de un mismo elemento: el carbono.

Ejemplos: oxígeno, hidrógeno, oro, cloro, yodo, calcio, sodio, son elementos químicos, comprendidos en el grupo de los noventa y dos elementos naturales que se incluyen en la tabla periódica.

El **símbolo químico** de un elemento es una abreviatura convencional que permite representar a los elementos, sin explayar su nombre completo. (Deriva de las primeras letras del nombre griego o latino del elemento, en el caso de los más antiguos).

Ejemplos: **O**xígeno (O); **H**idrógeno (H); **O**ro: **Au**rum (Au); **C**loro (Cl); **M**ercurio: **H**idroargirium / agua de plata o plata líquida/ (Hg); **Y**odo (I); **Ca**lcio (Ca); sodio: **Na**trium (Na); hierro: **F**errum (Fe); **C**obre: **Cu**prum (Cu); etc. En otros casos, se correlaciona con su nombre actual: Aluminio (Al); Argón (Ar); Calcio (Ca); Silicio (Si).

CLASIFICACIÓN GENERAL DE ELEMENTOS

Los elementos se clasifican según sus propiedades:
   A. Hidrógeno (H)
   B. Metales
      a. Representativos: Grupos I A y II A: Na, K, Al, Mg, Ca,
      b. Metales de transición: Grupos IIIB al IIB: V, Cr, Mn, Au, Pt, Ag, Hg
      c. Metales de transición interna: Ce, Ho
   C. No metales
      a. Genéricos: O, C, N, Cl, F, S, P, Br
      b. Metaloides y anfóteros: B, Si, Ge, As, Sb, Te, At.

D. Gases nobles o inertes: Grupo VIII A (He, Ne, Ar, Kr, Xe y Rn)

El Hidrógeno

Es un elemento que a la hora de su inclusión en un grupo u otro, genera controversias. Resulta evidente que no presenta características metálicas, pero aún las no metálicas, resultan difíciles de asumir. Por ello, algunos autores prefieren colocarlo a parte y de hecho, en algunas versiones de la tabla periódica ocupa una posición intermedia.

Los elementos metálicos

Se caracterizan por ser sólidos (excepto el mercurio, que en estado natural es líquido), tener propiedades ferromagnéticas, ser electropositivos y tener brillo metálico, siendo buenos conductores del calor y la electricidad. Se encuentran a la izquierda y centro de la tabla periódica y poseen bajo número de oxidación.

Los elementos no metálicos

Se caracterizan por carecer de brillo metálico, (excepto el Yodo que si lo posee), son en su mayoría gaseosos a temperatura ambiente (una excepción la constituye el Bromo, que es líquido), y son electronegativos.

A diferencia de los elementos metálicos, son malos conductores del calor y de la electricidad, y su número de oxidación es elevado. Se encuentran a la derecha de la tabla periódica por encima de la línea quebrada de los grupos 14 a 17, colocados en orden creciente de número atómico, siendo tan sólo 20 elementos.

Los *elementos anfóteros,* conforman un conjunto ubicado en el centro de la clasificación periódica, que comparte propiedades entre ambas clasificaciones (B: metales, C: No Metales). Obedece a la razón de que estos elementos, (cromo, manganeso, etc.), en ciertas condiciones presentan características metálicas, y en otras situaciones, observan propiedades no metálicas.

En general podemos decir que a bajo valor de valencia el comportamiento del elemento será metálico (generan óxidos), y a valencia alta se comportarán como no metales (generan anhídridos, oxácidos). Ejemplos: Mn (II) → Metálico; Mn (VII) → No metálico

Gases nobles o inertes

Son elementos que no tienen tendencia a combinarse, ya que energéticamente están estabilizados por tener su nivel externo completo[37] (8 electrones). Son gaseosos y malos conductores de calor y electricidad.

En el cuadro siguiente, se sintetizan las principales propiedades comparativas de metales y no metales:

Característica	Metales	No Metales
Estado físico	Sólidos (Exc. Hg = es líquido)	Gases; Líquido (Br); Sólido (I).
Conducción del Calor	Buena.	Mala.
Conducción de electricidad	Buena.	Mala.
Brillo Metálico	Si	No (Excepto Iodo)
Punto de Fusión	Alto	Bajo
Atomicidad	Sus moléculas son generalmente monoatómicas.	Sus moléculas suelen ser poli atómicas.
Electronegatividad	Baja	Alta
Iones que forman	Cationes	Aniones

ATOMICIDAD

Los elementos químicos tienden a organizarse bajo diferentes agrupaciones atómicas, según sus características. Así, los átomos de metales y gases nobles tienden a estar aislados (moléculas

---

[37]. Excepto el He, que completa su nivel con 2 electrones.

formadas por un átomo); en el caso de los gases (excepto los nobles) resulta común la forma biatómica, y por el lado del carbono[38] tiende a formar cadenas, ciclos y esferas[39].

Según la atomicidad que observen, las moléculas integran:

Sustancias Simples

Están conformadas por el mismo tipo de átomos.
- *Monoatómicas*: tienen atomicidad 1, son los metales y los gases nobles (K, Na, Cu, Ne, etc.);
- *Biatómicas*: tienen atomicidad 2, es decir dos átomos del mismo elemento conformando la molécula son los gases simples (H_2, O_2, Cl_2, N_2, etc.);
- *Triatómicas*: O_3; (Ozono, variante alotrópica del oxígeno)
- *Tetra atómicas*: P_4; (Fósforo)
- *Hexa atómicas*: S_6, (Azufre) etc.

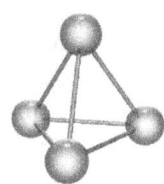

P_4 : (Fósforo)

Sustancias Compuestas

Son estructuras o partículas que enlazan mediante interacciones químicas, átomos distintos. Corresponden a las sustancias puras compuestas.

- Pueden ser biatómicas, triatómicas, tetra atómicas, etc. Se forman por combinación química. (NaCl, H_2O, NH_3, H_2SO_4).

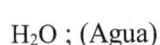

H_2O ; (Agua)

Como dijimos antes, los elementos pueden estar aislados, o en su mayoría combinarse, para buscar la situación termodinámica más favorable, es decir, la máxima entropía o la mínima energía del sistema.

> La **valencia** es la capacidad de combinación que tiene un elemento frente a otros, y que está representada por números enteros y pequeños.

---

[38]. El Silicio y el Arsénico presentan la misma tendencia, de manera muy atenuada.
[39]. Fullerenos.

Los diferentes átomos tienden a interaccionar entre sí, y cuando lo hacen en una proporción que depende de la cantidad de electrones del último nivel de cada uno de ellos. En estas interacciones se observa una relación que se denomina *valencia*. Se listan a continuación algunos ejemplos.

PROPIEDADES PERIODICAS

Como ya se expresara, a partir de los trabajos del ruso Dimitri Mendeleiev y del alemán Lothar Meyer, se fueron evidenciando que los elementos químicos poseían propiedades que se repetían periódicamente. De acuerdo con una cuidadosa organización de los mismos se observó que los elementos, mostraban características que se repetían en ciertos grupos. Primeramente, se observó con la organización en base a sus pesos y posteriormente, se mejoraron esas cualidades repetitivas con el ordenamiento según su número atómico. Esto se verificó en grupos de tres elementos (tríadas) y luego de a ocho (en octetos).

La tabla periódica moderna está organizada en columnas o grupos químicos. En cada grupo, las propiedades químicas de los elementos que la integran son semejantes y el número de electrones del último nivel es el mismo para todos sus miembros.

Ej.: en el grupo IIA, los elementos tienen 2 electrones en el último nivel, como el Ca y el Mg, el grupo VA, cinco, como el Nitrógeno y el Fósforo y en el VII, siete electrones en el último nivel, como el Bromo y el Iodo. El grupo VIII, corresponde a los gases nobles o inertes, como

Helio y Kriptón. Estos no presentan reactividad química por poseer completo su último nivel electrónico (ocho)

A cada fila se la denomina período y corresponde al número de niveles energéticos (n) que posee el átomo. Ej., el Sodio, Na está en el período 3, es decir presenta tres niveles energéticos (n=3), el Bromo en el 4, (n=4) y el Radio, Ra en el siete (n=7).

Antiguamente los grupos se dividían en representativos (A) y en los de transición y transición interna (B). Actualmente es habitual nombrarlos de manera correlativa. Ciertas versiones sobre todo de textos ingleses, mencionan correlativamente con números romanos I a XII A y de III a VIII B. Veamos lo expresado, aplicado como ejemplo al período 4, la numeración antigua, alternativa y moderna respectivamente.

s		d										p					
1A	2A	3B	4B	5B	6B	7B	8B	9B	10B	11B	12B	3A	4A	5A	6A	7A	8A
IA	IIA	IIIA	IVA	VA	VIA	VIIA	VIIIA	IXA	XA	XIA	XIIA	IIIB	IVB	VB	VIB	VIIB	VIIIB
1	2	3	4	5	6	7	8	9	10	11	12	13	14	15	16	17	18
K	Ca	Sc	Ti	V	Cr	Mn	Fe	Co	Ni	Cu	Zn	Ga	Ge	As	Se	Br	Kr

Aquí se debe tener en cuenta que para los elementos representativos se cumple que el período coincide con el nivel energético, por ejemplo el Sodio (Na) se encuentre en el período 3 y tiene tres niveles electrónicos.

En cambio, para los elementos de transición, de la región d, el nivel energético es igual al número de período menos 1 (p-1), es decir, que para el caso del Fe, por ejemplo, que está en el período 4, el nivel energético será 3: 4 – 1 = 3 (3d); para los elementos de transición interna, el nivel energético es igual al número de período menos 2 (p-2); el Europio, del período 6, corresponderá al nivel energético 4 (6-2) 4f y el Uranio, del período 7, corresponderá al nivel 7- 2 = 5f.

CARÁCTER METÁLICO

La gran mayoría de los elementos son metales. En la tabla se demarca claramente con una línea gruesa que separa los metales hacia su izquierda y los no metales hacia la derecha.

RADIO ATÓMICO

El radio atómico está determinado por la distancia existente entre el núcleo y la periferia de la nube electrónica del último nivel.

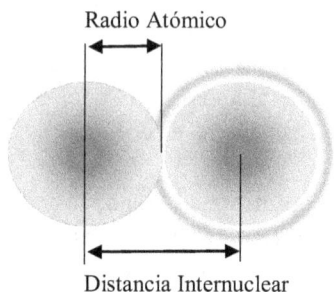

En razón de la incertidumbre de la nube electrónica, la cual varía permanentemente, se calcula la distancia entre los núcleos de dos átomos iguales enlazados dividida en dos. Se utilizan otras estrategias de acuerdo a que sean distintos elementos, enlaces metálicos o cristalinos.

Pauling demostró que los valores obtenidos están muy relacionados entre sí, lo que permite su uso indistinto.

Se sabe que el radio atómico aumenta al pasar de un período menor a uno mayor. Esto se debe a que lógicamente, al progresar a un nuevo período, se incrementa un nivel electrónico, y entonces poseerá el nuevo elemento un nivel más, lo que implica un aumento del tamaño atómico.

A su vez, en cada período el radio disminuye, ya que al tener el mismo número de niveles, y paulatinamente ir incrementando el número de protones (cargas positivas que atraen la nube negativa exterior) a medida que se avanza en el período, aumenta la atracción, central, achicando la misma nube de ese nivel. Por ello, el Sodio, nivel 3, que tiene 11 protones, debe ser mayor que el cloro, que también está en el nivel tres, o sea tienen ambos tres niveles, pero hay más cargas en el núcleo del Cloro traccionando la nube hacia el centro: 17 protones atraerán con mayor intensidad, por lo que el radio de Cloro será menor que el del Sodio. A su vez el sodio, tres niveles, debe ser menor que por ejemplo el Cesio, periodo 6 (con 6 niveles).

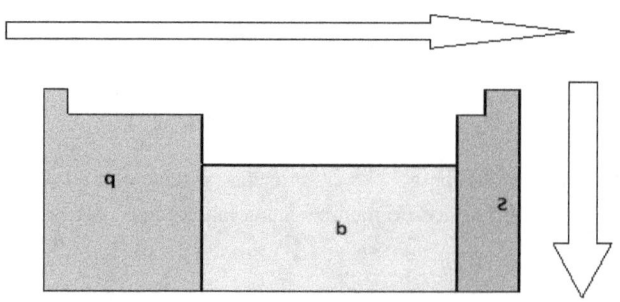

Las flechas indican el orden de crecimiento de las propiedades que se están analizando:

***LOS RADIOS ATÓMICOS:
crecen en un grupo y
disminuyen en un periodo.***

Un ejemplo, expresando los valores en Angstroms nos permitirá interpretar lo expresado:

	I a	II a	III b	IV b	V b	VI b	VII b
Período 2	Li 1,225	Be 0,0889	B 0,80	C 0,771	N 0,74	O 0,74	F 0,72
Período 3	Na 1,572	Mg 1,364	Al 1,248	Si 1,173	P 1,10	S 1,04	Cl 0,994
Período 4	K 2,025	Ca 1,736	Ga 1,245	Ge 1,223	As 1,21	Se 1,17	Br 1,142

Así vemos que, para el Li y el O, que están en el nivel 2, se observa un mayor tamaño del primero, ya que ambos tienen dos niveles electrónicos, pero el segundo tiene un núcleo con ocho protones, que atraen más fuertemente a la nube electrónica que los tres protones del litio.

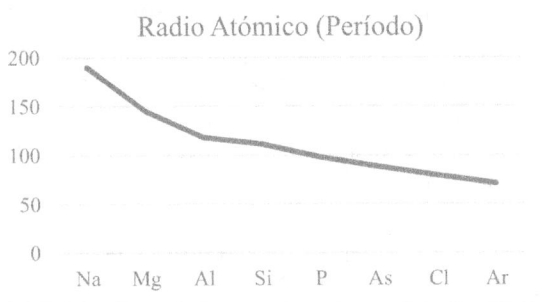

Descenso del radio Atómico en un período (3)

En el caso de comparar elementos dentro del mismo grupo, podemos observar que el Oxígeno tiene un radio menor que el Selenio. Dentro del grupo IVb, el primero tiene, como expresáramos ya, dos niveles, mientras que el Selenio, en el período cuatro presentará cuatro niveles y en consecuencia mostrará un radio mayor.

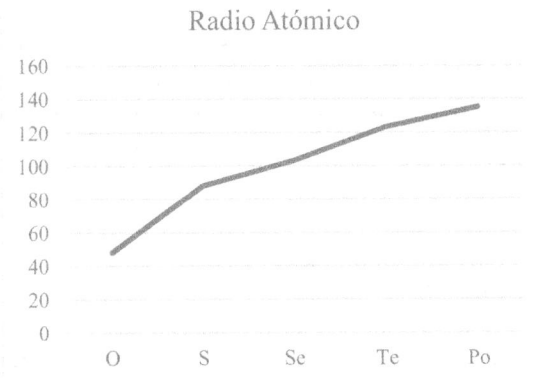

Crecimiento del Radio atómico en un mismo grupo.

Los radios iónicos siguen el mismo esquema que los radios atómicos. Sólo se debe tener en cuenta que al transformar un átomo en ion, se producirá un cambio de tamaño.

Los cationes serán menores y los aniones serán mayores que el átomo que los origina.

En el primer caso, al perder electrones, la carga positiva del núcleo, será relativamente mayor (más protones que electrones) mientras que en el segundo caso, habrá exceso de cargas negativas, por lo que no serán tan fuertemente atraídos por el núcleo, generando un tamaño mayor que el originario. El incremento obedece a que cada elemento tiene un nivel energético más que el anterior.

ENERGÍA DE IONIZACIÓN

Es la energía necesaria para extraer un electrón de un átomo neutro para originar un ion +1.

Es la primera energía de ionización; la segunda será la energía que se requiere para extraer un electrón a un catión +1; y así sucesivamente. Cada paso requerirá de mayor energía.

$$M_{(g)} \rightarrow M^{+}_{(g)} + e^{-}; \; E: kJ/mol$$

Los valores de energía son inversos al radio atómico (o iónico) en razón de que cuanto más cerca del núcleo se encuentre un electrón, será más intensamente atraído por la carga positiva central.

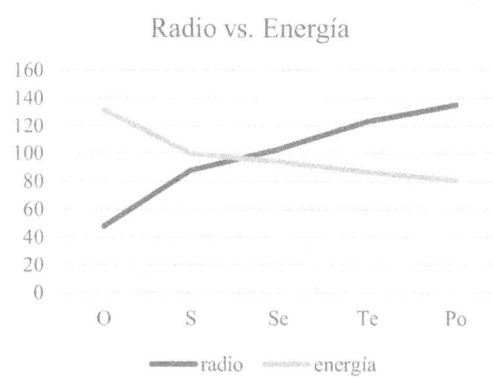

Para cada caso se tendrá en cuenta los efectos de apantallamiento que se puedan originar desde los niveles menores.

*La **energía molar de ionización** es la energía necesaria para extraer un electrón a cada átomo neutro en un mol de ese elemento*

En el gráfico se evidencia la tendencia inversa entre ambos valores[40].

---

[40] Los valores de energía se redujeron en escala 1:10 para integrar los datos en el mismo cuadro.

AFINIDAD ELECTRÓNICA

Es la energía que intercambia el sistema cuando se agrega un electrón a un átomo neutro gaseoso. Se originan aniones a partir de un átomo neutro.

$$N_{(g)} + e^- \rightarrow N^-_{(g)}; \; E : kJ/mol$$

Los elementos con elevada afinidad electrónica formarán aniones más estables.

El sodio tendrá poca tendencia a atraer electrones, mientras que esa facilidad será mayor en el cloro. Es frecuente encontrar el anión cloruro (Cl^-), pero no se observa habitualmente el anión sodio.

RADIO IÓNICO

El radio iónico sigue los mismos principios establecidos para los respectivos elementos. Comparativamente entre un átomo y su ion se observan las siguientes situaciones:

a) Cuando un átomo neutro pierde un electrón para transformarse en catión su tamaño disminuye.

b) Si el átomo neutro gana un electrón para transformarse en anión, su tamaño aumenta.

Anión de E^- E   Catión de E^+

ELECTRONEGATIVIDAD

La electronegatividad es una característica relacionada con la capacidad de atraer electrones, tanto hacia el átomo al que se refiera, como en el enlace entre dos átomos diferentes.

En los elementos representativos, la electronegatividad determina el tipo de enlace que se va a establecer, de acuerdo con la diferencia de electronegatividades entre los elementos que participan del enlace particular. Estas características aumentan de izquierda a derecha en el período, y de abajo hacia arriba en el grupo químico.

Por esto se predice que el Francio será el menos electronegativo y el Flúor el más electronegativo de todos los elementos.

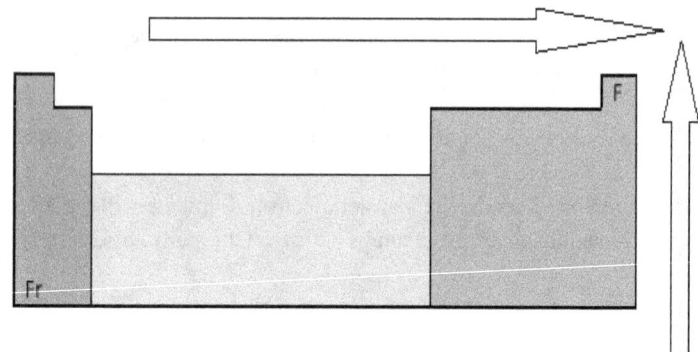

Esto tiene relación con el carácter metálico y no metálico de los elementos.

Además, como se observará, la diferencia de electronegatividades entre elementos que se combinan será determinante a la hora de caracterizar el tipo de enlace que los elementos involucrados podrán establecer.

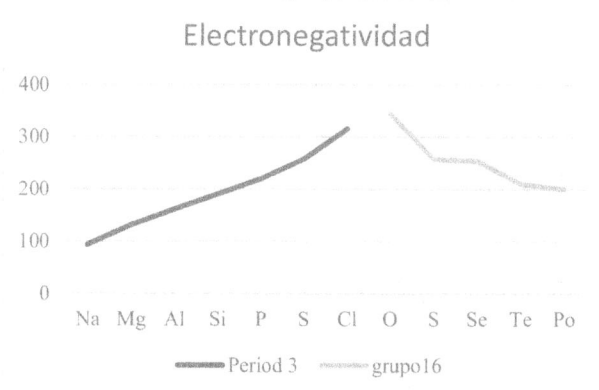

En el gráfico se observa el crecimiento de la electronegatividad en el período y su disminución en un grupo.

En todos los casos se ve que los valores de energía de ionización, afinidad electrónica, electronegatividad, el tamaño del átomo resulta decisivo en razón de que las interacciones involucran la atracción entre las cargas positivas del núcleo y las cargas de los electrones periféricos y en consecuencia a mayor distancia, menor atracción.

LECTURA COMPLEMENTARIA

La nueva tabla periódica

La aparición de nuevos elementos, significó que nuevos subniveles y niveles comenzaran a ser ocupados. Es por eso que con los 125 elementos reconocidos en la actualidad, los subniveles 5 g y 8 s, de huecos pasaron a ser ocupados, y en consecuencia deben ser reflejados en la disposición de la tabla periódica.

Elementos Representativos

Grupo 1. Metales Alcalinos
Por encontrarse en el grupo 1, y en el bloque s, poseen un electrón en su último nivel (n s^1). En consecuencia tienen valencia 1, son muy reactivos, por lo cual no se los encuentra libre en la naturaleza. Poseen los átomos mayores en cada período, baja electronegatividad y baja energía de ionización. Tienen el mayor carácter metálico del período. Forman óxidos con oxígeno e hidruros con hidrógeno. Se unen a aniones mediante enlace electrovalente.

Grupo 2. Metales Alcalino- Térreos
Por encontrarse en el grupo 2, y en el bloque s, poseen dos electrones en su último nivel (n s^2). Por ello poseen valencia 2. Son reactivos, por lo que raramente están libres en la naturaleza. Tienen carácter metálico, aunque menor que los del grupo 1. Forman cationes 2, por lo cual forman enlaces iónicos, excepto el Berilio que se combina con el cloro covalentemente.

Grupo 13. Del Boro
Son elementos representativos que se encuentran en el bloque p. Son de carácter metaloide. No forman iones +3. Su configuración de valencia es (ns^2 np^1), es decir 3.

Grupo 14. Del Carbono
Son elementos representativos exactamente centrales respecto de sus electrones de valencia: 4, (ns^2 np^2), que se encuentran en el bloque p. El Carbono es no metal y presenta variedades alotrópicas. El Silicio y el Germanio son metaloides muy utilizados por la industria electrónica. En cambio el Estaño y el Plomo son metálicos. Todos tienen 4 electrones en el último novel; los mayores tienen más tendencia a entregar electrones (metálicos) que a recibirlos (no metálicos). Sus valencias tienen valores 2 y 4.

Grupo 15. Del Fósforo
Son elementos representativos con 5 electrones de valencia. Su configuración electrónica es ($ns^2 np^3$). Sus valencias típicas son 3 y 5. El nitrógeno es no metal, y se encuentra en la atmósfera en estado gaseoso poco reactivo (N_2). El Fósforo es un no metal que se encuentra bajo las formas blanca y roja y el Arsénico tiene características químicas semejantes.

Grupo 16. Del Oxígeno
Son elementos representativos con 6 electrones de valencia. Su configuración electrónica es ($ns^2 np^4$). El Oxígeno O_2 es un gas. Presenta también la forma alotrópica ozono (O_3). El Azufre presenta valencia -2, +4 y +6. El Sulfuro es muy reactivo. El Selenio y el Telurio son metaloides y el Polonio es un metal radiactivo.

Grupo 17. Halógenos
Su configuración electrónica es ($ns^2 np^5$). Pueden exhibir valencias 1, 3,5, y 7. Son elementos reactivos por lo que no se encuentran libres por ser reactivos. El Flúor y el Cloro son gases, el Bromo se encuentra en estado líquido y el Iodo es un sólido sublimado.

Grupo 18. Gases nobles
También llamados inertes en razón de su poca o nula reactividad. Ello obedece a que poseen su octeto de valencia completo. Su configuración electrónica es ($ns^2 np^6$).

Grupos 3-12 : Metales de transición.
Son elementos metálicos que tienen configuración(n-1 d; s). Presentan numerosos estados de oxidación, por lo que muestran variedad de colores y presentaciones. El último grupo, el 12, tiene su nivel orbital completo por lo que algunos autores no lo suelen incluir en la clasificación.

Transuránidos

Los elementos trans-uránidos (más allá del Uranio), son elementos artificiales[41]. Un gran paso de la ciencia que en tiempos pretéritos se pensaba casi imposible de alcanzar. Los elementos naturales son 92, es decir que el Uranio con esa cantidad de protones representa al último elemento natural de la Tabla de Mendeleiev.

Con el advenimiento de la energía nuclear y en consideración de que los elementos con elevado número de nucleones (considérese que un isótopo del uranio, el 238, tiene 238 nucleones),

---

[41] El único elemento menor que el Uranio que se obtiene artificialmente es el Tecnecio (Z=43)

tienden a ser inestables y degradarse en elementos menores mediante emisiones radiactivas, se estuvo en condiciones de sintetizar elementos transuránicos en laboratorios que dominaran las técnicas nucleares.

El bombardeo de metales pesados con partículas alfa, nucleones o elementos más pequeños, consiguen la conformación muy fugaz de estos nuevos elementos. Así el Plutonio se preparó con Uranio, el Curio con Plutonio, y el Hassio (108) con Pb (82) y Fe (26) [82+26=108].

Hubo una etapa prehistórica en estos procedimientos que abarca desde mediados de los 40 hasta mediados de los 70 del siglo XX, donde se produjeron desde el 93 (Neptunio) hasta el Seaborgium (106); desde los 80 hasta finales de siglo se produjeron los elementos 107 al 112.

Con el elemento 103 (Lawrencio) se completó el grupo de los elementos actínidos, (transuránicos) por lo cual a partir del 104 a los elementos transuránicos se los subclasificó en transactínidos, hasta el 118 que completaría el período 7) A partir del 119 se comienza a llenar el período 8, los que serán clasificados, como superactínidos.

En algunos casos los elementos son anunciados, pero no se los nomina hasta tanto no se tengan confirmaciones independientes y sean incorporados oficialmente al grupo de elementos reconocidos por convenciones.

Cuando es anunciada su producción, pero no se ha confirmado su existencia se le asignan nombres genéricos provisorios en latín, que indica su número atómico. A partir del elemento 113 los símbolos pasaron a tener tres letras. IUPAC recomendó el uso de esta nomenclatura, hasta la asignación de los nombres definitivos. Los prefijos asignados, son: 0: nil, 1, un, 2, bi, 3, tri, 4, quad, 5, pent, 6 hex, 7 sept, 8 ott y 9 enn.

Por ejemplo, el elemento 119 es denominado *Ununenn* (es decir *un* por la centena, el segundo *un* por la decena y *enn* por el 9 de la unidad y el símbolo en consecuencia será Uue y el elemento 125 se denomina *unbiopentio: un* por 1, *bi;* por 2 y *pentio* por 5.

Los nombres recientemente asignados son:

111	112	113	114	115	116	117	118
Rg	Cn	Nh	Fl	Mc	Lv	Ts	Og
Roentgenium	Copernicium	Nihonium	Flevorium	Moscovium	Livermorium	Tennesinne	Oganessom

4
Enlaces Químicos

Electrones de valencia. Símbolos de Lewis. Diferentes tipos de enlaces. Estructura de Lewis. Compuestos y enlaces. Interacciones intermoleculares. Predicción de las formas moleculares. Interacciones intermoleculares: Puente hidrógeno. Interacciones ion-ion, dipolo 'dipolo y fuerzas de London.

PROPOSITOS FORMATIVOS

Al concluir la lectura del capítulo el alumno será capaz de:

- Caracterizar los diferentes tipos de enlace químico;
- Asignar estructura de Lewis a los enlaces covalentes;
- Identificar la transformación iónica en los enlaces electrovalentes;
- Identificar la estructura de los enlaces químicos y la distribución geométrica de los electrones de enlace;
- Conceptualizar el enlace metálico;
- Asociar los diferentes compuestos con los respectivos tipos de enlace.;
- Diferenciar entre los enlaces interatómicos y las interacciones intermoleculares;
- Distinguir los diferentes tipos de interacciones moleculares y correlacionar los mismos con las propiedades de las sustancias;
- Considerar la importancia energética en los procesos de enlace.
- Reconocer las características de los enlaces moleculares.
- Asociar la estructura atómica y molecular con los enlaces intermoleculares;
- Predecir los enlaces intermoleculares intervinientes en cada tipo molecular.

ENLACES QUIMICOS INTERATOMICOS

La formación de compuestos tiene su origen en el hecho de que los átomos aislados tienen mayor energía que los átomos combinados en compuestos estables. La forma de enlace adquiere distintas características, que se clasifican principalmente en:

    a. Enlace iónico.   b. Enlace covalente.   c. Enlace metálico.

La búsqueda de estados más estables en los sistemas lleva a que los átomos busquen su mayor estabilidad. Una forma de logarlo, es cuando completan su último nivel electrónico. Este fenómeno es conocido como *regla del octeto*, la que se cumple al producirse interacciones que conducen a completar el último nivel con ocho electrones.

La excepción la constituye el Hidrógeno, que completa su nivel de valencia con 2 electrones, adquiriendo la configuración del Helio ($2s^2$). Los átomos enlazados formando una molécula de H_2 tienen menor energía que sus átomos aislados. Desarrollaremos a continuación los principales enlaces interatómicos, también identificados como intramoleculares[42].

ENLACE IÓNICO

El enlace Iónico, también llamado Electrovalente, es un enlace caracterizado por una transferencia de electrones desde el átomo más electropositivo hacia el más electronegativo. El átomo que cede electrones, se transforma en positivo (catión) y el que recibe, en negativo (anión). Al generarse iones con carga eléctrica opuesta, se produce una atracción electrostática entre ambos. En general este tipo de interacción se establece entre elementos del grupo I o II con los del grupo V, VI o VII.

Para conseguir la ionización o transferencia electrónica se requiere que la diferencia de electronegatividades (adimensionales y determinadas en la escala de Pauling) que se establece entre los elementos participantes del enlace sea mayor de 1,7.

Por ejemplo, cuando se produce la interacción entre sodio (Electronegatividad 0,9) y flúor (Electronegatividad 4), determina una diferencia de electronegatividad igual a 3,1; en este caso se producirá un enlace electrovalente o iónico.

---

[42] Los enlaces no son de tipo puro sino que existe un porcentaje compartido, conforme sean las electronegatividades de los elementos participantes.

El sodio (Na) tiene 11 electrones ubicados: 2 en el primer nivel, 8 en el segundo y 1 en el tercero. El cloro (Cl) posee 17 electrones distribuidos: 2 en el primer nivel, 8 en el segundo y 7 en el tercero.

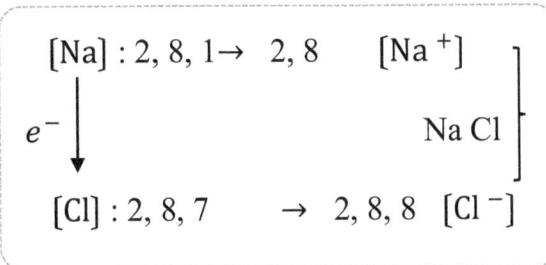

Si el electrón del sodio, pasa al cloro, se produce un catión sodio y un anión cloruro:

Es decir que el elemento más electronegativo atrae un electrón del átomo más electropositivo. El primero se convierte en anión y el segundo en catión. En ese momento se produce una atracción electrostática que determina la formación de un enlace electrovalente. Existe una **transferencia** neta de uno o más electrones desde un átomo al otro.

Baja energía de ionización	Alta afinidad electrónica
Li, Be, Na, Mg, Al, K, Ca, Metales de transición	F, N, S, Br, I, Cl, P

Esta relación queda establecida por el juego de intensidades de la energía de ionización de los átomos electropositivos, con la afinidad electrónica de los átomos electronegativos.

Los elementos metálicos entregan electrones transformándose en cationes; los no metales que los reciben se convierten en aniones.

Esa diferencia de carga eléctrica es la que establece una atracción electrostática que los mantiene en interacción atractiva.

Esta vinculación está regulada por la Ley de Coulomb que expresa que la fuerza de atracción, F, es proporcional al producto de sus cargas e inversa a la distancia al cuadrado, según la fórmula:

$$F \sim q_1 \cdot q_2 / d^2$$

Este tipo de enlaces determina la formación de compuestos, generalmente estables, que se caracterizan por poseer:
- carácter inorgánico, teniendo en general:
- alto punto de fusión,

- alto punto de ebullición,
- hidrosolubilidad (Ser solventes acuosos)
- buena conductividad de la corriente eléctrica y del calor cuando están disueltos o fundidos.

Estas características suelen ser propias de los compuestos salinos o inorgánicos.

ENLACE COVALENTE

El enlace covalente se establece cuando los elementos *comparten* uno o más electrones, con el fin de alcanzar cada uno de ellos el número de ocho electrones en el último nivel[43]. Mientras que en el enlace electrovalente o iónico, se produce a esos fines la *transferencia* de electrones, en los enlaces covalentes, los electrones se **comparten** entre ambos átomos.

Por ejemplo, en el caso de la molécula de yodo), I_2, constituida por dos átomos de ese elemento, se observa la siguiente conformación:

El Yodo (I) posee 7 electrones en el último nivel, en consecuencia, una manera de conseguir formar un octeto es compartiendo 2 electrones, uno "aportado" por cada átomo. Lewis representó los electrones con puntos o cruces que rodean al elemento:

De esta forma queda claro que un doblete de electrones, que forma el enlace está constituido por un electrón proveniente de cada átomo. Al contar los electrones el primer átomo, se observa que éste tiene 7 electrones "propios" (x) y uno del otro átomo (o).

En el caso del segundo, tiene sus siete propios (representados por las "o"), y uno del otro.

Por ende, la nube electrónica periférica de cada uno queda con 8 electrones, cumpliendo así la regla del octeto.

Los electrones del "doblete" conforman un orbital "enlazante".

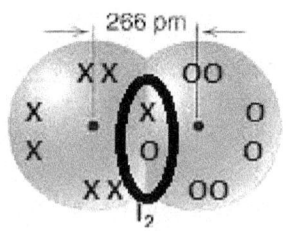

---

[43]. Completar su nivel. En el caso del H, como ya se expresara, su nivel se completa con dos electrones . Adquiere estructura de He.

Si previamente contáramos el total de electrones necesarios (N) para dos elementos serían 2 x8 = 16 electrones. (N). Si contamos los electrones que se disponen (D) para el enlace, vemos que son 2 x 7 = 14. (D). Si hacemos la diferencia N-D vemos que es igual a dos. Este es el número de electrones a compartir para conseguir completar los 8 electrones externos en cada elemento.

La estabilidad y fortaleza del enlace covalente está determinada por la disminución de energía potencial que experimentan los electrones, cuando se encuentran bajo la acción de dos núcleos.

Cuanto mayor sea la disminución energética producida, mayor será la estabilidad del enlace. Aquí entran en juego la energía de ionización del elemento metálico, (que debe ser baja) y la afinidad electrónica del no metal (que debe ser preferentemente alta). De esta combinación, se loga una atracción que baja la energía del sistema.

Si observamos detenidamente, el par enlazante queda equidistante de ambos núcleos. Esto ocurre porque al tratarse de los mismos átomos, ambos tienen la misma electronegatividad, y en consecuencia, atraen con igual fuerza al referido doblete intermedio de enlace.

En cambio, cuando el enlace se produce entre dos elementos diferentes, el doblete se ubicará más próximo al núcleo del átomo más electronegativo.

En el primer caso se conforma un enlace "no polar", ya que no hay desplazamiento que altere la simetría eléctrica de la interacción.

En cambio, en el segundo, al desplazarse el doblete, se genera una polaridad de carga eléctrica, un desplazamiento, que produce una asimetría en la distribución de la carga[44], y en ese caso este enlace se clasifica como "polar".

Las moléculas con estas características constituyen un dipolo y poseen lo que se denomina momento dipolar la intensidad del momento dipolar está determinada por el valor de carga δ y la distancia que las separa, l.

$$\mu = \delta \cdot l$$

---

[44]. Esta distribución de cargas, demuestra una diferencia en la densidad eléctrica, pero no constituye una carga eléctrica en sí.

Para el caso del Oxígeno se necesitan (N) 2 x 8 = 16 electrones. Y se disponen (D) 2 x 6 = 12 electrones.

Haciendo la diferencia R= N-D= 16 – 12 = 4 , se compartirán cuatro electrones, es decir dos dobletes.

N_2 : 5 electrones en el último nivel,
Y en el caso del Nitrógeno, se necesitan:
(N) 2 x 8 = 16 electrones

Y se disponen (D) 2 x 5 = 10 electrones

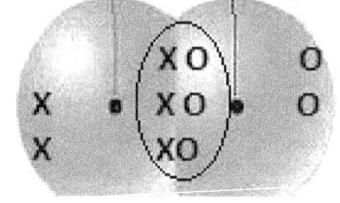

Ahora, haciendo la diferencia R= N-D= 16 – 10 = 6:

Lo que implica que se compartirán seis electrones, es decir tres dobletes.

Enlace Triple (N = N) ; comparten tres dobletes, quedando un doblete electrónico en cada átomo. $\left\{\begin{array}{l}ox\\ox\\ox\end{array}\right.$

En estos dos últimos casos, el enlace es covalente puro.

El enlace es covalente puro, cuando cada doblete está conformado por electrones provenientes de cada uno de los átomos que participan del enlace.

Enlace Covalente Dativo

Existen casos en los que a raíz de la distribución y contenido electrónico de átomos en particular, el doblete no se puede formar con aportes de los dos elementos. Si uno de ellos posee un número adecuado de electrones que le permita hacer una contribución mayor, se podrá constituir un doblete conformado por ambos electrones provenientes del mismo átomo.

El átomo menos electronegativo se comportará como dador.

En este caso se define como un tipo de enlace covalente especial: COVALENTE DATIVO.

El átomo que aporta ambos electrones, se denomina átomo DADOR y el que los acepta, átomo RECEPTOR.

Un ejemplo lo constituye el dióxido de Azufre. (SO₂) En esta molécula, uno de los enlaces azufre oxígeno será covalente puro, y el segundo covalente dativo:

El enlace covalente puro, es doble y queda representado por las dos líneas.

En el caso del enlace covalente dativo establecido con el átomo de oxígeno representado abajo, se ve que este átomo completa 8 electrones con los 6 propios más los dos aportados por el Azufre.

Por ello el Azufre es el átomo dador y el segundo oxígeno es el átomo receptor.

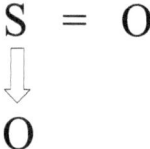

Cada átomo completa su octeto. El primero oxígeno con seis electrones propios y dos del azufre, conformando un enlace covalente doble.

El azufre con seis propios y los dos aportados por el primero oxígeno y el segundo oxígeno con sus seis electrones y los dos entregados por el azufre (átomo dador).

Este enlace se simboliza con una flecha que se dirige desde el átomo dador al átomo aceptor.

Características de los compuestos moleculares covalentes:
- Se forman principalmente entre elementos no metálicos
- Forman cristales moleculares
- Son solubles en solventes orgánicos
- Tienen bajos puntos de fusión y ebullición
- No se disocian en iones
- No son buenos conductores del calor ni de la electricidad.

Ciertos compuestos no cumplen a rajatabla con la regla del octeto, reconociéndose excepciones como: Cloruro de Berilio, Fluoruro de Boro, Dióxido de Nitrógeno, o Cloruro de Fósforo entre otros, en los que el átomo central utiliza un número de electrones que no completa ocho.

Capítulo 4: ENLACES QUÍMICOS

Forma de las Moléculas

Una vez determinada la distribución electrónica en los enlaces analizados, surge ahora la posibilidad de predecir cuál sería la forma más expectable que podrían las moléculas desarrollar en el espacio, conforme la distribución electrónica adoptada.

En general se puede predecir la forma que puede adoptar una molécula en el espacio, teniendo en cuenta los siguientes postulados del modelo VSEPR (Valence Shell Electron Pair Repulsion).

a. Asignar o determinar a un elemento el rol del átomo central;
b. En él, cada par electrónico se repele uno del otro por identidad de carga eléctrica negativa;
c. Si el par es no compartido (un electrón) resulta más fuerte que uno compartido (dos electrones);
d. Los dobles y triples enlaces se comportan como un enlace simple;
e. La forma adoptada se obtiene colocando los pares electrónicos lo más lejanamente posible unos de otros.)

Y teniendo en cuenta el número de átomos de la molécula, se puede hacer una primera aproximación:

a) Tres átomos : lineal ; ángulos de 180°
b) Cuatro átomos: trigonal: ángulos de 120°
c) Cinco átomos: tetraedro : ángulos de 109 °
d) Seis átomos: trigonal bi – piramidal; ángulos de 90° y 120°
e) Siete átomos: octaedro: ángulos de 90°

Estas disposiciones obtienen el máximo alejamiento de los pares electrónicos desplegados en los enlaces de cada molécula.

En el gráfico siguiente, los ejemplos, cuando el átomo central tiene pares completos, pueden ser para

CO_2 BF_3 CH_4 PCl_5 SF_6

# electron domains (bonding or non-bonding electron regions)	Structure	Name
2	180°	linear
3	120°	Trigonal Planar
4	109°	Tetrahedral
5		Trigonal Bipyramidal
6	90°, 90°	Octahedral

ENLACE METÁLICO

Los metales constituyen gran parte de los elementos de la tabla periódica y se caracterizan por su electropositividad y tendencia a entregar electrones, con una baja energía de ionización. Es por ello, que mientras es frecuente encontrar enlaces diatómicos (y aún con mayor atomicidad) en los elementos electronegativos, es muy difícil encontrarlos en los metales, los que se muestran en forma monoatómica o de atomicidad 1.

En el caso de los metales, se ha observado que entre dos átomos, no se establece una ventaja energética si se encuentran como enlazantes, ya que por separado tienen menor energía. Lo que ocurre, es que cuando se conforma un cristal metálico, los electrones pueden ser compartidos por varios núcleos, lo que disminuye la energía del conjunto, y entonces se establece una deslocalización de los electrones, conformando un mar electrónico compartido por varios núcleos, que enlaza a los mismos, por diferencia de distribución eléctrica. Este mar de electrones es el que facilita la corriente eléctrica, por lo cual los metales son buenos conductores de la electricidad. Los metales son conductores de primera clase, ya que sus propiedades no se alteran por el paso de la corriente. Estos electrones deslocalizados determinan muchas de otras características peculiares de los metales.

Dentro del enlace metálico podríamos incorporar los ejemplos de las aleaciones, que estrictamente son mezclas metálicas, que comparten sus mareas electrónicas y sus proporciones son no estequiométricas. Se comportan como soluciones sólido en sólido, cumpliendo uno funciones de solvente y los otros de soluto. Otras funcionan como compuestos y muestran una proporcionalidad en cierta medida estequiométricas. Algunas pueden contener algún elemento no metálico como el carbono o el fósforo. Las que contienen mercurio se denominan amalgamas.

Ejemplo de aleaciones metálicas son las basadas en el cobre, como el latón (Cu-Zn) y los bronces (Cu- Sn), en uso desde épocas históricas. Otros ejemplos son el Alnico (Al-Ni-Cu), la alpaca (Zn-Cu-Ni), Plata ley (Ag-Cu), el oro blanco (Au- Ag, Au-Pd) y el peltre (Sn-Cu-Sb-Pb).

INTERACCIONES MOLECULARES

Así como la relación entre átomos determina la formación de moléculas, se da también el caso de que las moléculas ya formadas, interaccionan con otras moléculas que las rodean a través de fuerzas de atracción o de repulsión.

Estas interacciones son definidas genéricamente como **fuerzas intermoleculares.** Estas fuerzas propician la existencia de líquidos y sólidos al facilitar la atracción entre partículas para configurar la estructura interna particular de cada estado.

La existencia de sustancias bajo la forma de fluidos, requieren de la existencia de interacciones que relacionen a las moléculas entre sí, ya sea desde la perspectiva de acción tanto repulsivas como atractivas. Afirmamos que los sólidos requieren desde el punto de vista lógico fuerzas atractivas superiores a las repulsivas y que el esquema inverso se verifica en los gases. Obviamente los líquidos se sitúan en el medio de estas dos versiones.

A partir de allí, se comienzan a definir cuáles son las fuerzas que atraen a las moléculas entre sí. El conocido fenómeno del agua demuestra como una sustancia de la que se esperaría un punto de ebullición de ~25 C, hierve a 100 C. Si se consideran cuatro fuerzas intermoleculares, sólo las fuerzas de London operan en sustancias no polares.

Reconocemos las siguientes interacciones, aunque puedan encontrarse diferentes modalidades de clasificación:

a. Ion- Dipolo
b. Fuerzas de Van der Waals[46] :
   i. Dipolo – Dipolo Permanente; Puente de Hidrógeno
   ii. Dipolo – Dipolo Inducido o transitorio
c. Fuerzas de Dispersión de London: Dipolo inducido – dipolo inducido

FUERZAS ION – DIPOLO

Estas fuerzas se establecen entre iones y moléculas dipolares. Tienen importancia en la disolución de electrolitos en agua. Como las moléculas dipolares tienen extremos con densidad de carga positiva y negativa, se ordenarán frente a los iones de manera tal que se produzca una atracción electrostática.

Los extremos negativos de los dipolos se orientan hacia los cationes y los extremos dipolos positivos hacia los aniones. Estas interacciones contribuyen a aumentar las fuerzas cohesivas en la solución.

FUERZAS DIPOLO- DIPOLO

Son interacciones que se establecen entre moléculas o grupos que poseen diferentes densidades eléctricas que originan dipolos. Su intensidad depende de las distancias y orientación de los vectores.

---

[46] El Gold Book of IUPAC agrupa las interacciones intermoleculares como fuerzas de Van der Waals

Permanente [47]

Este tipo de interacción se produce cuando en el sistema existen moléculas polares. Esto hace que se genere una interacción entre el extremo de densidad positiva de una molécula, con el extremo de densidad eléctrica negativa de otra. Se da en compuestos que no tienen átomos muy electronegativos, como por ejemplo en el sulfuro de hidrógeno (SH_2); Estas fuerzas son cien veces menores que un enlace covalente o iónico.

Un caso especial de interacción dipolo-dipolo, muy común y de mayor intensidad es el *Enlace Puente Hidrógeno* Se produce en el caso de que las moléculas presentes contengan Hidrógeno unido a un átomo electronegativo, como Oxígeno, Flúor o Nitrógeno; se establece entre esa estructura y otro átomo electronegativo, una interacción atractiva entre dipolos que eleva la cohesión molecular de la muestra. Es decir que el átomo de hidrógeno (de densidad positiva) tiende un puente entre dos átomos electronegativos.

En el caso del agua, los hidrógenos de su molécula presentan una distribución de carga de densidad positiva, mientras que sobre el oxígeno se encuentra el extremo con densidad eléctrica negativa. De esta forma, en el agua se conforman redes en donde los oxígenos se orientan hacia los hidrógenos de moléculas vecinas y viceversa.

Esta atracción intermolecular incremente fuertemente la atracción y ocasiona que el punto de ebullición del agua sea mucho más elevado que el que cabría esperar de no producirse este tipo de interacción. Su intensidad es de aproximadamente el 10% de un enlace covalente, por lo que estas resultan al menos 5 veces más intensas q las otras interacciones intermoleculares.

El enlace por puente hidrógeno resulta importante en las conformaciones estructurales de proteínas, ácidos nucleicos y en las propiedades de alcoholes y glúcidos, por ejemplo.

Interacción dipolo, dipolo transitorio

Esta tipología se origina en sistemas en los que coexiste una molécula polar con otra molécula no polar. Al acercarse la molécula no polar a la polar, ésta le induce su carga, y genera una molécula polar de corta duración, llamada dipolo transitorio. En este caso, se reorientan las moléculas de manera tal que los extremos positivos se enfrenten a los negativos. Estas

---

[47] O fuerzas de Keesom, que involucran acción electrostática

distorsiones de las nubes electrónicas, generan las asimetrías que posibilitan las interacciones referidas

INTERACCIONES DE DISPERSIÓN EN MOLÉCULAS NO POLARES: FUERZAS DE LONDON,

Son las únicas fuerzas de atracción que se observan en moléculas no polares. Son de muy corto alcance y se producen por la atracción del núcleo de un átomo por la nube electrónica de otro átomo, y de la polarización mutua instantánea que se pueda originar. Esta acción genera dipolos transitorios que actúan entre átomos y moléculas diferentes.

La capacidad de polarización se incrementa con el tamaño de las nubes electrónicas, por lo cual estas fuerzas tienen mayor preponderancia cuando más grande es la nube electrónica o mayor el número de electrones. En síntesis, se puede decir que las interacciones del London se incrementan con el tamaño de las partículas y decrece con la distancia entre ellas.

Algunos autores mencionan a las fuerzas hidrofóbicas, que se observan en las interacciones de lípidos, pero estas pueden ser encuadradas en las fuerzas de dispersión.

En página WEB se resumen otras consideraciones sobre las fuerzas intermoleculares.

5
Funciones de la Química Inorgánica

Funciones Inorgánicas. Fórmulas. Equilibrio. Nomenclatura. Valencias y Números de Oxidación. La ecuación química. Símbolos. Tipo de reacciones: reversibles e irreversibles; Exotérmicas y endotérmicas. Compuestos Oxigenados e hidrogenados. Hidruros. Óxidos. Anhídridos. Ácidos. Bases. Sales neutras, ácidos y básicas. Nomenclatura. Obtención y equilibrio. Estequiometría. Resolución de problemas de masa, volumen y particular. Rendimiento y pureza.

PROPOSITOS FORMATIVOS

Al concluir la lectura del capítulo el alumno será capaz de:

- Formular correctamente ecuaciones de compuestos químicos inorgánicos;
- Determinar las valencias de los elementos que conforman un compuesto;
- Reconocer compuestos a través de su estructura y nomenclatura;
- Describir correctamente el tipo de reacción química que se produce;
- Asignar correctamente los números de valencia y su asociación con la nomenclatura de los compuestos;
- Diferenciar los diferentes tipos de nomenclatura aceptados para cada tipo de Compuesto.
- Asignar valores numéricos a las ecuaciones químicas.
- Resolver problemas de estequiometría simples y combinados, contemplando variables como pureza, limitantes y rendimiento.

COMPUESTOS QUIMICOS

Los compuestos químicos son sustancias formadas por la interacción de más de un átomo, para constituir moléculas. Se establecen enlaces químicos entre ellos, dando origen a nuevas entidades particulares de cada asociación química. Los compuestos se originan a través de diferentes combinaciones que establecen el formato definitivo de cada molécula, unidad fundamental de cada sustancia.

COMBINACIONES QUÍMICAS

Una combinación química es un proceso en donde una sustancia se transforma en otra. A diferencia de los procesos físicos donde las sustancias se conservan y sólo se modifican parámetros mecánicos o dinámicos, en los procesos químicos, se producen modificaciones en la estructura atómico-molecular que determina la transformación de sustancias iniciales, denominadas reactivos o reactantes, y su transformación en otras nuevas, llamadas productos de la reacción.

Se fundamenta en la generación de nuevos enlaces químicos, y en la búsqueda de compuestos de mayor estabilidad.

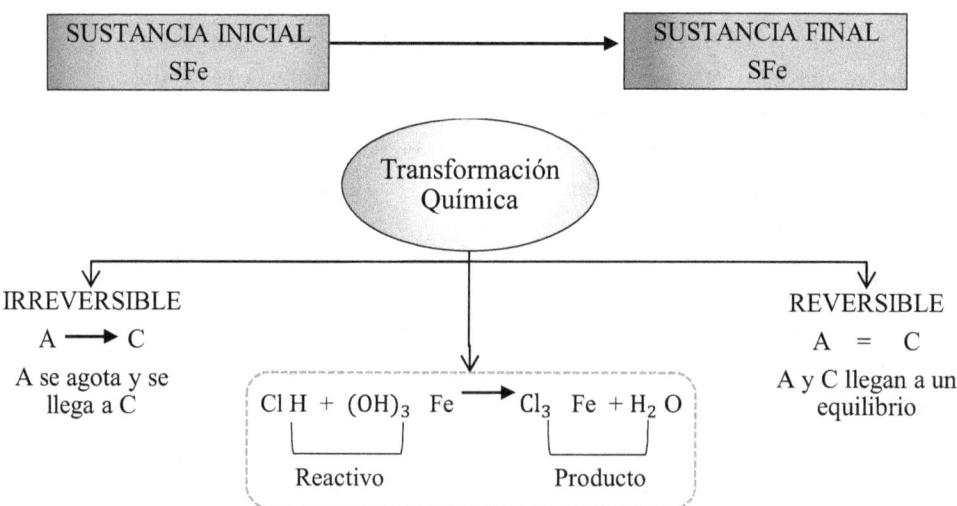

La ecuación química representa a la reacción producida, utilizando una simbología adecuada, aceptada por los consensos químicos internacionales.

Capítulo 5: FUNCIONES DE LA QUÍMICA INORGÁNICA

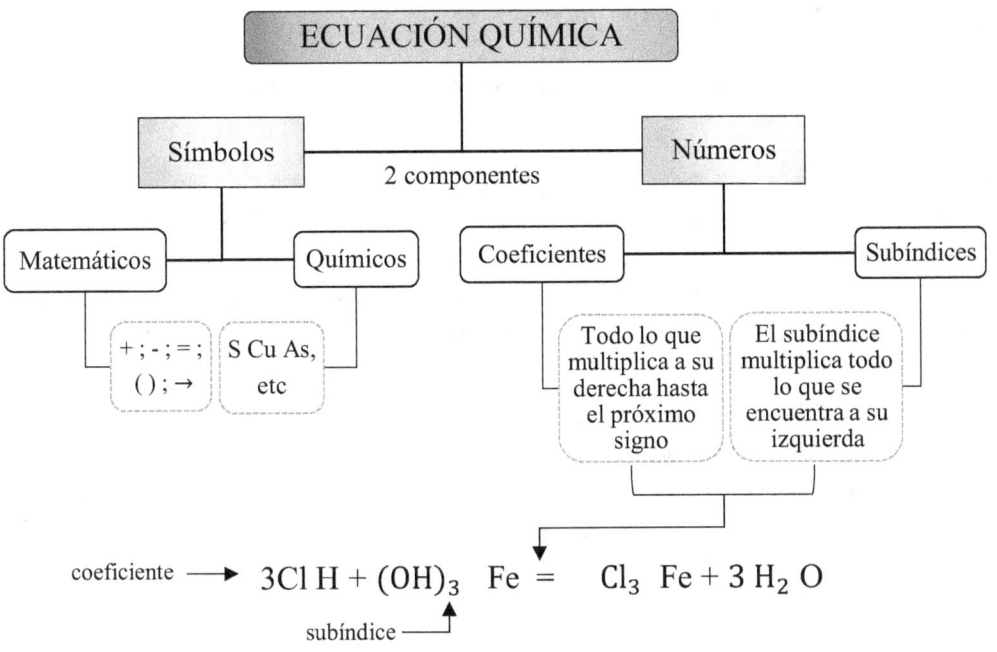

COMPUESTOS QUÍMICOS

A los efectos didácticos, se clasifican las combinaciones de los metales y los no metales con Oxígeno y con Hidrógeno, formando compuestos binarios, ternarios o cuaternarios, según el número de elementos que intervienen en la formación de cada compuesto.

Combinaciones de elementos con Oxígeno

Metal + O_2 → Óxido Básico + H_2O → Hidróxido (alcalinos/ básicos)

No Metal + O_2 → Óxido Ácido o Anhídrido + H_2O → Oxácido (ácidos)

Hidróxido + Oxácido → Oxi- SAL + H_2O

Combinaciones de elementos con Hidrógeno

Metal + H_2 → Hidruro
No Metal + H_2 → Hidrácidos

LOS NÚMEROS EN LA ECUACIÓN QUÍMICA

Es importante tener en cuenta que los números son integrantes esenciales de las ecuaciones químicas.

Destacamos dos clases particulares: los **coeficientes**, que son los números que delante de las fórmulas, multiplican todo lo que está a su derecha hasta el próximo signo. Los **subíndices** en cambio, son números pequeños que sólo multiplican lo que está inmediatamente a su izquierda.

Los SUB- INDICES sólo multiplican lo que se encuentra a su izquierda inmediata.

Los COEFICIENTES multiplican todo lo que se encuentre a su derecha, hasta el próximo signo más, menos o igual (+, -, →)

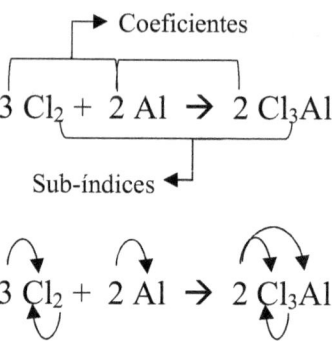

GRUPOS QUÍMICOS

Óxidos Básicos

Son compuestos que se obtienen a través de la combinación de Oxígeno con metales (preferentemente de los metales alcalinos (grupo IA) [Na, Li, K], Alcalino térreos (grupo IIA) [Ca, Mg, Ba], y de transición [Cu, Mn, Hg, Fe, Co, Ni, Zn]

Para hacer la fórmula correspondiente, se colocan juntos el metal y el oxígeno. Como subíndice del metal se coloca la valencia del oxígeno (II), y como subíndice del oxígeno, la valencia del metal[48]. Cuando el resultado se pueda simplificar, se debe SIMPLIFICAR SIEMPRE.

Como ejemplo, si utilizamos los siguientes metales,
Na (I), Li (I), Hg(I), Hg (II), Ca (II), Pb (II), Pb (IV), Al (III),

---

[48]. Este procedimiento es la Inversión o cruce de valencias, y se aplica en todas las interacciones químicas binarias.

Observemos la sistemática:

Se coloca cada uno de estos metales junto con oxígeno y se procede a intercambiar (cruzar) sus valencias, con lo que obtenemos los respectivos óxidos:

$Na_2 O$ → Óxido de Sodio $\qquad$ $Li_2 O$ → Óxido de Litio
$Ca O$ → Óxido de Calcio $\qquad$ $Hg_2 O$ → Óxido Mercurioso
$Hg O$ → Óxido Mercúrico $\qquad$ $Al_2 O_3$ → Óxido de Aluminio
$Pb O$ → Óxido Plumboso $\qquad$ $Pb O_2$ → Óxido Plúmbico

NOMENCLATURA: Para denominar los compuestos formados, existen varios tipos de nomenclaturas, al menos tres muy generalizadas:

1. Se utilizan las reglas de nomenclatura, que para el caso de los óxidos básicos, consiste en colocar a continuación de la palabra óxido, el nombre del metal: por ejemplo, de aluminio, de sodio; también se los puede llamar utilizando el sufijo ICO: óxido cálcico, sódico, etc.

Cuando el metal posee **más** de una valencia, se hace necesario diferenciar entre los compuestos formados en ambos casos. De esta manera, cuando el metal utiliza su mayor valencia, utilizará la terminación ICO. (Ejemplo, oxido férrico, mercúrico, etc.). En cambio, en el momento que el oxígeno se une al metal, teniendo éste la menor valencia, el metal llevará el sufijo OSO (Ej.: óxido mercurioso, ferroso, etc.). (*Nomenclatura clásica*).

2. Otra manera de referir a los compuestos químicos, (*Nomenclatura moderna*) es utilizando prefijos griegos que indican el número de veces en que se encuentra presente el oxígeno, por ejemplo: di óxido de Pb, tri óxido de hierro, etc.

3. Una tercera forma, muy útil es la *nomenclatura de Stock* para el elemento, la cual coloca entre paréntesis la valencia del metal en números romanos, cuando existe más de una:
Óxido de Cobre (II), Óxido de Mercurio (I), Óxido de Cobre (I), Óxido de Mercurio (II), etc.

Óxidos Ácidos o Anhídridos

Un óxido ácido, también llamado anhídrido, se obtiene al combinar un no metal con oxígeno.

Para hacer el compuesto se procede como en toda combinación binaria, y tal como se describiera para el caso de los óxidos básicos, es decir que se coloca el NO metal y el oxígeno. Como subíndice del NO metal se coloca la valencia del oxígeno, y como subíndice del oxígeno, la valencia del no metal, siendo necesario SIMPLIFICAR en todos aquellos casos que sea posible hacerlo. En resumen, se utiliza el método de la Inversión o cruce de valencias.

Como ejemplo, podemos enumerar los siguientes no metales:

C (II):	CO	→ Anhídrido carbonoso o Monóxido de Carbono
C (IV):	CO_2	→ Anhídrido carbónico o Dióxido de Carbono
N (III):	N_2O_3	→ Anhídrido Nitroso o Trióxido de Di nitrógeno
N (V):	N_2O_5	→ Anhídrido Nítrico o Pentóxido de Di nitrógeno
S (IV):	SO_2	→ Anhídrido sulfuroso o Dióxido de Azufre
S (VI):	SO_3	→ Anhídrido sulfúrico o Trióxido de Azufre

NOMENCLATURA: De acuerdo con lo expresado más arriba, se puede notar que en el caso de los óxidos ácidos o anhídridos, se utilizan también las terminaciones OSO e ICO. La nomenclatura de los ANHÍDRIDOS puede ser realizada con la nomenclatura sistemática, pero anteponiendo la palabra OXIDO y a continuación veremos que existe otra manera de nombrarlos (nomenclatura indicar mediante u prefijo griego (di, tri, tetra, penta, etc.) la cantidad de cada elemento constituyente del compuesto:

N_2O_5 Por ejemplo: Dos átomos de nitrógeno: *Di nitrógeno* y cinco átomos de oxígeno: *Pentóxido*, es decir *Pentóxido de Di nitrógeno*.

La forma de Stock, lo denomina como óxido del no metal con indicación de la valencia utilizada por éste: Óxido de Nitrógeno (III); Óxido de Nitrógeno (V). Ver ejemplos en la tabla a continuación:

Elemento	Valencia	Fórmula	Tradicional	Sistemática	Stock
C	(II)	CO	Anhídrido carbon**oso**	**Mon**óxido de Carbono	Oxido de Carbono (II)
C	(IV)	CO_2	Anhídrido carbón**ico**	**Di**óxido de Carbono	Óxido de Carbono (IV)
N	(III)	N_2O_3	Anhídrido Nitr**oso**	**Tri**óxido de **Di** nitrógeno	Óxido de Nitrógeno (III)
N	(V)	N_2O_5	Anhídrido Nítr**ico**	**Pent**óxido de **Di** nitrógeno	Óxido de Nitrógeno (V)
S	(IV)	SO_2	Anhídrido sulfur**oso**	**Di**óxido de Azufre	Óxido de Azufre (IV)
S	(VI)	SO_3	Anhídrido sulfúr**ico**	**Tri**óxido de Azufre	Óxido de Azufre (VI)

Capítulo 5: FUNCIONES DE LA QUÍMICA INORGÁNICA

No obstante, se verifica que existen no metales que poseen más de dos valencias. Casos como los presentados por los elementos bromo, yodo, cloro, manganeso, cromo, pueden, entre tantos otros, utilizar más de dos valencias, por lo que los prefijos "*oso*" e "*ico*" resultan insuficientes para definir más de dos situaciones.

Para ello, como se expresara, se apela a la utilización de PREFIJOS: las dos menores valencias terminarán en OSO, llevando la menor de las menores el Prefijo HIPO; las dos mayores utilizan el sufijo ICO, diferenciándose entre ellas a través del Prefijo PER.

Casos como los presentados por los elementos bromo, yodo, cloro, manganeso, cromo, pueden, entre tantos otros, utilizar más de dos valencias, por lo que los prefijos oso e ico resultan insuficientes para definir más de dos situaciones.

Para ello, se apela a la utilización de PREFIJOS: las dos menores valencias terminarán en OSO, llevando la menor de las menores el Prefijo HIPO; las dos mayores utilizan el sufijo ICO, diferenciándose entre ellas a través del Prefijo PER.

Por ejemplo, para un elemento que tenga las valencias 1, 3, 5, y 7, quedaría la siguiente nominación:

1	HIPO	OSO		5	------	ICO
3	------			7	PER	

Veamos algunos ejemplos sobre el átomo de cloro:

Valencia	Compuesto	Anhídrido[49]	Óxido ácido	Stock
I	Cl_2O	HIPOclorOSO	Mon<u>ó</u>xido de <u>Di</u> cloro	Óxido de Cloro (I)
III	Cl_2O_3	clorOSO	Tri<u>ó</u>xido de <u>Di</u> cloro	Óxido de Cloro (III)
V	Cl_2O_5	clorICO	Pent<u>ó</u>xido de <u>Di</u> cloro	Óxido de Cloro (V)
VII	Cl_2O_7	PERclóriICO	Hept<u>ó</u>xido de <u>Di</u> cloro	Óxido de Cloro (VII)

---

[49]. Esta denominación es útil, pues se mantiene para los ácidos respectivos.

Oxácidos

Son compuestos que se forman al combinar un óxido ácido con **una** molécula de agua.

Los Ácidos que contienen oxígeno, se obtienen a partir de un anhídrido al cual se le adiciona una molécula de agua. Para obtener estos compuestos se deben sumar los elementos que conforman el anhídrido con **una** molécula de agua.

Cuando, como producto de la suma, se obtienen subíndices que resultan todos simplificables entre sí, resulta imprescindible aplicar dicho procedimiento.

Ejemplo:
$CO_2 + H_2O \rightarrow CO_3H_2 \rightarrow$ Ácido Carbónico
$SO_3 + H_2O \rightarrow SO_4H_2 \rightarrow$ Ácido Sulfúrico
$SO_2 + H_2O \rightarrow SO_3H_2 \rightarrow$ Ácido Sulfuroso

Por ejemplo, nótese que en los ejemplos dados a continuación, se debe simplificar por 2.

Como el producto, resulta de la suma de elementos, por haber simplificado en dos, deberemos multiplicar también por dos, con el fin de mantener el equilibrio de masas y elementos.

$N_2O_3 + H_2O \rightarrow N_2O_4H_2 \rightarrow 2\ NO_2H \rightarrow$ Ácido Nitroso
$N_2O_5 + H_2O \rightarrow N_2O_6H_2 \rightarrow 2\ NO_3H \rightarrow$ Ácido Nítrico
$Br_2O_3 + H_2O \rightarrow Br_2O_4H_2 \rightarrow 2\ BrO_2H \rightarrow$ Ácido Bromoso
$Br_2O_5 + H_2O \rightarrow BrO_6H_2 \rightarrow 2\ BrO_3H \rightarrow$ Ácido Brómico

En estos casos los ácidos se obtuvieron por SUMA DIRECTA **de cada elemento.**

Hemos subrayado que para obtener el ácido se debe sumar **una** molécula de agua.

Casos especiales por hidratación variable

Recordemos que hay algunos anhídridos que admiten una cantidad variable de moléculas de agua, como el fósforo (P), el arsénico (As), y el boro (B).

Para esos casos, es posible sumar UNA, DOS O TRES MOLÉCULAS DE AGUA. La fórmula se obtiene igualmente por la suma directa de cada elemento, y simplificando cada vez que esto resulte posible

En efecto, las propiedades químicas del P, el As, el B, admiten la suma de diferentes cantidades de moléculas de agua.

Cuando se suma:

    Una molécula de agua, se obtiene el derivado: META

    Dos moléculas de agua, se obtiene el derivado: PIRO [50]

    Tres moléculas de agua, se obtiene el derivado: ORTO

Por ejemplo, al anhídrido fosforoso, se le pueden sumar, 1, 2 o 3 moléculas de agua:

Anhídrido Fosforoso P_2O_3

    1 H_2O → $P_2O_4H_2$ → 2 PO_2H_1 **Ácido META Fosforoso**

    2 H_2O → $P_2O_5H_4$ **Ácido PIRO Fosforoso**

    3 H_2O → $P_2O_6H_6$ → 2 PO_3H_3 **Ácido ORTO Fosforoso**

NOMENCLATURA:

La *nomenclatura clásica* utiliza los sufijos OSO e ICO.

La *nomenclatura IUPAC* utiliza prefijos griegos para indicar la cantidad de oxígenos e hidrógenos que posee la fórmula. Utiliza el nombre del no metal con el sufijo ATO (no varía)

Ejemplos:

Fórmula	Clásica	IUPAC
H_2CO_3	Ac. Carbónico	Tri OXO carbonato de DI hidrógeno
HNO_2	Ac. Nitroso	Di OXO nitrato de hidrógeno
H_2SO_4	Ac. Sulfúrico	Tetra OXO sulfato de DI hidrógeno

---

[50].   No existe para el boro

Nometaluros de Hidrógeno

Los no metales se combinan con hidrógeno, para formar Nometaluros de Hidrógeno. Ejemplos de ellos son: sulfuro de hidrógeno, cloruro de hidrógeno, etc. Algunos tienen nombres particulares como en los casos de:

Amoniaco: Nitrógeno con hidrógeno: NH_3
Arsina[52]: Arsénico con hidrógeno: AsH_3
Diborano: dímero del anterior: B_2H_6
Silano: Silicio con hidrógeno: SiH_4

Fosfina[51]: Fósforo con hidrógeno: PH_3
Borano: Boro con hidrógeno: BH_3
Metano: Carbono con hidrógeno: CH_4

Existen cinco casos de elementos particulares (cuatro halógenos y el azufre), que forman con hidrógeno compuestos gaseosos:

Flúor: Fluoruro de Hidrógeno: H F
Bromo: Bromuro de Hidrógeno: H Br
Azufre: Sulfuro de Hidrógeno: SH_2

Cloro: Cloruro de Hidrógeno: HCl
Yodo: Ioduro de Hidrógeno: HI

Hidrácidos

Estas sustancias, cuando son disueltas en agua, forman los ácidos denominados Hidrácidos. Son ácidos que, a diferencia de los oxácidos ya vistos, no contienen oxígeno. En ese caso su nomenclatura toma la correspondiente a los ácidos hidrácidos, con el *sufijo hídrico*:

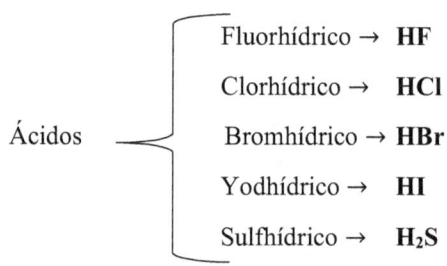

Ácidos
- Fluorhídrico → **HF**
- Clorhídrico → **HCl**
- Bromhídrico → **HBr**
- Yodhídrico → **HI**
- Sulfhídrico → **H₂S**

De la simple observación de la fórmula, no se diferencia entre un halogenuro o nometaluro gas de su respectivo hidrácido; sólo en los casos en que se indique su estado, se podrá determinar su verdadera naturaleza. Por Ejemplo, HCl (g) se interpretará como cloruro de hidrógeno, mientras que HCl (aq) será ácido clorhídrico [(g) indica estado gaseoso mientras que (aq) sustancia disuelta en agua, o solución acuosa.

---

[51]. También llamado Fosfano
[52]. O Arsano

Capítulo 5: FUNCIONES DE LA QUÍMICA INORGÁNICA

Cuando los hidrácidos se combinan con bases, se forman sales haloideas, (llamadas así, ya que por no poseer oxígeno, el elemento que integra estas sustancias es un halógeno), los cuales veremos más adelante.

Radicales

Los radicales son estructuras químicas que poseen valencias libres, lo que les permite combinarse con otras estructuras semejantes, siempre que esas reacciones sean favorables desde el punto de vista energético.

En el caso de la química inorgánica, los radicales provienen de los ácidos. Son la parte del ácido que queda luego de extraer hidrógeno +1 (Protones). Por cada átomo de Hidrógeno que pierde, el radical adquiere una carga NEGATIVA.

Desde el punto de vista de la nomenclatura, cambia en su nombre el sufijo OSO por ITO y el sufijo ICO por ATO, dependiendo de la valencia del no metal que lo conforme[53].

Ejemplos:

Acido	-H	→	Radical	Valencia
Carbónico: H_2CO_3	$-2H^+$	→	Carbonato: $CO_3^=$	-2
Carbónico: H_2CO_3	$-H^+$	→	BiCarbonato: HCO_3^-	-1
Sulfuroso: H_2SO_3	$-2H^+$	→	Sulfito: $SO_3^=$	-2
Sulfúrico: H_2SO_4	$-2H^+$	→	Sulfato: $SO_4^=$	-2
Nítrico: HNO_3	$-H^+$	→	Nitrato: NO_3^-	-1
Fluorhídrico: HF	$-H^+$	→	Fluoruro: F^-	-1
Clorhídrico: HCl	$-H^+$	→	Cloruro: Cl^-	-1
Sulfhídrico: H_2S	$-2H^+$	→	Sulfuro: $S^=$	-2

---

[53]. IUPAC recomienda en los ácidos colocar el Hidrógeno a la izquierda, como en todas las estructuras colocando las formas electropositivas a la izquierda.

Hidróxidos

Son compuestos de carácter básico o alcalino que se obtienen por la combinación de un óxido básico con agua. Para mantener la proporcionalidad de la reacción, se suma al óxido tantas moléculas de agua como oxígenos tenga el óxido y se obtendrán tantos hidróxidos como metales tenga el óxido.

El hidróxido estará así formado por el metal y tantos oxidrilos como valencias tenga el metal, en ese caso.

Ejemplo:

(III)

$$O_3 Fe_2 + 3 H_2O \rightarrow 2 Fe(OH)_3$$

NOMENCLATURA:

Para nombrar estos compuestos se reemplazará la palabra óxido por **hidróxido ya que se les adicionó** agua (Hidro, en griego, agua). Por lo tanto en el caso del ejemplo, el reactante óxido férrico produce HIDRÓXIDO férrico.

- Óxido Férrico → Hidróxido Férrico –

  - *Nomenclatura clásica* es: Hidróxido Férrico
  - *De Stock*: Hidróxido de Hierro (III)
  - *Moderna o IUPAC*: Trihidróxido de Hierro

Sales

$$\boxed{\text{Ácido + Base} \rightarrow \text{Sal + H}_2\text{O}}$$

Son sustancias de uso habitual, muy comunes tanto en la vida diaria, como en el laboratorio.

Dependiendo del tipo de ácido reaccionante, se pueden producir:

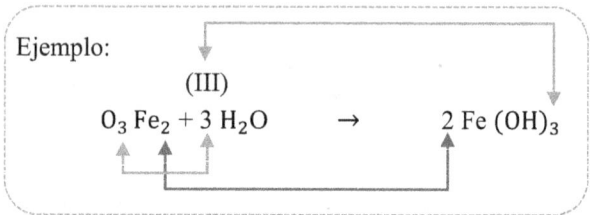

Hidróxido + ⟨ Oxácido → Oxisal + H_2O
           Hidrácido → Sal Haloidea + H_2O

Procedimiento para formar una sal:

- Una sal se obtiene sumando el radical del ácido y el metal de la base y cruzando las valencias de ambos.
- La valencia del radical es la cantidad de átomos de hidrógeno que perdió en ese caso. La valencia del metal es la cantidad de oxhidrilos (OH) perdidos en esa reacción.
- Como subíndice del radical se coloca la valencia del metal y como subíndice del metal, la valencia del radical.
- Las ecuaciones se deben equilibrar y para hacerlo se colocan tantos ácidos como radicales tenga la sal y tantas bases como metales tenga ésta.
- Luego de equilibrar, para saber cuántas moléculas de agua se obtendrán, se suman los hidrógenos existentes en los reactantes y luego se divide por dos.

Ejemplo:

(I)   (II)   (I)   (II)
$2 \, HNO_3$ + $Ca(OH)_2$ → $Ca(NO_3)_2$ + $2 \, H_2O$
Ácido Nítrico   Hidróxido de Calcio   Nitrato de Calcio

H_2S + $Ca(OH)_2$ → CaS + $2 \, H_2O$
Ác. sulfHídrico   Hidróxido de Calcio   SulfURO de Calcio

El Nitrato de Calcio es una OXISal ya que posee Oxígeno, mientras que el Sulfuro de Calcio es una sal Haloidea. (No posee Oxígeno)

Recordar: según sus valencias, las nomenclaturas clásicas son:

$$OSO \longrightarrow ITO$$
$$ICO \longrightarrow ATO$$
$$HÍDRICO \longrightarrow URO$$

Además, para determinar las valencias utilizadas para formar el ácido, sin tener que ir al origen de su formación, se puede recurrir al método de valencia.

Método de Valencia

Éste método permite conocer la valencia con la que intervienen los elementos en los compuestos químicos y de esa manera dilucidar tanto su estructura, como así también su nombre.

En este método al oxígeno siempre se le asignará el valor -2, (excepto en los peróxidos, casos en los que valdrá -1) y el hidrógeno tendrá valor +1 (excepto en hidruros, donde toma el valor -1).

De su aplicación, determinaremos el número de valencia del no metal, a los efectos de conocer, como dijimos, estructura y nomenclatura del ácido.

Para ellos se multiplicará cada uno de esos valores por el número de veces en que esté presente el elemento en la molécula y luego se suman para obtener el valor final del compuesto (0 para los neutros o el valor de la carga para los iones moleculares

Ejemplo:

NO_3H contiene:
1 H, valencia 1 = 1 x 1 = +1
3 O, valencia -2 = 3 x (–2)= -6

Por lo tanto +1-6= -5 entonces para que se neutralice y la molécula completa valga 0 el nitrógeno (N) debe valer + 5 (-5+5=0), y por ser esa su valencia máxima (ICO) su nombre será *__ácido nítrico__* y cuando se utilice para formar una sal, su terminación ICO se reemplazará por ATO y obtendremos, en ese caso un *__Nitrato__*.

 *¡¡¡ NO OLVIDAR: SE DEBE SIMPLIFICAR SUBÍNDICES SIEMPRE QUE SEA POSIBLE!!!*

La Nomenclatura Sistemática o IUPAC, utiliza los prefijos griegos, que indican cantidades del elemento en la fórmula.

Ejemplos:

Fórmula	Clásica	IUPAC
$Na_2 CO_3$	Carbonato de Sodio	Tri OXO carbonato de DI Sodio
$Fe(NO_2)_3$	Nitrito Férrico	Di OXO nitrato de Hierro (III)
$Cu_2 SO_4$	Sulfato Cuproso	Tetra OXO sulfato de Cobre (I)

Clasificación de Sales: Sales Neutras, Ácidas, Básicas, Hidrácidos

Las sales definidas y descriptas hasta ahora corresponden a las sales de tipo neutro. Estas sales se caracterizan por estar constituidas por el radical y el metal exclusivamente, de manera de que sus valencias respectivas queden compensadas.

$$SO_3H_2 + Mg(OH)_2 \rightarrow \underbrace{Mg(SO_3)}_{\text{Sulfito de Magnesio}} + 2\ H_2O$$

SALES NEUTRAS: Radical con Metal (R- M)

Cuando la sal posee hidrógeno (remanente del ácido), decimos que estamos en presencia de *sales ácidas* y si en la sal se encuentran (OH) provenientes de la base, hablamos de *sales básicas*:

- De acuerdo con el número de H, la sal podrá ser: monoácida si posee un H, diácido para el caso de dos o triácido si posee tres hidrógenos.

- En correspondencia con el número de (HO), la sal podrá ser monobásica, para un (HO), dibásica para dos o tribásica para el caso en que posea tres oxhidrilos.

Sulfito de Sodio ≠ Sulfito Ácido de Sodio ó Bisulfito de Sodio

Carbonato de Sodio ≠ Bicarbonato de Sodio ó Carbonato Ácido de Sodio

SALES ÁCIDAS: Radical - Hidrógeno - Metal (R- H- M)

Cuando los ácidos son polipróticos (más de un protón), y/o las bases polihidroxiladas (más de un (HO), las reacciones se pueden representar por pasos secuenciales, donde se producen los reemplazos de uno en uno, como se muestra más abajo:

- $H_3OPO_4 + Na(OH) \rightarrow Na\ H_2PO_4 + H_2O$
  Ác. Fosfórico   Fosfato Di ácido de Sodio

- $Na\ H_2PO_4 + Na(OH) \rightarrow Na_2H\ PO_4 + H_2O$
  Fosfato Di ácido de Sodio   Fosfato monoácido de Sodio

- $Na_2H\ PO_4 + Na(OH) \rightarrow Na_3PO_4 + H_2O$
  Fosfato monoácido de Sodio   Fosfato de Sodio

O en un paso, resumimos los tres anteriores, simplificando sumando:

$$H_3PO_4 + 3\ Na(OH) \rightarrow Na_3PO_4 + 3\ H_2O$$

De la sustracción de términos, queda finalmente demostrada la neutralización en un solo paso, por anulación de los compuestos intermediarios, que al ser iguales y ubicados en diferentes términos, se pueden restar.

Un ejemplo de sal ácida lo constituye el bicarbonato de Sodio. Como se observa en el dibujo de arriba, un sodio ha sido reemplazado por un hidrógeno.

SALES BÁSICAS: Radical - Oxidrilo - Metal (R-HO-M)

Se denomina sal básica a aquella sal que posee uno o más oxhidrilos (HO).

En correspondencia con el número de (HO) que la integran, la sal será monobásica cuando posee un (HO), dibásica para dos y tribásica cuando son tres los oxidrilos.-

Los ⁻OH aportan una carga de -1, cada uno.

Por ejemplo, $Al(OH)_2\ NO_3$ = Nitrato dibásico de Aluminio

El Nitrato vale -1, dos oxhidrilos valen -2 y el Aluminio Vale +3: 0

Ejemplos de nomenclatura se pueden observar en el siguiente cuadro:

Fórmula	n. Clásica	n. Sistemática
$K_3\ SO_3(OH)$	Sulfato Básico de Potasio	TRI oxo sulfato HIDROXO de Potasio
$Na\ H\ SO_4$	Sulfato Ácido de Sodio	TETRA oxo sulfato de hidrogeno y sodio

HIDRUROS: H_2 + Metal

Los hidruros son compuestos formados por la combinación de un metal con Hidrógeno; en estos compuestos, el hidrógeno en lugar de utilizar valencia +1, como es usual, utiliza la valencia -1.

Para constituir la fórmula de los hidruros, se intercambias valencias.

En consecuencia el hidruro estará formado por un átomo de metal y tantos hidrógenos, como valencia tenga el metal.

En el caso de la nomenclatura, se mantiene el mismo criterio que para los compuestos binarios que poseen oxígeno: la palabra hidruro, seguida por el nombre del metal; para la mayor valencia usará, como es habitual, el sufijo ICO, mientras que para el menor utilizará el sufijo OSO:

Ejemplo: hidruro ferroso, hidruro férrico.

½ H_2 + Na → NaH	Hidruro de Sodio
H_2 + Ca → Ca H_2	Hidruro de Calcio
3/2 H_2 + Fe → Fe H_3	Hidruro férrico o Hidruro de Hierro (III)
H_2 + Fe → Fe H_2	Hidruro ferroso o Hidruro de Hierro (II)
2 H_2 + Pb → Pb H_4	Hidruro plúmbico o Hidruro de Plomo (IV)

ESTEQUIMOETRÍA

Es la parte de la química que establece y regula las relaciones cuantitativas entre las sustancias que interviene en la descripción y análisis de las sustancias y reacciones químicas. Estas relaciones se establecen a través de las siguientes equivalencias.

Un mol:

- Es el peso molecular expresado en gramos;
- En estado gaseoso, y en condiciones normales de presión y temperatura, ocupa el volumen molar: 22,4 litros, para sustancias moleculares.
- Es la cantidad de sustancia que tiene el número de Avogadro de partículas, es decir $6,023 \times 10^{23}$.

En síntesis, expresamos las equivalencias en la tabla a continuación:

1 Mol	PM en gramos	22,4 litros	$6,023 \times 10^{23}$ moléculas

Con el siguiente gráfico, podemos visualizar las diferencias y equivalencias expresadas:

SUSTANCIA	1 mol de H_2	1 mol de NH_3	1 mol de CO_2
PM[54]	2 g	17 g	44 g
Volumen Molar[55]	22,4 l.	22,4 l.	22,4 l.
Número de Moléculas[56]	6×10^{23}	6×10^{23}	6×10^{23}

VOLUMEN MOLAR = *volumen que ocupa un mol de gas en CNTP.*

CNTP = Condiciones Normales de Temperatura y Presión. 298° K y 1 at → 760 mm Hg.

Número de moléculas = N° de Avogadro

1 PM (g)	1 mol	22,4 litros	6×10^{23} moléculas

Cantidad de moléculas que hay en 1 mol de cualquier sustancia. Estas son sus equivalencias:

Estas relaciones, permiten realizar cálculos respecto de la composición de cada sustancia y de las proporciones de interacción en la reacción química.

Una manera de resolver problemas es colocando debajo de cada reacción las equivalencias entre sustancias, y los valores correspondientes para moles, peso, volúmenes y moléculas.

$PM_{(G)}$:	36,5	40		58,5	18
	H Cl +	NaOH	=	NaCl +	H_2O

Mol	1 mol	1 mol		1 mol	1 mol
Peso (g):	36,5	40	=	58,5	18
Vol (l):	22,4	22,4		22,4	22,4
N.Molec:	6×10^{23}	6×10^{23}		6×10^{23}	6×10^{23}

---

[54]. Si la sustancia es atómica (Fe, Cu, Zn), se denomina Átomo – gramo.
[55]. Si la sustancia gaseosa es atómica, como en el caso de los gases Nobles (He, Ar, Kr, Xn, Rn), el volumen se calcula en base a 11,2 litros.
[56]. Si la sustancia es atómica, el número de Avogadro se refiere a átomos y no a moléculas.

Capítulo 5: FUNCIONES DE LA QUÍMICA INORGÁNICA

El procedimiento implica desarrollar una plantilla sobre cada reacción que estudiemos.

Entonces, en el caso de que se nos requieran resoluciones sobre esta plantilla, se pueden aplicar el método del factor unitario o el de la regla de tres simple, utilizando los datos consignados.

Caso 1: Si se nos inquiere acerca de cuántos litros de agua se formarán con 100 gramos de base, podemos decir, observando los datos:

Si 40 g de base ———► forman 22,4 litros de Agua
100 g de base ———► formarán X litros de Agua

Caso 2: O, ¿cuántas moléculas de ácido son necesarias para proveer 3 moles de sal?, operamos de la siguiente manera:

Si 1 mol de sal ———► proviene de 6×10^{23} moléculas de ácido

De 3 moles de sal ———► X moléculas de ácido

Mediante este procedimiento resulta factible establecer todas las interrelaciones necesarias para

$PM_{(G)}$:   36,5   78   133,5   18
         3 H Cl + Al (OH)₃   =   AlCl₃   + 3 H₂ O

Mol	3 mol	1 mol		1 mol	3 mol
Peso (g):	109,5	78	=	133,5	54
Vol (l):	67,2	22,4		22,4	67,2
N. Molec:	18 x1023	6 x 1023		6 x 1023	18 x 1023 57

Mientras que en el primer ejemplo todos los coeficientes eran igual a 1, en éste, el ácido y el agua tienen el coeficiente 3, por lo cual se debe multiplicar todos los valores de esas sustancias en la plantilla por 3; una vez conformada la plantilla, se opera de la misma manera con los datos allí consignados.

---

[57]. La expresión correcta sería **$1,8 \times 10^{24}$**, pero se prefiere expresar esa forma en el ejemplo para permitir una mejor interpretación de la relación directa usando el mismo valor exponencial

Caso 3: Si nos preguntáramos por ejemplo cuántos gramos de Sal se formarán con dos moles de ácido, se expresa:

3 moles de H Cl ⟶ 133,5 g Al Cl$_3$
2 moles de H ClX ⟶ X

X = 89 g Al Cl$_3$

Caso 4: O, por ejemplo, ¿cuántos litros de agua se formarán con 2 x10^{23} moléculas de base?

6×10^{23} moléc. de Al(OH)$_3$ ⟶ 62,21 litros de Agua

2×10^{23} moléc. de Al(OH)$_3$ ⟶ X litros de Agua

X = 22,41 litros de Agua

Nos fijamos en la plantilla y vemos que corresponde

Hay cuestiones que afectan las cantidades de las reacciones químicas, por influencias externas o internas.

Entre las últimas podemos mencionar:

1. El rendimiento de la reacción
2. La presencia de impurezas
3. Reactivos limitantes

Respecto del punto 1, se sabe que en realidad, no todas las reacciones transcurren al 100%, por lo cual en muchos casos se debe estimar el verdadero porcentaje de rendimiento de la reacción, que influenciará los valores obtenidos.

Por ejemplo, si en el caso 3, nos dijeran que el rendimiento de la reacción es del 88%, tenemos en cuenta esa influencia sobre el resultado, así:

Si para el 100% reacción ⟶ se producen 89 g AlCl$_3$
Para el 88% reacción ⟶ se producirán X g AlCl$_3$

X = 78,32 g AlCl$_3$

En relación al punto 2. se debe considerar que no siempre las sustancias que estamos utilizando tienen el máximo grado de pureza.

En consecuencia, al pesar o al medir, se están introduciendo contaminantes que no son la sustancia de interés y en consecuencia se debe corregir ese factor; veamos como:

Si en el caso 4, nos dijeran que la base tiene un gado de impurezas del 7%, al colocar el Al$(OH)_3$ estamos colocando un 7% menos de la sustancia requerida por la reacción (pesamos menos sustancia), lo cual afectará el resultado.

Para resolverlo, expresamos que lo obtenido en el caso 4, para la sustancia totalmente pura, deberá tener una :

$$100\% \text{ pureza de reactante} \longrightarrow 22,4 \text{ litros de Agua}$$

$$93\% \text{ pureza de reactante} \longrightarrow X \text{ litros de Agua}$$

$$X = 20,83 \text{ litros de Agua}$$

Respecto del punto 3. se debe estimar que si los reactantes no están en proporciones estequiométricas, el que definirá la cantidad de productos será el que está en menor cantidad (reactivo limitante) ya que el exceso de la otra sustancia no participará de la formación de productos.

Si hacemos reaccionar azufre con hierro y se nos dice que nuestra reacción hay 50 gramos de cada elemento, observando la reacción: $S + Fe \rightarrow FeS$

Surge que reaccionan mol a mol; teniendo en cuenta las masas atómicas:

$Ar_S = 32$ g; $Ar_{Fe} = 56$ g, podemos decir que:

32 gramos de S reaccionarán con 56 g de Fe
50 g de S presente requieren x: 87,5 g de Fe;

Evidentemente la cantidad de hierro no es suficiente, ya que sólo hay 50 g de los 87,5 que serían necesarios y en consecuencia, SERA EL REACTIVO LIMITANTE.

Entonces observamos que aunque pongamos 50 g de cada uno, debemos calcular en base al reactivo limitante, en este caso Fe:

$$56 \text{ g de Fe} \longrightarrow 32 \text{ g de S}$$
$$50 \text{ g de Fe} \longrightarrow X \,;\, X = 28{,}57 \text{ g de S}$$

Conclusión: los 50 g de Fe se agotaron completamente (LIMITANTE) en una reacción al 100% y pureza absoluta; en cambio de los 50 g de S, quedaron 50 − 28,57 = 21,43 g sin reaccionar (Reactivo en exceso).

Considérese que en muchos casos estos factores descriptos intervienen conjuntamente en una reacción, por lo que se los deberá considerar multifactorialmente a la hora de solucionar los problemas estequiométricos.

6
Propiedades de los Gases

Teoría cinética de los gases. Leyes: Gay Lussac; Boyle y Mariotte. Ecuación de estado de los gases ideales. Ecuación general de estado.

PROPOSITOS FORMATIVOS

Al concluir la lectura del capítulo el alumno será capaz de:

- Reconocer las características principales del estado gaseoso
- Diferenciar los conceptos de gas y de vapor
- Conocer las principales características macroscópicas y su relación con la teoría cinético-molecular
- Conocer las principales leyes de los gases
- Asociar los fundamentos de la teoría de los gases, con los parámetros de la ecuación de estado de los gases
- Resolver ecuaciones de estado y de las leyes de los gases
- Graficar en diagramas P/V; P/T;V/T los estados y las transformaciones gaseosas
- Conocer los principios de las presiones parciales de los gases
- Resolver problemas relacionadas con las leyes de los gases ideales
- Conocer la diferencia conceptual existente entre los gases ideales y los gases reales

Los gases corresponden a un estado físico de la naturaleza conviviente con los sólidos y los líquidos en las condiciones ambientales normales. El estado gaseoso se caracteriza por mostrar propiedades de elevada fluidez, difusibilidad, y compresibilidad. No poseen forma propia, y manifiestan una elevada tendencia hacia la expansión espontánea. Estas características macroscópicas se fundamentan en las condiciones moleculares expresadas por la **Teoría cinético-molecular de los gases**:

La elevada movilidad característica de las moléculas de un gas, favorece la separación de las moléculas entre sí, lo que se sostiene merced de un balance de fuerzas en el que prevalecen las fuerzas de repulsión por sobre las de atracción.

> En el estado gaseoso, las moléculas se encuentran muy alejadas entre sí, tienen alta movilidad y exhiben baja fuerza de atracción.

La energía cinética (Ec) es un tipo de energía específico de la velocidad de un móvil (en éste caso partículas). La Ec es directamente dependiente de la temperatura.

> Cuando un gas sufre un incremento de temperatura, sus moléculas aumentan su velocidad, y el volumen y la presión de la masa gaseosa tienden a elevarse.

El calentamiento del gas implica un aumento de Ec. Al calentar un gas, su energía cinética aumenta, lo que se manifiesta en una mayor velocidad de las partículas, lo que modificará variables como la presión y en el volumen.

En el caso de la presión, porque al aumentar la temperatura, también aumenta la velocidad y con ello el número de veces que las partículas chocan sobre las paredes, por cada unidad de tiempo. Sobre el volumen, el aumento de la velocidad promedio de las moléculas lleva a que escapen más fácilmente de las fuerzas atractivas. La separación intermolecular que se produce se manifiesta como un aumento de volumen cuando la masa gaseosa no se encuentra limitada por un recipiente rígido.

Concepto de covolumen: Si se considera el volumen del gas como el volumen disponible en el recipiente, estamos aseverando que las moléculas son puntuales, es decir, carentes de volumen. Pero en la realidad esto no es así, ya que hay un espacio del volumen total ocupado por las propias moléculas, que se debe descontar del volumen total. Para comprender este concepto, usemos como ejemplo nuestra aula. Consideremos que queremos calcular el volumen de la habitación en las que nos hallamos, y que nuestro curso tiene treinta alumnos. Si nuestra aula tiene 10 metros de largo, por 6 de ancho, por 3 de alto, su volumen será:

$$10m \times 6m \times 3m = 180m^3$$

Ahora bien, nuestra aula tendría disponible ese volumen si estuviera vacía, pero no olvidemos que somos treinta personas en el lugar ocupando algo de ese espacio, y entonces para movernos sólo queda disponible el espacio restante. Ese espacio libre se denomina *covolumen*.

Así, si cada uno de nosotros quisiera desplazarse, se encontraría con un volumen ocupado por otras 29 personas, por lo que se ve que la libertad para movernos está restringida. Si cada alumno ocupara 1 m^3, 30 alumnos estarán restando del volumen ideal del aula 30 m^3. Por lo tanto, el covolumen o volumen real libre será de 150 m3.

Volumen ideal: 180 m^3 (-) Volumen ocupado: 30 m^3 (=) Co - volumen: 150 m^3

Esta es una diferencia fundamental entre Gases Ideales (en los que sólo se considera el volumen total) y los Gases Reales (en los que considera el covolumen); la otra diferencia radica en que en los gases ideales no se consideran las interacciones de atracción entre partículas.

*Entonces, el **Covolumen o volumen real libre** es*
el espacio que queda luego de descontarle al volumen total
el volumen ocupado por las moléculas gaseosas no puntuales

$$\boxed{\text{V total} - \text{V ocupado} = \text{COVOLUMEN}}$$

LOS GASES IDEALES

Como ya se expresara, los gases están formados por moléculas con fuerzas de atracción débiles, lo cual ocasiona una difusión de tipo isotrópica[58].

Al ser las fuerzas de atracción menores que las fuerzas de repulsión, el fluido se expande ocupando la totalidad del volumen del recipiente que lo contiene. Además, téngase en cuenta que, si las paredes del recipiente son lo suficientemente porosas como para permitirlo, el gas podrá difundirse a través de las mismas. Se complementan en este proceso la expansibilidad y la difusibilidad de las masas gaseosas.

---

[58] Isotrópico: igualdad en todas las direcciones.

Además del movimiento de las moléculas en sus desplazamientos, se produce un movimiento vibracional, que corresponde a un tipo de agitación dependiente de la temperatura, y que modifica la velocidad de desplazamiento, por lo que no todas las moléculas se desplazan a la misma velocidad. El comportamiento general se corresponde con un promedio de las variables de cada partícula individual, de acuerdo con la temperatura que la influye.

El estado del gas está determinado por sus variables temperatura, volumen y presión, las cuales son el promedio estadístico del total de sus moléculas para cada condición.

P = Presión (atm)
V = Volumen (l)
T = Temperatura (°K)
R = Constante Gases (0,082 l.at / mol

LEY DE BOYLE – MARIOTTE

Esta ley vincula las presiones y los volúmenes de un gas cuando la temperatura no varía (temperatura constante o estado ISOtérmico).

Boyle, e independientemente Mariotte, determinaron que, si se mantiene constante la temperatura de una cierta masa gaseosa y se varía la presión, se observa que el volumen ocupado por el gas se modifica de manera inversa. En esas condiciones, el volumen y la presión resultan inversamente proporcionales. Esta ley expresa que:

"El volumen y la presión de un gas muestran una relación inversa"

$$V = \frac{1}{P}$$

Si la temperatura no varía entonces el producto de la presión por el volumen permanece constante:

La expresión matemática de la ley, se puede enunciar así:

$$P \cdot V = K$$

Cuando un gas sufre una transformación desde un estado inicial a uno final, utilizaremos los símbolos P_1 y V_1 para el estado inicial y P_2, y V_2 para el estado transformado.

Necesariamente, el incremento de una de las variables llevará a la disminución proporcional de la otra a fin de mantener el valor del producto.

Para dos estados de un mismo gas, expresaremos:
O para "n" estados:

$$P_1 \cdot V_1 = P_2 \cdot V_2$$

$$P1 . V1 = P2 . V2 = P3 . V3 = \ldots = Pn. Vn \quad (1)$$

Tabulando valores de Presión y Volumen en un ejemplo[59]:

Aplicando los valores de la tabla, vemos que:
12 l x 1 at = 6 l x 2 at = 3 l x 4 at = 1,5 l x 8 at = Constante
K = 12 l.at
cumplen con la ecuación de Boyle y Mariotte, mostrando el carácter in verso de ambas magnitudes y el valor constante de su producto.

Estado	Presión (at)	Volumen (l)
1	12	1
2	6	2
3	3	4
4	1,5	8

Cuando se grafican los valores de la tabla en un eje de coordenadas cartesianas, se obtiene una hipérbola equilátera, que demuestra la relación inversa entre presión y volumen a temperatura constante:

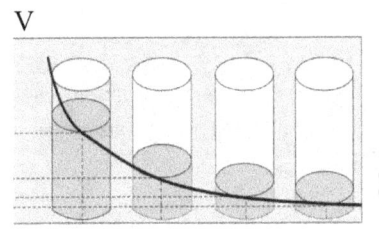

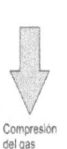

La Ley de Boyle y Mariotte también se puede escribir de manera fraccionaria, mostrando su relación inversa:

$$\frac{P_1}{P_2} = \frac{V_1}{V_2}$$

LEY DE CHARLES Y GAY-LUSSAC

Estas leyes fueron establecidas a partir del estudio de comportamiento de los gases bajo diferentes condiciones.

Los trabajos en gases con volumen constante originaron la ley isocórica y aquellos realizados a presión constante la correspondiente ley isobárica

---

[59]. Se trata de un ejemplo teórico a los fines didácticos.

Fundamentos de Química General

Cuando el gas se encierra en un recipiente con émbolo, al cambiar alguna condición, su volumen podrá variar; si el sistema recibe energía calórica, el gas se dilatará, conservando constante el valor de presión.

Por el contrario, una masa de gas encerrada en un recipiente con tapa, no podrá modificar su volumen; en ese caso un cambio en el valor de la temperatura ocasionará una modificación de la presión.

El primer caso corresponde a una transformación isobárica, ya que no se modifica la presión (cambian de manera directa su temperatura y su volumen) correspondiendo el segundo caso a una transformación de tipo isocórico (se mantiene el volumen constante), variando su temperatura y su presión de manera lineal.

Dado que resulta necesario para mantener la linealidad de las relaciones de las magnitudes de un gas, se universalizó la utilización de la escala de temperaturas absolutas de Lord Kelvin.

Este fenómeno se resume en las dos leyes de Charles- Gay Lussac:

Primera ley: si la presión de una masa gaseosa permanece constante, los volúmenes y las temperaturas absolutas son directamente proporcionales.

Segunda ley: si el volumen de una masa gaseosa permanece constante, las presiones y las temperaturas absolutas son directamente proporcionales.

Temperatura Absoluta – Grados Kelvin

Cuando la temperatura desciende, disminuye el volumen. Esta correlación se mantiene en un rango grande de temperatura.

No obstante, este proceso no se puede hacer "ad infinitum", ya que va a existir un momento en el cual el volumen no disminuirá más.

Esto se explica por qué existe punto en el cual el volumen se acerca a cero, y no se podrá contraer más. Mucho más irreal es pensar en obtener "volúmenes negativos": lo expresado sugiere que hay un punto insuperable; A esta temperatura mínima, se la llama **0 absoluto** (o cero Kelvin) **y ocurre a los 273ºC bajo cero.**

Es a causa de esta situación que comienza a aplicarse la escala de temperaturas absolutas de Lord Kelvin.

Si a una escala de temperaturas se le coloca un 0 a los 273ºC bajo cero y se la compara con la escala centígrada, tendremos:

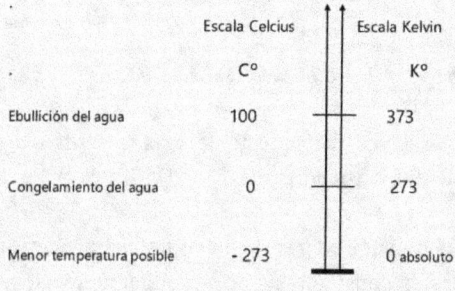

Se establece entonces una relación comparativa entre las dos escalas.

Si identificamos con **"T"** a la temperatura expresada en grados Kelvin, y con **"t"** a la escala centígrada, decimos que equivalen así:

Si se suma 273 al valor de la temperatura centígrada (t), se obtendrá la temperatura absoluta en grados Kelvin (T)

$$T = t + 273$$

Por ello, el punto de ebullición del agua, que se produce a 100° Celsius, en escala Kelvin corresponde a:

$$100°C + 273 = 373 \text{ K}$$

Y el punto de Fusión del agua, a 0°C, en Kelvin se expresa:

$$0°C + 273 = 273 \text{ K}$$

Por ejemplo, una temperatura de 40 ° C equivale a 313 K; (40 + 273); 20 grados °C bajo 0 o -20 °C sería 273 + (-20) = 253 K.

El cero absoluto es 0 y como todas las temperaturas se miden a partir del mismo, cualquier temperatura absoluta será siempre positiva: (T > 0)

En símbolos:

| $\dfrac{V}{T} = K$ | *(presión constante: isobárica)* |

| $\dfrac{P}{T} = K$ | *(volumen constante: isocórica)* |

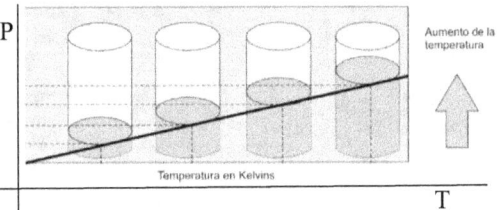

Al graficar P en función de la temperatura T, a volumen constante, o V en función de la temperatura T, a presión constante, se obtiene una recta sin ordenada al origen, evidenciando la proporcionalidad directa entre las magnitudes especificadas.

LEY DE AVOGADRO

Amadeo Avogadro, a principios del siglo XIX, realizando mediciones gravimétricas sobre masas gaseosas, determinó la existencia de una relación directa entre el volumen de un gas y su masa, expresada en moles, cuando se mantienen constantes la presión y la temperatura.

El concepto de mol, quedó asociado con el número de moléculas. Se llegó así al concepto de Volumen Molar, que es el volumen que ocupa un mol de gas en condiciones normales de presión y temperatura (CNTP).

En definitiva, es la masa que contiene el número de Avogadro de moléculas (NA o L), a la que denominamos mol.

> El volumen de un gas, es directamente proporcional al número de moles, si se mantienen constantes la presión y la temperatura.

Este número ha sido determinado experimentalmente, y aceptado como L N_A = 6,022914179 x 10^{23} entidades [60], para cualquier sustancia molecular en cualquier estado físico.

En conclusión, mientras que el número de Avogadro es aplicable a todos los estados, el volumen molar, determinado en 22,4 litros en CNTP, se verifica sólo para las sustancias en estado gaseoso.

ECUACIÓN DE ESTADO

> Las leyes de Boyle, Charles, Gay-Lussac y Avogadro, se pudieron combinar en una sola ley que se denominó **Ecuación de Estado de los Gases Ideales**.

- Boyle y Mariotte expresaron que, a temperatura constante: $Pi \cdot Vi = Pf \cdot Vf$ [61]
- La ley Isocórica de Charles y Gay Lussac dice que a volumen constante: $(Pi / Ti) = (Pf / Tf)$
- y la ley Isobárica expresa que, a presión constante: $(Vi / Ti) = (Vf / Tf)$

Por lo cual la presión por el volumen sobre la temperatura, también será un valor constante:

$$(PV) / T = K$$

Entonces, si se combinan las mismas para aquellos casos en que sólo permanece constante la masa, pero las magnitudes P, V y T sufrían algún proceso de variación, se obtiene la Ecuación de Estado de los gases ideales:

$$\boxed{\frac{P_1 \cdot V_1}{T_1} = \frac{P_2 \cdot V_2}{T_2}}$$

---

[60] Avogadro constant. <u>CODATA 2006</u>IUPAC, 1996, <u>68, 957</u> *(Glossary of terms in quantities and units in Clinical Chemistry (IUPAC-IFCC Recommendations 1996))* on page 963

[61] "1" refiere a estado inicial del sistema y "2" a estado final<, equivalen "i" y "f" respectivamente.

Esta fórmula es aplicable cuando ninguna magnitud permanece constante. Si un sistema evoluciona desde un estado 1 inicial a un estado 2 final, conociendo las variaciones de dos de ellas, la tercera se puede averiguar despejándola de la fórmula.

Por ejemplo, si se nos dijera que se sabe que una masa de gas encerrado en un recipiente de 4 litros, tiene una temperatura de 20 °C, y que su presión es de 1,5 at. Y se nos preguntara: ¿Cuál será la presión que adquirirá ese mismo gas cuando se trasvase a un recipiente de 3 litros que se encuentra a 40 °C? entonces conviene ordenar los datos en las unidades correspondientes. Ya dijimos que la temperatura debe ser expresada en K, a los efectos de mantener la linealidad de la relación entre las variables involucradas.

Entonces: $t_i = 20°C$; por lo tanto, $T = 273 + 20 = 293°K$

$t_f = 40°C$; por lo tanto, $T = 273 + 40 = 313°K$

	Inicial (i)	Final (f)
Temperatura	293 K	313 K
Volumen	4 litros	3 litros
Presión	1,5 at.	X

Vemos que la incógnita es la presión final, P_f

Si despejamos de la fórmula la incógnita P, queda:
$$P_f = \frac{P_i \cdot V_i \cdot T_f}{T_i \cdot V_f}$$

De los valores de la tabla, reemplazamos:
$$P_f = \frac{1,5 \ at \cdot 4 \ lt \cdot 313 \ °K}{293 \ °K \cdot 3 \ lt} = 2,13 \ at$$

Se observa un incremento de la presión, lo que resulta congruente con un aumento de temperatura del estado inicial al final y de una disminución del volumen. Cualquier otra averiguación puede ser realizada, a través del proceso de despeje correcto de la variable particular que se desea averiguar.

Cuando se producen transformaciones, estas pueden ser registradas sobre gráficos.

Sobre los gráficos de P/V, P/T o V/T, se pueden marcar las modificaciones producidas en los modelos gaseosos, observando variaciones isotérmicas, isobáricas e isocóricas. Este tema se ampliará más adelante.

ECUACIÓN GENERAL DE ESTADO

Como ya se expresara, la ecuación de estado fue planteada para transformaciones que se producían sobre el volumen, la presión y/o la temperatura de un gas ideal, pero sobre la misma masa de gas.

Si se incorpora la ley de Avogadro, las masas también quedan relacionadas en un gas que no sufre transformaciones, por lo que se puede ligar el conjunto de variables. En este caso se incorpora la variable masa, a través de la medida del número de moles.

Al mezclar gases de dos recipientes, manteniendo la presión y la temperatura invariables, la experiencia de-muestra que se incrementa el volumen proporcionalmente a las masas de los gases, independientemente de la identidad del gas. Sólo interesa el número de partículas presentes.

Recipiente 1	Recipiente 2	Recipiente combinado
Cl_2	Ar	Cl_2 y Ar
1 mol	1 mol	2 moles

En consecuencia, el volumen dividido por el número de partículas, es una constante

$$V/n = K$$

Recordemos que dijimos que (PV)/T era una constante, en consecuencia, integrando ambos conceptos, nos quedaría:

$$P.V / n.T = K$$

La experiencia demostró su cumplimiento para los gases ideales, en cuyo caso la constante se denomina, R, y resultando su valor en CNTP igual 0,082 l.at/ mol.K.

La expresión de la ecuación en consecuencia será: $P \cdot V = n \cdot R \cdot T$

Si por ejemplo quisiéramos averiguar la presión de un gas, conociendo las otras variables, sólo se debe despejar de la fórmula P:

$$P = \frac{n \cdot R \cdot T}{V}$$

Esta fórmula es de utilidad si se requiere conocer la masa del gas:

Por ejemplo, si necesitamos averiguar la masa de gas cloro Cl2 encerrado en un recipiente de 2 litros a la temperatura de 300°K y a la presión de 4 atm., sólo deberíamos despejar "n" y así averiguar el número de moles contenidos en el recipiente, despejando n:

$$n = \frac{V \cdot P}{R \cdot T}$$

Reemplazando en la ecuación, nos queda:

$$n = \frac{2 \text{ lt} \cdot 4 \text{ at}}{0{,}082 \frac{\text{lat}}{\text{mol}} \cdot \text{k} \cdot 300°K} = 0{,}33 \text{ moles de Cl}_2$$

A su vez, si quisiéramos calcular la masa en gramos, la podemos obtener mediante el peso molecular:

1 mol de Cl_2 ———————— 71 g
0,33 mol de Cl_2 ———————— x; x = 23,43 g

De esta manera obtuvimos la masa del gas en moles y en gramos.

Determinación del Peso molecular

A partir de la ecuación fue factible conocer los pesos moleculares de diversas sustancias gaseosas ya que si reemplazamos número de moles (n) por su equivalente, masa / peso molecular

$$n = \frac{m}{PM}$$

En la ecuación general de estado; entonces nos queda:

$$P \cdot V = \left(\frac{m}{PM}\right) RT$$

Si conocemos el volumen, la presión, la temperatura y la masa en gramos del gas estudiado, resulta posible despejar el valor del Peso molecular de la sustancia.

LEY DE LAS PRESIONES PARCIALES DE DALTON

Cuando una mezcla de gases se encuentra encerrada en un recipiente, la presión total ejercida por el conjunto de ellos, es igual a la suma de las presiones que ejercería cada gas por separado (como si se encontraran solos) en esas mismas condiciones.

Por ejemplo, si tenemos un mol de H_2 en un recipiente con una presión P_1 y en otro recipiente separado de igual volumen que el anterior, un mol de N_2, a P_2, en iguales condiciones de temperatura, se observa que, al colocarlos juntos, las presiones SE SUMAN. Se verifica entonces una presión Total será igual a $P_1 + P_2$.

> La presión total de una mezcla de gases en un recipiente, es igual a la sumatoria de la presión ejercida individualmente por cada uno de los constituyentes de la mezcla. Estas presiones individuales se denominan PRESIÓN PARCIAL DE CADA GAS.

Entonces: $P_T = P_A + P_B + P_C + \ldots P_N$

Para el caso del ejemplo: $P_{H2} + P_{N2} = P_T$

Aplicando la ecuación general de estado de los gases ideales, se puede resolver:

$$P_T = \frac{n_A RT}{V} + \frac{n_B RT}{V} + \frac{n_C RT}{V} + \frac{n_N RT}{V} \; ; (1)$$

Cada uno de los miembros de la ecuación, representa la presión ejercida por cada gas individualmente.

Como R, T y V, son constantes, se pueden agrupar en un solo factor (RT/V)

Y entonces, multiplicando el número de moles de cada gas por el factor (RT/V), se obtiene la presión parcial de cada gas.

Si sumáramos el número de moles de cada gas, se obtendría directamente la presión total:

$$P_T = (n_A + n_B + n_C + n_N)\frac{RT}{V} \; ; (2)$$

En la ecuación (2), se observa que la presión total obtenida sumando el número de moles de cada gas, **n**, es igual al resultado que se obtiene en la ecuación (1) al sumar cada miembro.

Siguiendo el razonamiento sobre las características de estos sistemas, se puede colegir que la presión individual de los integrantes de la mezcla, se pueden también obtener de la relación entre el número de moles del gas en cuestión y la presión total, según el siguiente cálculo:

$$P_a = \frac{n_a}{n_t} \cdot P_t$$

En síntesis, la sumatoria de la presión parcial de cada gas, da la presión total de la mezcla.

> La presión total de un sistema es igual a la suma de las presiones parciales de cada uno de los gases.
> P total = n1 + n2 + n3 …. × (R·T/ V)

TRANSFORMACIONES EN LOS SISTEMAS GASEOSOS

Cuando se producen transformaciones en un sistema gaseosos, desde una situación inicial (i) hacia una final (f), utilizamos la fórmula (1); En cambio, para determinar algunas de las variables en un gas que no modificó su estado, utilizaremos la fórmula (2):

El gas sufre modificaciones desde una situación inicial a otra final	El gas NO sufre modificaciones de Estado
$\dfrac{P_i \cdot V_i}{T_i} = \dfrac{P_f \cdot V_f}{T_f}$; (1)	$P \cdot V = n \cdot R \cdot T$; (2)

Sobre un gráfico se pueden mostrar las transformaciones; por ejemplo, si graficamos P en función de V (Ley de Boyle y Mariotte), por tratarse de magnitudes inversas se obtendrán curvas hipérbolicas.

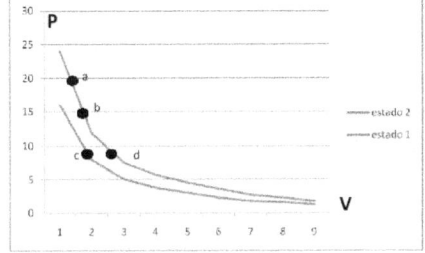

En este gráfico P/V, se visualizan las magnitudes de un gas en diferentes estados.

El estado 1, corresponde a una temperatura y el estado 2 a una temperatura mayor. Esas curvas hiperbólicas se denominan isotermas 1 y 2. Al observar las variables, se puede deducir por que el estado 2 tiene una temperatura mayor que el mostrado en la isoterma 1.

Decimos que un gas sufre una **transformación**, si se modifica alguna de sus variables de estado. Por ejemplo, si el gas pasa del punto *a* al *b*, sufre una transformación *isotérmica*, ya que se desplazó sobre la isoterma, es decir, no hubo modificación de temperatura: bajó su presión y subió su volumen.

EL cambio de *b* a *c*, no muestra variación de volumen; en consecuencia, es una transformación *isocórica*: bajó su presión y bajó su temperatura, lo que resulta congruente con la Ley de Charles- Gay Lussac.

Y para cambiar del punto *c* a *d*, observamos que no varía la presión: transformación *isobárica*. En este caso, subió el volumen y también la temperatura, como es de esperar dada la relación directa existente entre ellos.

Ahora bien, ¿Por qué dijimos que la temperatura 1 era menor que la 2? Porque si nos fijamos que, para pasar de *c* a *d*, el volumen aumenta a presión constante, por lo que la temperatura necesariamente debe aumentar: en consecuencia, $T_2 > T_1$.

En el siguiente ejemplo se puede visualizar el comportamiento en funciones directas, como, por ejemplo, T en función de V.

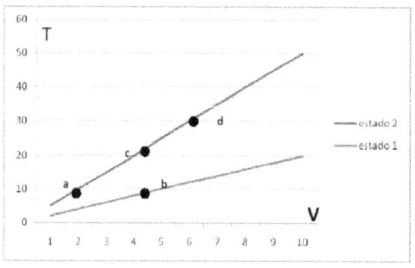

Al graficar T en función de V, es decir que tanto Temperatura como Volumen varían, la presión debe permanecer constante. En consecuencia, las rectas definen constantes isobáricas, P_1 y P_2.

Para pasar del punto "a" al punto "b", varían el V y la P, permaneciendo constante la temperatura.

Pasar de "b" a "c" es a volumen constante y de "c" a "d", es isobárica, ya que se desplaza sobre el isóbaro.

Dijimos que estas rectas representan las diferentes presiones. Ahora, nuevamente, ¿Cómo determinamos cuál es mayor?

Si pasamos de "a" a "b", la temperatura es constante, el volumen aumentó, por lo que al ser inversas, la presión debe ser menor; podemos decir que el estado 1 corresponde a menor presión. O si pasamos de "b" a "c", la temperatura aumenta, por lo que la presión también debe aumentar, entonces, a mayor pendiente de la recta, mayor presión. Conclusión $P_1 < P_2$.

DENSIDAD Y MASA MOLECULAR

En razón de que la masa molecular y el volumen molar se encuentran relacionados en condiciones normales de presión y temperatura (CNPT) a través de la equivalencia:

1 mol ——— PM en gramos ——— 22,4 litros

Podemos deducir que la densidad (masa/volumen) está relacionada con la masa molecular de la sustancia.

$$\delta_{CNPT} = \text{Masa / Volumen} \quad (1)$$

Si consideramos a la masa en el valor de su peso molecular, podremos así determinar la densidad del gas.

En CNTP, el volumen molar de cualquier gas vale 22,4 litros. Consideremos la densidad para el dióxido de Nitrógeno (NO_2). Su peso molecular es 46;

$$\delta_{NO_2} = 46 \text{ g} / 22,4 \text{ lt} = 2,05 \text{ g/l}$$

Dado que es factible aplicar la relación entre la masa molecular y el volumen molar, esta relación puede ser utilizada para averiguar la masa molecular de un gas conociendo su densidad. Si a un gas desconocido, en CNPT se le mide su densidad, resulta posible, despejando de la ecuación (1), averiguar su masa molecular.

$$\text{Masa} = \delta_{CNPT} \times \text{Volumen} \quad (2)$$

Si el gas incógnito tuviera una densidad de 1,25 g/l, reemplazando en (2), queda:

$$\text{Masa} = 1,25 \text{ g/l} \cdot 22,4 \text{ l} = 28$$

El gas en cuestión tendrá un PM = 28 (Posiblemente monóxido de Carbono (CO).

DIFUSIÓN

Los gases, como consecuencia de que las fuerzas de atracción son menores que las de repulsión, observan una tendencia de expandirse, y a atravesar ciertas superficies porosas. Ese fenómeno es observable cuando un gas se encuentra encerrado en un globo. Con el paso del tiempo, el globo pierde tonicidad.

El químico escocés Thomas Graham desarrolló la ley que lleva su nombre, la cual establece que:

La velocidad de difusión de dos gases es inversamente proporcional a la raíz cuadrada de sus masas.

Por ello es esperable que el He (de masa 4), difunda mucho más rápidamente que el CO_2 (de masa 44).

La fórmula de Graham, entonces, establece la relación entre la difusividad (o velocidad de difusión) de dos gases cualquiera respecto de la inversa de la raíz cuadrada de sus masas.

$$\frac{D_A}{D_B} = \sqrt{\frac{M_B}{M_A}}$$

Si consideramos como A al Helio y como B al dióxido de carbono, reemplazando, nos queda que la relación de difusión será:

$$\frac{D_{He}}{D_{CO_2}} = \sqrt{\frac{M_{CO_2}}{M_{He}}} = \sqrt{\frac{44\,g}{4\,g}} = \frac{6,63}{2} = 3,32$$

De la resolución de esta equivalencia, podemos expresar que el Helio es 3,32 veces más difusible que el CO_2.

LECTURA COMPLEMENTARIA

Gases Reales

Los gases pueden tener comportamiento ideal bajo ciertas condiciones, fundamentalmente cuando las presiones son bajas o las temperaturas elevadas, por lo que las partículas están muy alejadas entre sí. Pero hay situaciones en las que el gas se aparta del comportamiento ideal, y ya no resulta adecuado aplicar las ecuaciones desarrolladas hasta aquí.

En caso de tratarse de gases con comportamiento diferente del ideal, se debe utiliza la ecuación de estado corregida para situaciones reales, la que incorpora correcciones referidas al covolumen y a la interacción intermolecular.

En general se cumple para altas presiones y bajas temperaturas, situaciones en las que tanto el covolumen, como las atracciones moleculares tienen mayor preponderancia en función de la disminución de la energía cinética que favorece las fuerzas repulsivas, y los menores volúmenes ocupados, dando mayor entidad a los volúmenes moleculares.

Mientras la ecuación de estado de los gases ideales, como ya vimos, es: $PV = Nrt$

La ecuación de Van der Walls para gases reales es: $\left(p + \dfrac{n^2 a}{V^2}\right) \cdot (V - nb) = nRT$

Dónde: "a" mide la fuerza de atracción entre partículas y "b" representa el volumen de las moléculas.

CONCEPTOS DE TERMODINÁMICA

La transferencia de energía entre dos sistemas se produce bajo la forma de dos entidades generales: Trabajo y Calor.

Calor

El calor es una forma de energía[62]. Se manifiesta a través de la transferencia de energía calórica desde un cuerpo más caliente a uno más frío, hasta alcanzar el equilibrio térmico, momento en que ese flujo energético cesa al haber alcanzado el equilibrio.

La temperatura es un indicador de la energía promedio de las moléculas del sistema.

Una ley fundamental en la naturaleza, es la dirección del flujo calórico, la cual establece que:

"El Calor pasa de forma espontánea desde los cuerpos de mayor a los de menor temperatura"

Cuando un gas encerrado en un recipiente eleva su temperatura, aumenta la energía cinética de sus moléculas y en consecuencia la energía interna del gas se elevará. ¿Cómo se puede cuantificar esa transferencia calórica? Se utiliza una unidad denominada caloría.

Caloría: Es una unidad de energía calórica equivalente a la energía que produce la elevación de la temperatura de un gramo de agua en el intervalo de 14,5 a 15,5°C.

Una Kilocaloría equivale a 1000 calorías. A su vez el equivalente en Julios es: 1 cal = 4,186 J.

Si bien la caloría se definió para el agua, cada sustancia tiene diferente capacidad para absorber y transferir calor, es decir diferentes capacidades caloríficas, propia de cada sustancia y el calor específico por masa.

---

[62] Calor: aunque el concepto usual hace pensar en que el calor "es algo que llega o se va" en realidad, corresponde a otro proceso para intercambiar energía; se puede aumentar la temperatura de un cuerpo, por acción del trabajo o por calentamiento. El concepto del "calórico", como un algo que fluye, fue abolido definitivamente hace ya mucho tiempo.

Trabajo

Otra forma de transferir energía, es a través de la realización de trabajo mecánico.

Una manera de efectuar trabajo, es disminuyendo el volumen de un recipiente que contiene un gas, bajo determinadas condiciones. Cuando un pistón comprime un cilindro del motor de un automóvil, el volumen disminuye a consecuencia de esa fuerza externa que genera el pistón. Al haber menor espacio, el choque de las moléculas se incrementa y la energía se eleva. De esta manera, al aplicar una fuerza exterior, se realizó trabajo sobre el sistema y éste incrementó su energía interna.

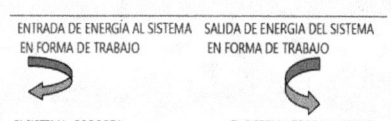

Si se produce el proceso contrario, y el choque de las moléculas expande el volumen del cilindro por retroceso del pistón, la energía cinética disminuye y en consecuencia la energía interna. Esto ocurre pues el gas realizó trabajo.

El gas ha cedido energía al exterior, en forma de trabajo.

El trabajo mecánico W^{63} se calcula como el factor entre la fuerza ejercida y la distancia recorrida, mediante la fórmula:

$$W = F \cdot d \quad \begin{array}{l} F: \text{Fuerza} \\ d: \text{Distancia} \end{array} \quad (1)$$

Aprovechando el ejemplo del cilindro, y conociendo la superficie del pistón, podemos decir que fuerza es igual a la presión por la superficie:

$$F = P \cdot S$$

por lo que lo podemos reemplazar en la fórmula anterior, quedándonos:

$$W = P \cdot S \cdot d$$

Como Superficie por distancia recorrida es el volumen; reemplazando en (1) se obtiene:

$$W = P \cdot \Delta V \quad \begin{array}{l} P: \text{Presión} \\ V: \text{Volumen} \end{array} \quad (2)$$

Podemos concluir entonces que el TRABAJO (W) es igual al producto de la PRESION (P) por el cambio de VOLUMEN (ΔV) experimentado en el proceso.

*El **trabajo** es energía transferida a través de un vínculo **mecánico**.*

---

[63]. W, del inglés Work.

Termodinámica

La termodinámica ocupa un campo propio de los sistemas macroscópicos, constituyendo una rama de la física que se aboca al estudio de ciertas variables de los sistemas cuando se producen modificaciones de energía. En otras palabras, estudia la circulación de la energía, y de sus efectos derivados en el sistema.

Las variables capaces de definir el estado de un sistema en equilibrio termodinámico, se denominan "función de estado". Además de las ya mencionadas, son funciones de estado la entalpía, la energía libre, la entropía, etc. Estas variables de estado se caracterizan en un momento particular, y no dependen del camino recorrido para llegar a él. Es decir, que si la función de estado H, por ejemplo, se encuentra en el estado n, será totalmente equivalente a la de otro sistema, donde H valga n, aunque los caminos recorridos para alcanzar esa situación, hayan sido diferentes.

Cuando comenzó la era de la revolución industrial en el Siglo XVIII, la termodinámica se constituyó en una herramienta esencial, no sólo para entender los fenómenos físicos, sino también, desde la necesidad económica de construir maquinas más eficientes. Sus principios están fundamentados en hechos observables independientemente de su estructura molecular, y muestra dos grandes principios generales:

- La energía del universo permanece constante
- La entropía universal tiende a aumentar espontáneamente.

Y se estructura sobre cuatro leyes fundamentales:

i. Primera ley de la Termodinámica: **Ley de conservación de la Energía**

"La energía de un sistema aislado es constante."

La experiencia ha demostrado fehacientemente que no es posible extraer energía neta de un sistema; el movimiento "perpetuo", nunca se ha podido lograr de manera válida. Esto es porque la *energía no se crea ni se destruye, sólo se transforma:* **Ley de conservación de la energía.**[64]

---

[64]. En los sistemas termodinámicos, la energía interna representa el conjunto de energía de las moléculas que los constituyen; la energía cinética está representada por mv^2; y la potencial, mgh.

El cambio de energía de un sistema está originado en el trabajo y el calor que entrega o recibe, y se expresa en la ecuación que representa a la primera ley:

$$\Delta E = q - w$$

q: Calor recibido
w: trabajo

Es decir que el cambio de energía de un sistema, equivale al calor recibido menos el trabajo realizado.

Como la mayoría de las reacciones químicas, no son a volumen constante, sino a presión constante, resulta conveniente en este punto introducir el concepto de **Entalpía H**.

La entalpía (H), se refiere al calor intercambiado a presión constante, equivaliendo a la energía (E.) más el producto de la presión por el volumen; se expresa matemáticamente como $H = E + P.V$

Si despejamos energía, nos queda:

$$E = H - P \cdot V$$

Como la presión, por definición, permanece constante, la entalpía (H) representa el calor (Q).

ii. Segunda ley de la Termodinámica: **Incremento de la Entropía S**

Debemos reintroducir aquí el concepto de "entropía". La Entropía es una propiedad macroscópica que aumenta en los procesos espontáneos. Expresado desde otro enfoque decimos, *"los procesos que muestren incremento de entropía son espontáneos"*.

La entropía se encuentra relacionada con el orden molecular del sistema. Cuando el sistema se desordena, pierde información, y la entropía aumenta. "Mide", de alguna manera, los niveles de ordenamiento y de información que posee un sistema. Espontáneamente, el sistema tiende hacia el desorden, ya que es el que le provee una mayor variedad de estados posibles.
Podemos decir que:
- En un proceso reversible, la entropía, S, del universo es constante, y que
- En un proceso irreversible, la entropía del universo aumenta.

iii. Tercera ley de la Termodinámica: **Las Entropías Absolutas**

En el caso de la entalpía se asigna por convención, el valor 0 a los elementos en sus estados estándar. En el caso de la entropía, sin embargo, es necesario relacionar el valor 0, con el grado de orden molecular. Se considera que el mejor ordenamiento se encuentra en los cristales, y a la menor temperatura posible, para minimizar los efectos cinéticos y vibracionales de cada átomo.

Entonces, el estado de orden mayor se consigue en un cristal perfecto a baja temperatura, por lo cual la tercera ley expresa:
- La entropía de los cristales perfectos de todos los elementos y compuestos es cero a la temperatura de 0º Kelvin (cero absoluto)

iv. **Energía Libre de Gibbs G.**

El criterio de espontaneidad derivado de la entropía no es de fácil aplicación. Además, existen casos en que la espontaneidad definida por la entalpía difiere de la sugerida por la entropía. Se requería una alternativa a ese punto para zanjar la cuestión. Al definirse un nuevo parámetro que relacionó la espontaneidad con el estado del sistema, se facilitó su aplicación práctica.

La energía libre de Gibbs G, correlaciona la Entalpía H, con la entropía S y la temperatura T del sistema, de manera que podemos escribir:

$$\Delta G = \Delta H - T \cdot \Delta S$$

Encontramos así que cuando $\Delta G = 0$, el proceso es reversible, y cuando $\Delta G < 0$, el proceso es irreversible y espontáneo.

v. Ley Cero de la termodinámica: **Del Equilibrio Térmico**

Se la denomina ley 0 pues es un principio fundamental: Se refiere a los equilibrios termodinámicos de los sistemas, que incluyen propiedades intensivas de los mismos. Expresa que "Si dos sistemas, A y B están en equilibrio termodinámico con un tercero, C, entonces A y B están en equilibrio entre sí"

7
Líquidos

Teoría cinética de los líquidos. Fuerzas de Atracción; Tensión superficial; Presión de vapor. Calorimetría; Calor de vaporización; Solubilidad; Osmolaridad ; Presión Osmótica, Tonicidad; Ley de Raoult

PROPOSITOS FORMATIVOS

Al concluir la lectura del capítulo el alumno será capaz de:

- Conocer las propiedades fundamentales de los líquidos;
- Interpretar la influencia de las propiedades en los comportamientos físico- químicos y biológicos;
- Interpretar las propiedades de las soluciones;
- Aplicar las propiedades coligativas;
- Identificar y aplicar con corrección las unidades físicas y químicas a la concentración de soluciones;
- Transformar la expresión de concentraciones en diferentes unidades;
- Identificar las propiedades de los líquidos y su relación con la teoría cinético-molecular;
- Entender la influencia de las propiedades del agua en fenómenos cotidianos;
- Diferenciar Molaridad y Normalidad;
- Resolver transformaciones entre distintas unidades de concentración;
- Interpretar los fenómenos coloido-osmóticos y determinar la influencia sobre el movimiento del solvente.
- Propiedades. Soluciones Ideales. Solubilidad. Expresión de las concentraciones

Como ya se expresara, el estado líquido representa un estado intermedio entre los estados sólido y gaseoso. Recordemos que las caracterizaciones macroscópicas del estado líquido, son:

- Tienen la capacidad de fluir, por lo que se los incluye en la categoría de "fluidos"
- Carecen de forma propia, adoptando la del recipiente que los contiene
- Presentan una superficie libre, que determina el nivel horizontal (ras)
- Son prácticamente incompresibles, lo cual permite aplicar los principios físicos de la hidráulica

Estas características se originan en sus propiedades cinético-moleculares, es decir la manera en como interaccionan sus moléculas, entre si y con el entorno; veamos:

- Las partículas que conforman una sustancia en el estado líquido, se encuentran a una distancia intermedia a las que presentan los gases (muy alejadas) y los sólidos (muy cercanas), entre sí.
- Presentan buena movilidad, es decir una energía cinética superior a la de los sólidos, aunque menor que la de los gases.
- Las fuerzas de atracción intermoleculares son semejantes a las fuerzas de repulsión, lo que ubica a los líquidos en el estado "intermedio" de la materia.
- Sus moléculas presentan una regularidad, que aunque inferior al ordenamiento de los sólidos (sean éstos amorfos o cristalinos), no constituyen una masa caótica, como la de las moléculas en los gases.

Entre un líquido típico (como el agua, el alcohol, el ácido clorhídrico) y un sólido típico (como el hierro, el oro, el cloruro de sodio), se encuentran variantes intermedias:

- Vítreo: es un líquido que ha perdido su propiedad de fluir, como el vidrio enfriado.
- Pasta: es un líquido muy viscoso; resulta posible moldearlo.
- Gel: es una suspensión coloidal de partículas sólidas en líquido.

TEORIA CINETICA DE LOS LIQUIDOS

La teoría cinética es capaz de explicar, a partir de ciertas características moleculares, los aspectos macroscópicos de un sistema. Robert Brown en el siglo XIX, definió el "movimiento browniano", al observar al microscopio el comportamiento vibratorio que presentan las partículas microscópicas sólidas que se encuentran suspendidas en un líquido. Brown atribuyó este fenómeno al hecho de que las moléculas del estado líquido se encuentran en movimiento, y que al impactar sobre las partículas sólidas, les producen un movimiento vibratorio permitiendo una visualización indirecta del fenómeno.

La energía cinética, es la energía que define el movimiento de las partículas y está relacionada directamente con la temperatura: a mayor temperatura, mayor velocidad y movimiento de las moléculas.

Si las partículas se mueven más rápidamente, tenderán a separarse entre sí y aumentar el volumen de la masa líquida; si el volumen del recipiente es inmodificable, aumentará el número de choques de las partículas sobre sus paredes. Esto se trasunta, al no poder modificarse el volumen, en un aumento de presión.

Por lo expresado, todo aumento de temperatura, determinará un incremento de la velocidad de las partículas, y ello redundará en un aumento de la presión y/o del volumen de esa masa.

FUERZAS DE ATRACCION

Las fuerzas de atracción de las moléculas determinan al menos tres de las propiedades fundamentales de los líquidos: la viscosidad, la tensión superficial y la presión de vapor.

VISCOSIDAD

Es el gado de fluidez que posee un líquido y obedece a las fuerzas de rozamiento que se producen entre los diferentes ordenamientos o "capas" moleculares de cada sustancia. Cuanto más rozamiento exista entre ellas, menos se desplazará una sobre otra, y, en consecuencia, la viscosidad será mayor.

Como se expresara, cuando la temperatura aumenta, la energía cinética molecular se incrementa, lo que facilita el desplazamiento interno, disminuyendo la resistencia y aumentando la fluidez. En consecuencia, se puede afirmar que

la viscosidad es inversamente proporcional a la temperatura.

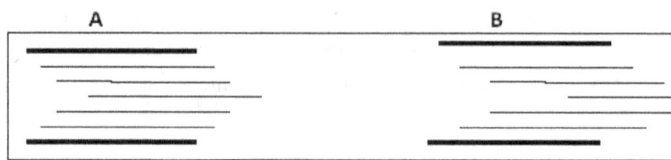

En el diagrama superior, resulta evidente que el líquido que fluye por el tubo de la izquierda, tiene mayor viscosidad que el de la derecha. Esto es porque entre las paredes del tubo, y las capas del líquido, se observa un menor desplazamiento, o lo que es lo mismo, un mayor rozamiento entre ellas.

En la vida diaria, estamos acostumbrados a percibir la distinta viscosidad que tienen los fluidos utilizados cotidianamente: nos "damos cuenta" que el agua es menos viscosa que la miel y que esta es más viscosa que el aceite, o que la nafta es muy poco viscosa, por ejemplo.

TENSIÓN SUPERFICIAL

La tensión superficial es un fenómeno que se manifiesta en la superficie de un líquido, y que origina una especie de película que "deforma" o "tensiona" su superficie. Como consecuencia de esa tensión es que podemos ver una pluma sustentada sobre el agua, o un insecto caminando sobre la misma. Esta propiedad, tiene una cierta importancia física y biológica, ya que es la que permite la absorción de un líquido sobre un papel, u origina el efecto de capilaridad, por el cual un líquido penetra en tubos de pequeño calibre.

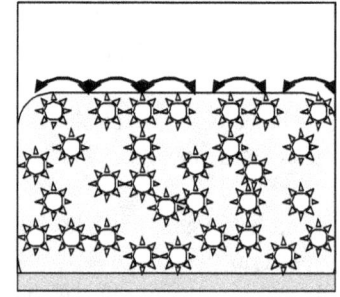

Esta tensión superficial, hace que los líquidos, a volúmenes pequeños, adquieran forma de gotas. El mercurio, y el agua, por poseer alta tensión superficial, forman gotas. El alcohol y el éter, por el contrario, no lo hacen, en razón de su baja tensión superficial. El fenómeno se origina en la reorientación de las energías intermoleculares en la superficie, ya que las partículas de la región no encuentran hacia arriba otras similares con las cuales interaccionar. Esas fuerzas atractivas se lateralizan, generando una energía adicional capaz de sustentar que sustenta el fenómeno.

Capítulo 7: LÍQUIDOS

PRESIÓN DE VAPOR

Los líquidos en contacto con el aire, establecen una interfase vapor/líquido. Presentan el fenómeno de vaporización, que consiste en el pasaje de moléculas desde la masa líquida a la fase de vapor. Se denomina evaporación, cuando el fenómeno es lento y a temperatura ambiente.

El escape de las moléculas del líquido, hacia la fase vapor, depende de la atracción existente entre las moléculas de la fase líquida y del valor de la presión externa; es decir que, si la atracción intermolecular es baja, el pasaje de moléculas será mayor, y viceversa.

Cuando el líquido está en contacto con su fase vapor en un recipiente cerrado, comienzan a pasar moléculas desde el líquido a la fase gaseosa. Cuando llega a un estado máximo, el número de moléculas que pasa al vapor, es igual al número de moléculas que retornan al líquido. En este punto se ha llegado al equilibrio, lo que se denomina Presión de vapor.

> Cuando la presión de vapor iguala a la presión atmosférica, el líquido hierve: a esta temperatura se la denomina *Punto de Ebullición*.

Este hecho demuestra que no es necesario alcanzar el punto de ebullición para que las moléculas pasen del estado líquido al de vapor. Ocurre que hay un cierto porcentaje de moléculas que escapan de la masa líquida a menores temperaturas. Es por ello que observamos que un recipiente abierto conteniendo agua, en pocas horas ve agotadas su existencia. El agua se ha evaporado completamente, aunque la temperatura haya sido la temperatura ambiente.

Como ya expresáramos, cuando aumenta la temperatura, aumenta la energía cinética, es decir la movilidad de las partículas; este aumento de movilidad permite a las moléculas escapar más fácilmente de la atracción del entorno, y en consecuencia pasar, más rápidamente al estado vapor. En consecuencia, la presión de vapor es directamente proporcional a la temperatura.

Si se compara la molécula de agua con otras moléculas de composición química semejante, se pone de manifiesto que el punto de ebullición del agua, debería ser mucho más bajo. Si se diera esa situación, el agua "herviría" aproximadamente a 30° C, lo que generaría una gran masa de vapor en el planeta, inexistencia de agua en estado líquido con ausencia de mares, ríos y lagos, que son los hábitats donde se originó y evolucionó la vida. Además, téngase presente, que, por su alto calor específico, el agua es termorreguladora. Tan es así que las zonas secas, como los desiertos, tienen una elevada amplitud térmica, mientras que las zonas costeras, muestran variaciones térmicas mucho más suaves.

Estas características se asientan en una particularidad de la molécula de agua.

Dijimos que los líquidos en general presentan una superficie plana, que constituye el límite superior de la masa líquida. Usualmente, ese líquido se encuentra enfrentado a una masa gaseosa. Si el recipiente que contiene un líquido, se encuentra abierto, el líquido, en diferentes tiempos, se evaporará hasta abandonar completamente la masa líquida, transformándose en vapor.

A pesar de que en ningún momento se ha superado el punto de ebullición, el líquido concluye por vaporizarse completamente. Todos hemos observado éste fenómeno al dejar agua en recipientes abiertos. El aguan hierve en condiciones normales a 100ºC. Sin embargo, aunque en nuestro ambiente la temperatura no se haya elevado a más de 30ºC, el recipiente aparecerá vacío en un lapso determinado que dependerá de la superficie expuesta, la presión atmosférica y la temperatura ambiente.

Esto significa, que aunque no se alcance el punto de ebullición, las moléculas pueden escapar de la masa líquida. Esto es porque en promedio, algunas moléculas, aunque no todas, alcanzan la energía cinética suficiente para superar las fuerzas de atracción de la masa líquida[65].

Si el líquido se encuentra en un recipiente cerrado, al principio se produce un pasaje de moléculas hacia la fase vapor; a medida que el proceso continúa, se incrementa el número de moléculas en el vapor y entonces comienzan a pasar moléculas en sentido contrario: del vapor al líquido. Cuando el número de moléculas que pasan de vapor al líquido, es igual al número de las que pasan del líquido al vapor, se llega al equilibrio de fases.

Los procesos de pasaje de moléculas del seno de un líquido a la fase gaseosa, originan la presión de vapor de la sustancia. Como se expresara, ésta magnitud se relaciona directamente con el punto de ebullición del líquido y el punto de fusión del sólido. Los referidos puntos, son las temperaturas a las cuales el líquido iguala la presión externa y el sólido coexiste en equilibrio con el líquido, respectivamente[66]. En consecuencia, se puede colegir que mientras mayor sea la presión de vapor que presente el líquido, menor será el calor que habrá que aportarle para

---

[65]. Esto obedece a que el punto de ebullición corresponde a las variables de tipo estadísticas, propias de la termodinámica que están reguladas por promedios de los valores de las partículas integrantes del sistema

[66]. A la temperatura de fusión, el número de moléculas que pasan del sólido al líquido es igual a las que pasan del líquido al sólido y en la temperatura de ebullición, el flujo de moléculas que pasan de líquido a vapor, iguala a las que lo hacen en sentido inverso. Mientras hay equilibrio, la temperatura se mantiene constante.

alcanzar ese equilibrio. Por esto, a mayor presión de vapor, menor punto de ebullición. Podemos observar así que la presión de vapor del éter etílico es de 58,6 y la del agua a 25°C es de 23,76 torr[67] lo que corresponde con su punto de ebullición de 100°C. Se debería esperar entonces un menor punto de ebullición para el éter, lo que es confirmado por la práctica: 35°C. Lógicamente todos estos comportamientos se ven afectados por los valores de temperatura y presión de los sistemas.

En el cuadro podemos observar que el éter dietílico alcanza la presión 760 mmHg (1 at) a menos de 40°C, el cloroformo a los 60° mientras que el agua requiere 100° para lograr la misma presión.

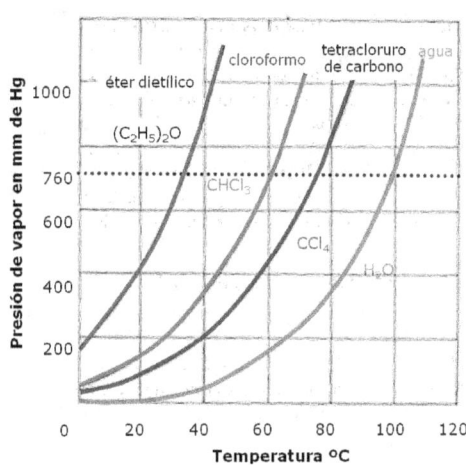

Si observamos una temperatura (por ejemplo, 60°C vemos que la presión de tetracloruro de carbono es cercana a los 400 mmHg, mientras que el agua, a esa temperatura, no llega a 200 mmHg.

Es observable que la presión de vapor es muy inferior en los solventes orgánicos mencionados que en el agua. Esto denota la elevada atracción intermolecular en el agua, propiciada por las interacciones puente Hidrógeno.

CALORIMETRÍA

CALOR DE VAPORIZACIÓN

Se denomina Calor de vaporización a la cantidad de calor que se debe transferir a un gramo de líquido para que pase totalmente a vapor. Por ejemplo, el calor de vaporización del agua, es 584 cal/g significa que se requieren 584 cals. Para provocar la evaporación completa de un gramo

---

[67]. Valor de la presión: **1 atm = 760 mm Hg = 760 Torr**

de agua, a la presión de una atmósfera Si se calcula sobre un mol, se denomina calor molar de vaporización.

Como el peso molecular del agua es 18, para calcular el calor molar de vaporización, bastará con multiplicar: 584 x 18 = 10.512.

Calor de Vaporización del Agua: 584 cal/g

Calor de vaporización molar del Agua: 10.512 cal/mol = 10,51 Kcal/mol

CALOR ESPECÍFICO

Es la energía necesaria para producir la elevación en un grado de temperatura por unidad de masa de cualquier sustancia. En el agua es particularmente elevado.

SOLUBILIDAD

El agua posee una gran capacidad disolvente. En biología, se la considera el solvente universal. No se concibe la vida tal como la conocemos, si no fuera por las especiales propiedades del agua.

La molécula de agua es una molécula polar, es decir que, aunque se trata de una molécula eléctricamente neutra, presenta una distribución de carga interna, en razón de la diferente electronegatividad de los elementos constituyentes. Al ser el hidrógeno más electropositivo que el oxígeno, los dobletes electrónicos de enlace se sitúan más próximos al oxígeno. Atendiendo a que el ángulo que forman los enlaces es de 104°, el extremo del oxígeno es más electronegativo que la zona de los átomos de hidrógeno.

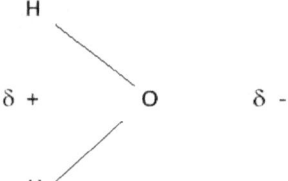

Una causa fundamental es la forma de la molécula de agua, y otra su distribución eléctrica. Cuando la distribución de carga y la forma de la molécula se conjugan, la molécula presentará polaridad eléctrica. Esto hace que las moléculas de agua se transformen en pequeños imanes, en los cuales se generan interacciones atractivas entre las moléculas del sistema.

Este tipo de interacción intermolecular, se denomina puente hidrógeno, y es importante, no sólo para dotar de sus particulares características al agua, sino también que resulta trascendental en algunas moléculas biológicas, a las que estabiliza y sostiene en sus estructuras funcionales, como ocurre en el caso de las proteínas y de los ácidos nucleicos, por citar sólo algunos.

OSMOLARIDAD: OSMOL (OSM)

La osmolaridad es el fenómeno por el cual las partículas de una sustancia disuelta interaccionan con moléculas de agua. Este tipo de partículas (iones, moléculas) son osmóticamente activas. Para medir su concentración se utiliza la unidad de concentración química, denominada OSMOL (OsM).

El OsM indica la cantidad de Osmoles de soluto que se encuentran en un litro de solución.
El osmol está relacionado con la molaridad, a través de la fórmula:

$$Osm = M \cdot i$$

En donde "M" es molaridad, "i" es el número de partículas osmóticamente activas que produce la sustancia disuelta; y hace expresa referencia al fenómeno disociativo que sufre la sustancia al disolverse.

La presión osmótica depende del número de partículas y en consecuencia si se agrega un mol de una sustancia para completar un litro de solución la concentración será 1 M; pero si la sustancia agregada se desdobla en dos o más partículas, la concentración en partículas activas se va a multiplicar, incrementando la fuerza del fenómeno.

Ejemplos de "i": veremos cómo i representa el nuevo número de partículas en solución de acuerdo con el comportamiento de cada soluto.

Si disolvemos un mol de glucosa en un litro de solución, el efecto osmótico será equivalente a la concentración inicial, en razón de que estamos disolviendo una sustancia no electrolítica.

1 mol de glucosa en agua → 1 mol de glucosa disuelta	i = 1	Osmolaridad = 1 M · 1 = 1 Osm
1 mol de NaCl en agua → 1 mol de Cl- + 1 mol de Na+	i = 2	Osmolaridad = 1 M .2 = 2 Osm
1 mol de CaCl$_2$ en agua → 1 mol de Ca++ + 2 moles de Cl-	i = 3	Osmolaridad = 1 M. 3 = 3 Osm

Haremos a continuación una sucinta revisión del fenómeno osmótico.

PRESIÓN OSMÓTICA

Cuando dos medios de diferente actividad química o concentración se encuentran separados por una membrana semipermeable, se produce un pasaje de sustancias, con el fin de alcanzar un equilibrio entre ambos compartimentos. Si el soluto es capaz de atravesar la membrana, pasará del sitio más concentrado (A) al de menor concentración (B), hasta igualar ambas.

A	B
OOOO →	
OOOO	
OOOO	OOOO
OOOO	OOOO
OOOO	OOOO

Se observa aquí la transferencia de soluto, hasta un punto en el que se han igualado las concentraciones de A y B. Éste es el fenómeno de difusión, que consiste en el flujo de sustancias a través de una membrana semipermeable con la finalidad de equiparar las concentraciones o actividades químicas a ambos lados de la membrana.

A	B
OOOO	OOOO
OOOO	OOOO
OOOO	OOOO
OOOO	OOOO

Ahora bien, si a diferencia del ejemplo anterior, el soluto no puede atravesar la membrana, el encargado de equiparar las concentraciones será el solvente, el cual es apto para atravesar la membrana, y propender al equilibrio entre las partes, mediante un fenómeno físico denominado ósmosis.

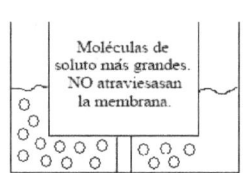
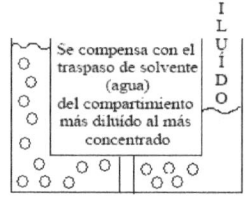

SE EQUILIBRAN LAS CONCENTRACIONES DE AMBOS LADOS

Vemos que mientras el compartimento de la izquierda se diluye por el pase de solvente desde la derecha, éste se concentra progresivamente, hasta alcanzar el equilibrio.

En el siguiente cuadro se sintetizan las principales diferencias entre ambos fenómenos:

FENÓMENO	SOLUTO	PASA	DESDE
DIFUSIÓN	ATRAVIESA MEMBRANA	SOLUTO →	La solución más concentrada a la menos concentrada: C → C
ÓSMOSIS	NO ATRAVIESA MEMBRANA	PASA SOLVENTE ←	La solución más diluida a la menos diluida D ← D

La Presión osmótica π es la presión que se establece entre dos medios de diferente concentración o actividad química, y que se encuentran separados por una membrana semipermeable. La presión osmótica tiene una incidencia notable en los procesos biológicos, en razón de que las membranas celulares se comportan como membranas semipermeables.

Según Van't Hoff, desde el punto de vista físico, un soluto muy diluido debería comportarse de manera similar a un gas, en razón de la distancia intermolecular elevada y de una baja interacción entre las partículas (gases ideales = soluciones ideales).

Es de esperar entonces que la presión osmótica en las soluciones diluidas tenga un comportamiento similar a la presión de los gases, cumpliendo con la siguiente ecuación:

$$\pi V = nRT$$

Si despejamos la presión osmótica π, nos queda: $\quad \pi = nRT/V$
Pero como n /V, es concentración, podemos colocar $\quad \pi = M \cdot RT$
en su lugar la molaridad [M= n/V]:

Es síntesis, podemos expresar que la presión osmótica (π) es directamente proporcional a la concentración y la temperatura.

Pfeffer y De Vries formularon las leyes de la presión osmóticas, que se resumen en los siguientes puntos:
1) la presión osmótica es directamente proporcional a la concentración Molar;
2) la presión osmótica es directamente proporcional a la temperatura absoluta;
3) las disoluciones equimoleculares a la misma temperatura son isotónicas;
4) si hay asociación molecular entre moléculas de soluto, la presión osmótica será menor de la esperada.
5) Despejando de M= n/V, se puede determinar el peso molecular del soluto.

TONICIDAD

Si se establece una relación entre el interior de un sistema y el medio que lo rodea, a través de una membrana permeable, se pueden verifican tres situaciones posibles:
   a. la actividad química o concentración del interior es igual a la del exterior
   b. la actividad química o concentración del exterior es mayor que la del interior
   c. la actividad química o concentración del exterior es menor que la que se verifica en el medio interno.

En función de las situaciones expuestas, podemos decir que el **medio** será respectivamente:
a.   isotónico   b.   hipertónico   c.   hipotónico

Comportamiento biológico:

La aplicación de estos principios a los sistemas biológicos, se debe establecer cuidadosamente ya que estos son más complejos y multifactoriales por lo que se deben tener en cuenta las interacciones que se establezcan en la complejización del sistema.

Una célula contiene gran cantidad de solutos; algunos atraviesan membrana, por difusión pasiva en algunos casos, o activa en otros, y algunos no lo hacen y entonces estas fuerzas interaccionan sobre el disolvente, mediante fenómenos osmóticos y oncóticos.

Entonces la célula exhibirá actividad osmótica para aquellos solutos que no atraviesen membrana, y difusión para los que si lo hacen.

*Por ello resulta necesario introducir el concepto de **tonicidad**, que establece la diferencia existente entre la actividad iónica en el interior celular con el medio extracelular. Dicho de otra forma, la tonicidad es **"la osmolaridad de la solución comparada con la osmolaridad del plasma".***

Un ejemplo relacionado con nuestra actividad cotidiana en el laboratorio de análisis clínicos, lo constituye el glóbulo rojo.

El eritrocito es una célula anucleada, de 8 micras de diámetro promedio, de forma bicóncava, y de doble membrana semipermeable, cuya función principal es el transporte de gases a través del sistema circulatorio.

El glóbulo intercambia fluidos por difusión pasiva (aunque además cuenta con sistemas de transporte activo), la cual está gobernada por las actividades químicas imperantes en cada uno de los medios que ella separa.

Un indicador de la actividad química es la concentración que poseen ambos medios, y el glóbulo es muy sensible a los cambios de concentración, por lo que se constituye en un muy buen sensor de la tonicidad del medio en el que se encuentra.

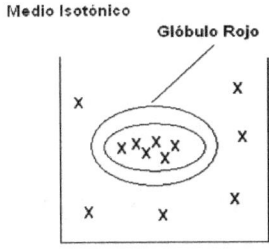

Cuando ambos medios poseen la misma actividad química, no se observan pasajes transmembrana netos. Estos medios en los cuales los hematíes se comportan en equilibrio tienen una actividad química equivalente a una solución de Cloruro de Sodio de concentración 0,9% M/V.

Esta solución es denominada solución ***isotónica*** o solución fisiológica.

Para el caso de aquellos solutos que no atraviesan membrana, se produce migración obligada de fluidos.

En el caso de que la concentración externa sea mayor que la del glóbulo rojo, la forma de equilibrar concentraciones es favoreciendo la salida de líquido del interior del glóbulo al medio.

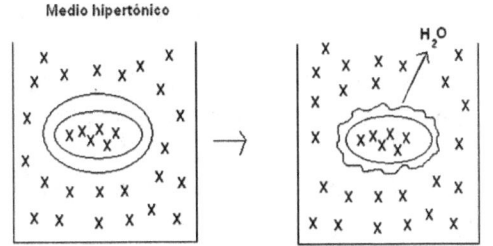

Concentración Exterior Mayor (Medio Hipertónico): sale agua

En este caso el medio es ***hipertónico***, y requiere solvente para diluirse, buscando alcanzar la misma concentración del interior. Entonces el glóbulo sufre una disminución de su volumen por salida de líquido.

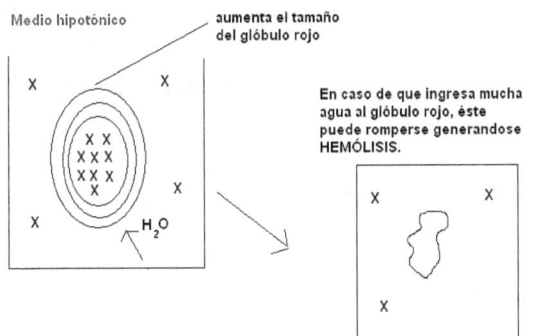

Concentración Exterior Menor (Medio Hipotónico): entra agua a la célula

Por último, en caso de que el medio posea una concentración menor que la del glóbulo (medio ***hipotónico***) entrará líquido a la célula, produciendo un aumento de su volumen, y en algunos casos, de acuerdo con su magnitud, ocasionando la ruptura del mismo[68].

---

[68]. Este proceso de ruptura del G con salida de líquido se denomina hemólisis.

Una prueba de laboratorio denominada Resistencia Globular, somete a la sangre a concentraciones decrecientes de cloruro de sodio, hasta determinar a qué concentración el glóbulo resiste la hipotonicidad y comienza a mostrar evidencia de hemólisis.

PROPIEDADES COLIGATIVAS

Cuando se comparan disoluciones de igual concentración se observa que algunas características varían de acuerdo al tipo de soluto disuelto. Por el contrario, algunas otras son iguales a la misma concentración, aunque los solutos sean diferentes.

A este tipo de propiedades, que son independientes de la sustancia, pero que se conservan para la misma concentración son denominadas *propiedades coligativas*.

Entre las propiedades coligativas podemos mencionar los puntos de ebullición, fusión, presión de vapor.

Recordemos que un líquido hierve cuando su presión de vapor iguala a la presión exterior. Al agregar un soluto, la presión de vapor disminuirá; en consecuencia, será necesario aportar más energía calórica (aumentar más la temperatura) para que la presión de vapor iguale a la presión atmosférica.

A este incremento de la temperatura de ebullición se lo denomina: **Ascenso ebulloscópico.**

Se deduce que la temperatura de ebullición del solvente puro es menor que la temperatura de ebullición de ese solvente cuando se le agrega un soluto:

$$T \text{ ebullición}_{\text{SOLVENTE PURO}} < T \text{ ebullición}_{\text{SOLVENTE + SOLUTO}}$$

Por el mismo fundamento, las soluciones funden a temperatura menor que su solvente puro, y en consecuencia el punto de fusión disminuye.

Esta disminución de la temperatura de fusión se la denomina **Descenso crioscópico.**

$$T \text{ fusión}_{\text{SOLVENTE PURO}} > T \text{ fusión}_{\text{SOLVENTE + SOLUTO}}$$

Capítulo 7: LÍQUIDOS

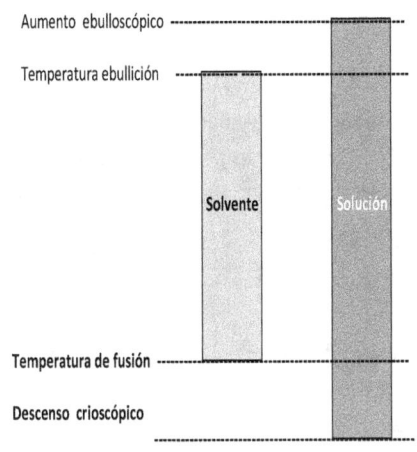

1. Cuando a un solvente se le agrega un soluto, se observa que su punto de ebullición aumenta. Es decir que, si el agua hierve a 100°C, al agregarle un soluto hervirá a algo más de 100 gados.

2. Si a un solvente se le incorpora un soluto, su punto de fusión descenderá. Volviendo al ejemplo del agua, la cual en condiciones normales se congela a 0° C., al colocarle una sal, se congelará, por ejemplo, a 4 gados bajo cero. Esto se utiliza en zonas muy frías como una forma de evitar que el agua de los radiadores se congele. Es el principio que utilizan los líquidos anticongelantes.

Estos fenómenos se encuentran regidos por la ley de Raoult.

LEY DE RAOULT

La Ley de Raoult, relaciona la variación de los puntos de ebullición y fusión con la fracción molar X. La fracción molar, como vimos más arriba, es la relación existente entre la cantidad de moles de un soluto y la cantidad total de moles de la mezcla o solución.

Ejemplo para un sistema compuesto por tres sustancias.

Si tenemos una mezcla de tres sustancias, A, B y C, podemos expresar que:

$$\text{Fracción Molar de A} = \frac{\text{Moles de A}}{\text{Moles de A + moles de B + moles de C}}$$

$$\text{Fracción Molar de B} = \frac{\text{Moles de B}}{\text{Moles de A + moles de B + moles de C}}$$

$$\text{Fracción Molar de C} = \frac{\text{Moles de C}}{\text{Moles de A + moles de B + moles de C}}$$

Ejemplo de aplicación: Esta ley resulta de aplicación para la determinación de:

I. Presión de vapor

Los valores de la presión de vapor de diferentes solutos se encuentran tabulados para diferentes temperaturas, pero no así para la enorme cantidad de soluciones o la infinita variabilidad de concentraciones posibles. Para ello existen metodologías para establecer cuál será una presión de vapor en particular.

Si se pide determinar, por ejemplo, la presión de vapor que tendrá una solución de $CaCl_2$ al 4% M/M de solvente a 25°C, procedemos de la siguiente manera:

De las tablas se extrae el dato que indica que a 25°C, la presión de vapor del agua es 23,76 torr. Nuestra solución está formada por 4 gramos de soluto y 100 gramos de solvente agua. Para determinar la fracción molar X, transformamos la cantidad de gramos de cada componente en su equivalente en moles:

Recordemos la fórmula de la disminución de la presión de vapor:

$$\Delta \text{Presión vapor} = \text{Presión de Vapor del Solvente} \cdot X$$

Para determinar X; resolvemos:

a) número de moles de soluto: Sabiendo que el PM del soluto es 111 g, $CaCl_2$

111 g St ——— 1mol
4 g St ——— X: 0,036 moles

b) número de moles de solvente: el PM del solvente es 18 g, H_2O

18 g Sv ——— 1mol
100 St. ——— X: 5,56 moles

c) Fracción molar:

$$X = \frac{\text{n moles St}}{\text{N moles St + n moles Sv}} = \frac{0{,}036 \text{ moles}}{0{,}036 \text{ moles} + 5{,}56 \text{ moles}} = 0{,}0064$$

$$\Delta P = X \cdot Psv$$

$= 0{,}0064 \cdot 26{,}73 \text{ torr.} = 0{,}15 \text{ torr.}$

Si la presión disminuye en 0,15 torr, conociendo el valor de P del solvente, queda:

$$Psc = Psv - \Delta P$$

$= 23{,}76 \text{ torr.} - 0{,}15 \text{ torr.} = 23{,}63 \text{ torr}$

La presión de la solución será: 23,63 torr.

II. Determinación de pesos moleculares

La determinación de propiedades del tipo coligativas pueden ser útiles también para establecer el peso molecular de algunas sustancias disueltas, bajo ciertas condiciones experimentales, especialmente en soluciones muy diluidas.

Para ello se disuelven n_{ST} moles de soluto en una elevada cantidad molar de solvente, n_{SV}, con lo cual podemos conocer la fracción molar X, y aplicando el valor de la constante de descenso molal del solvente, Kf. La constante molal del solvente, Kf, es el descenso del punto de congelamiento de 1000 gramos del mismo, cuando en él se diluye un mol del soluto que interesa medir, y considerando que mantiene un valor de dilución que le permite mostrar un comportamiento de solución ideal.

La fórmula es:
$$PM_{ST} = Kf \; \frac{M_{ST}}{\Delta Tf \cdot M_{SW}} \times 100 \quad (1)$$

En donde:
M_{ST} = masa de soluto
PM_{ST} = Peso Molecular del soluto que se quiere averiguar
Kf = constante de descenso molal del solvente: para el agua 1,86 K.
ΔTf = descenso del punto de congelamiento del agua ; M_{SV} = masa de solvente

Por ejemplo, si quisiéramos conocer el PM de la glucosa, procederíamos a preparar una solución adecuadamente diluida.

Se le agrega a 30 g de agua 0,6 g de Glucosa y se mide el descenso crioscópico, obteniéndose un valor de 0,27 K. Reemplazando en la fórmula (1), nos queda

$$PM_{ST} = 1{,}86 \; K \; \frac{0{,}6 \; gr.}{0{,}207 \; K \cdot 30 gr} \times 100 \; = 179{,}7$$

Lo cual, de acuerdo con la fórmula $C_6H_{12}O_6$, resulta congruente con el valor teórico 180.

8
Las Reacciones Químicas. Cinética Química

Velocidad de reacción. Efecto de las masas y de la temperatura. Teoría de las colisiones. Equilibrio Químico: Naturaleza del equilibrio químico. Constante de equilibrio. Principio de Le Chatelier.

PROPOSITOS FORMATIVOS

Al concluir la lectura del capítulo el alumno será capaz de:

- Conocer las propiedades fundamentales de los líquidos;
- Diferenciar reacciones reversibles de irreversibles
- Determinar la velocidad de una reacción química en base a los cambios de concentración en función del tiempo
- Escribir expresiones de Constantes de Equilibrio de ecuaciones simples y complejas
- Determinar la Keq a partir de la concentración de reactivos y productos
- Predecir la dirección de desplazamiento de las reacciones a partir de los valores de Keq.
- Clasificar los electrolitos en base a su Keq.
- Determinar la precipitación de sales a partir de sus Kps
- Relación de la temperatura con la solubilidad;
- Predecir procesos de precipitación a partir de su Kps.
- Calcular matemáticamente las constantes de equilibrio de las ecuaciones químicas
- Predeterminar la dirección espontánea y la velocidad de reacción de diferentes sistemas.
- Predecir la reacción de los sistemas en equilibrio, cuando son afectados por fuerzas exógenas según el principio de Le Chatelier

TRANSFORMACIONES QUÍMICAS

Las reacciones químicas son procesos que producen, a partir de sustancias denominadas reactantes, otras nuevas denominadas productos, por reordenamientos atómicos o moleculares.

Estas transformaciones están representadas, como ya se expresara, por las ecuaciones químicas, figurando los reactantes a la izquierda, a continuación la flecha ($\rightarrow$) o flechas ($\leftarrow\rightarrow$) [o doble línea ($===$)] según corresponda y finalmente los productos de la misma.

De acuerdo a cómo se desenvuelvan las reacciones, éstas pueden ser clasificadas en:

a. **Reacciones irreversibles**: En estos casos las reacciones transcurren de izquierda a derecha y todos los reactantes, al finalizar la misma, se agotan, transformándose totalmente en productos.

Esto es, si tuviéramos 100 moléculas de reactantes al inicio de la reacción

	A + B	$\longrightarrow$	C + D	
Al comienzo	100	100	0	0
Al finalizar	0	0	100	100

Se observará que todas las moléculas de reactantes se trasformaron en productos.

b. **Reacciones reversibles:** Son aquellas reacciones químicas que transcurren de izquierda a derecha y de derecha a izquierda simultáneamente.

Cuando se llega al estado en el cual la cantidad de moléculas que se forman en una dirección son equivalentes a las producidas en el sentido contrario, decimos que en este punto la reacción se encuentra en equilibrio dinámico.

Si por ejemplo tuviéramos 100 moléculas de reactantes al comenzar, podría ser que el equilibrio encontráramos 40 de reactante y 60 de productos.

	A + B	$\rightleftarrows$	C + D	
Al comienzo	100	100	0	0
En el equilibrio	40	40	60	60

Capítulo 8: LAS REACCIONES QUÍMICAS. CINÉTICA QUÍMICA

CINÉTICA QUÍMICA

Además de considerar el sentido de una reacción química y la intensidad de la misma, es muy importante considerar el factor *velocidad*, es decir el tiempo en que se produce la reacción y se generan los productos. La cinética química se encarga de considerar la velocidad de las reacciones y la incidencia de los mecanismos de reacción y de los factores que influyen en la dinámica de las mismas.

Para analizar la sistemática de la velocidad, imaginemos que un reactante A se transforma en un producto C

$$A \rightarrow C$$

Si queremos estimar la velocidad de esa reacción, debemos medir las variaciones de concentración por unidad de tiempo, es decir la disminución de reactantes o el incremento de productos. Una buena manera de medir las cantidades, puede ser la molaridad, es decir número de moles/ litro. La molaridad se representa con corchetes, es decir que la concentración molar de A se representa por [A] y la concentración molar de C por [C].

La velocidad de la reacción se puede determinar, así:

1) Por la velocidad de disminución de los reactantes. $V = -\dfrac{\Delta [A]}{t}$

2) Por la velocidad de formación de los productos. $V = \dfrac{\Delta [C]}{t}$

En el primer caso, se utiliza el signo negativo, pues A disminuye a medida que pasa el tiempo.

Por ejemplo, veamos concentraciones al comienzo y al final de la reacción:

	A	$\rightarrow$	C
Inicio	1 M		0 M
Final	0,4 M		0,6 M

La variación de concentración de A es de 1 mol al comienzo de la reacción a 0,4 moles en el equilibrio.

Entonces: 1 mol – 0, 4 moles indica un cambio de concentración de 0,6 moles; si la reacción se llevó a cabo en 2 segundos, la velocidad queda:

$$V = -\frac{\Delta [0,6]}{2\ seg} = -0,3\ \frac{moles}{segundo}$$

Se expresa con signo negativo, como dijimos ya que la concentración de A, disminuye.

$$V = -\frac{\Delta\,[0,6]}{2\;seg} = 0,3\,\frac{moles}{segundo}$$

En cambio, si se realiza con el producto en formación, el resultado será positivo. La concentración de C, al comienzo era 0, y al final es de 0,6 M.

Como es de obvia consideración, ambas deben coincidir. En este caso, positivo, pues C, se está formando.

Si la reacción es reversible, conviven en el equilibrio, productos y reactantes.

DETERMINANTES DE LA CINÉTICA

La velocidad de una reacción está determinada por:

a) **El tipo de sustancias reaccionantes**: está influenciado por el tipo de moléculas, enlaces, etc.

b) **Temperatura**: Es un factor fundamental, en razón de que los reactantes se transforman en productos a través de los choques moleculares que se producen. Los choques a su vez dependen de la velocidad, y ésta es determinada por la energía cinética, la que como sabemos, tiene una dependencia directa con la temperatura.

c) **Concentración**: Si la velocidad de la reacción depende del número de choques, la concentración es un factor determinante, ya que si aumenta la concentración, la cantidad de choques va a aumentar y con ello la probabilidad de formación de productos.

d) **Influencia de los catalizadores**: Se denominan catalizadores a aquellas sustancias que sin pertenecer a la reacción que se despliega, participan en ella modificando su velocidad. Los catalizadores son positivos cuando aceleran la reacción y negativos cuando la retardan. La teoría de la catálisis indica que la función de un catalizador es modificar la energía de activación de los reactantes. Cuando las moléculas chocan entre sí, se producen complejos intermedios de alta energía, que al descomponerse originan los productos. Cuanto más alta es la energía de activación del complejo intermedio, más lenta será la reacción. Si el catalizador disminuye la energía de activación, la reacción aumenta su velocidad.

A + B	→	[A = B]	→	C + D
Reactantes		Complejo Activado		Productos

Capítulo 8: LAS REACCIONES QUÍMICAS. CINÉTICA QUÍMICA

LA CONSTANTE DE EQUILIBRIO

La reacción mostrada más arriba, corresponde a una reacción irreversible, mostrada con una flecha. Esto significa que la reacción transcurre hasta un punto final, donde los reactantes se agotan.

La constante de Equilibrio constituye una importante herramienta que permite establecer la tendencia que tienen las reacciones químicas a desarrollarse.

Se determina a partir del principio de acción de masas, que explica que las reacciones químicas se producen por el choque de las moléculas presentes en el medio, las que modifican su estructura, producto de esas interacciones. Es por ello que cuanto mayor sea la cantidad de partículas presentes (es decir mayor masa o concentración), más probable resultará que las partículas entren en colisión, y modifiquen su estructura y comportamiento, generando nuevas sustancias (productos).

En los casos en que la reacción es reversible, los reactantes no se agotan; los productos formados regeneran reactantes, hasta llegar a un punto en el que la velocidad de formación de productos a partir de los reactantes es igual que la reacción inversa (productos que forman reactantes). En este punto decimos que la reacción se encuentra en su punto de equilibrio.

Las masas involucradas en la reacción se miden en molaridad [M], es decir mol de la sustancia en mil mililitros de solución. Esto se representa con un número entre corchetes.

CÁLCULO DE LA CONSTANTE DE EQUILIBRIO, K_{EQ}

Para determinar la Constante de equilibrio, se colocan las concentraciones molares de los productos multiplicadas entre sí, en el numerador, dividido por el producto de las concentraciones molares de los reactantes.

$$K\ eq = \frac{[C] \cdot [D]}{[A] \cdot [B]}$$

[C] ; [D] = Concentración molar de los productos
[A] ; [B] = Concentración molar de los productos

Cuando las sustancias de la ecuación presentan coeficientes que determinan el equilibrio, la constante, K, incorpora los respectivos coeficientes, como exponenciales de sus concentraciones molares.

Como ejemplo, podemos mostrar la siguiente reacción: $\quad 3A + 2B \rightleftharpoons 4C + D$

De la que se desprende que el valor de K será igual a: $\quad K\ eq = \dfrac{[C]^4 \cdot [D]}{[A]^3 \cdot [B]^2}$

Estas relaciones se refieren a los valores numéricos obtenidos, como K de equilibrio, constituyendo un índice de masas entre el valor del numerador (productos), en relación con el denominador (reactantes). Entonces, ¿Qué valores podrá presentar la constante K?

Dependerá de la composición química, del equilibrio y en definitiva de la presencia cuantitativa de cada participante de la reacción.

Cuando los valores del numerador sean mayores que los del denominador, el resultado será mayor que uno; como en el numerador figuran los productos, podemos colegir que la reacción está desplazada a la derecha [alta concentración de productos], con buena eficiencia de producción.

Cuando el denominador sea mayor que el numerador, los reactantes estarán en mayor cantidad que los productos, es decir con una baja producción: reacción desplazada a la izquierda por supremacía de reactantes.

Una K= 1 indica igualdad entre numerador y denominador, y un estacionamiento central de la reacción. En síntesis:

Constante de equilibrio: K_{Eq}

> Mayor de 1 → desplazamiento a la izquierda, más productos
> Igual a 1 → el valor del numerador es igual al del denominador.
> Menor de 1 → desplazamiento a la derecha, más cantidad de reactante

CAMBIOS EN EL EQUILIBRIO: PRINCIPIO DE LE CHATELIER

En el uso de la Constante K, dijimos que el sistema en estudio está en equilibrio. Sin embargo, hay situaciones en las que el sistema se aparta del mismo, por modificaciones en las condiciones de reacción o por modificaciones del entorno sobre el mismo sistema. Lo que se sabe es que los

Capítulo 8: LAS REACCIONES QUÍMICAS. CINÉTICA QUÍMICA

sistemas en equilibrio, al apartarse de esa situación, tienden a reaccionar con el fin de recuperar el punto inicial. Esto lo establece el Principio de Le Chatelier:

> "Cuando un sistema en equilibrio sufre una tensión que lo aparta del mismo, el sistema reacciona de manera de oponerse a esa tensión y recuperar el equilibrio perdido"

Las alteraciones se pueden producir por cambios en: concentración, presión y temperatura.

1) Modificación de la concentración:

Imaginemos que en una reacción el reactante R que forma producto P, está en equilibrio. En ese momento la constante será:

$$K = \frac{P}{R}$$

Si se agrega al sistema más sustancia P, aumentará el numerador; se producirá en el medio una reacción opuesta, con el fin de que la K de equilibrio no se altere: la reacción se desplazará hacia la izquierda, con el fin de absorber el exceso de P (bajar el numerador), y aumentar R (el denominador), hasta logar que la constante recupere su valor inicial.

En el caso contrario de que se adicionara la sustancia R, la reacción se desplazará a la derecha, para aumentar P, y recobrar desde otra perspectiva el valor de la constante.

2) Modificación de la Presión

En el caso de que alguna de las sustancias del sistema esté en estado gaseoso, la presión y el volumen pasan a tener trascendencia en el equilibrio. Recuérdese que los coeficientes indican el número de moles. Si se diera por ejemplo el caso de la siguiente reacción entre el nitrógeno y el hidrógeno para formas amoníaco:

REACTANTES : 4 VOL. (1+3)				→	PRODUCTOS : 2 VOL.	
$N_{2(g)} + 3\ H_{2(g)}$					$2\ NH_{3(g)}$	
N_2	H_2	H_2	H_2		NH_3	NH_3

Observamos que del lado de los reactantes existen 4 volúmenes molares (uno del nitrógeno y tres del hidrógeno), mientras que el lado de los productos posee dos volúmenes molares. Es decir que, si están sólo los reactivos, el volumen vale el doble que si estuvieran solamente los productos. Un aumento de la presión, desplazará la reacción a la derecha, ya que el sistema ejerce menos presión con los productos. Si por el contrario, se disminuye la presión, el sistema podrá ocupar más lugar y entonces se desplazará hacia la izquierda. Un razonamiento de este tipo se puede hacer sobre este sistema desde la óptica del volumen: En el caso en que el volumen aumente, la reacción se desplazará hacia la derecha, y si disminuye, el sistema estará "menos incómodo" como amoníaco, que ocupa dos volúmenes, que como reactantes, en los que necesita cuatro.

3) Modificación de la Temperatura

Ya expresamos que si una reacción libera calor decimos que es exotérmica, en cambio sí absorbe calor, se trata de una reacción endotérmica. Sobre este tipo de reacciones, una modificación de la temperatura ocasionará un desplazamiento del equilibrio. De acuerdo a lo enunciado por Le Chatelier, el sistema reaccionará buscando recuperar el equilibrio perdido. Si una reacción es exotérmica, liberará calor

$$A + B \rightleftharpoons C + D + calor$$

En el caso de producirse un aumento de temperatura, la reacción se desplazará hacia la izquierda, para no superar el calor establecido por el equilibrio. Una disminución de temperatura operará de modo opuesto, a fin de mantener el calor del sistema, se desplazará a la derecha para recuperar esa diferencia energética.

Para una reacción endotérmica $\qquad A + B + calor \rightleftharpoons C + D$

el razonamiento es el siguiente.

Si la temperatura disminuye, la reacción se desplazará a la izquierda; en caso de aumentar la temperatura de la reacción, se desplazará a la derecha para mantener el equilibrio térmico.

Según Le Chatelier, toda modificación, llevará a recuperar el equilibrio. Se debe tener en cuenta que si la tensión producida sobre el sistema en equilibrio se prolonga en el tiempo, o es de una magnitud que no puede ser resuelta, el sistema puede reaccionar no ya para recuperar el equilibrio anterior, sino para determinar un nuevo estado de equilibrio, CON MODIFICACION DE SU CONSTANTE K.

9
Electrolitos

Definición. Clasificación. Electrolitos fuertes y débiles. Constante de equilibrio. Sales poco solubles. Kps. Ácidos y Bases. Brönsted Lowry. Lewis. Pares ácido - base conjugados. Buffers

PROPOSITOS FORMATIVOS

Al concluir la lectura del capítulo el alumno será capaz de:

- Identificar las reacciones acuosas de formación de electrolitos
- Aplicar la constante de equilibrio para discernir entre electrolitos fuertes y débiles
- Definir y diferenciar pares ácido base –conjugados, ácidos bases de Arrhenius, Brönsted-Lowry y Lewis;
- Calcular pH, y pOH, de ácidos y bases fuertes y débiles
- Determinar las concentraciones de oxhidrilos e hidronio en soluciones fuertes y débiles
- Determinar la influencia de la hidrólisis en las soluciones débiles
- Identificar soluciones buffers y determinar sus parámetros
- Establecer la influencia de la presión de gases en los estados ácido-base
- Resolución de ecuaciones ácido base en sistemas buffers

Se denomina electrolito a toda sustancia que al disolverse en agua genera iones. Por consiguiente, se produce el desdoblamiento de sustancias en el medio acuoso; este proceso de "desarmado" de moléculas neutras origina partículas individuales que en total presentan la misma cantidad de cargas positivas y negativas, (equivalencia de cargas), es decir que se mantiene la *electroneutralidad del sistema*.

En los sistemas biológicos el solvente preponderante es el agua; al producirse iones, se genera un medio propicio para la conducción de la corriente eléctrica. Los electrolitos se encuadran en la clasificación de conductores de segunda clase que son los que se modifican al pasar la corriente eléctrica[69].

Una representación de sustancia electrolítica, se visualiza en la siguiente reacción:

$AC_{(Aq)} =========== A^- + C^+$

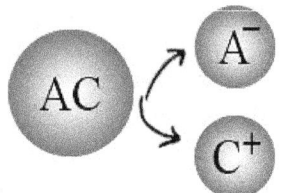

A partir de una especie eléctricamente neutra, se originan una partícula negativa, (anión) y su contraparte positiva, (catión).

CLASIFICACIÓN DE ELECTROLITOS

Los electrolitos pueden ser: a) Electrolitos fuertes   b) Electrolitos débiles

Los electrolitos fuertes son aquellos que se desdoblan completamente, es decir que al final de la reacción la concentración de los reactantes es nulo. Ello origina constantes de equilibrio de valor infinito.

Los electrolitos débiles son aquellos que no reaccionan totalmente y en consecuencia en el equilibrio siempre queda un remanente de reactantes.

Como ejemplo de electrolito fuerte se expone la reacción para el Cloruro de Hidrógeno acuoso, el que se desdobla en su anión Cloruro Cl⁻ y su Protón H⁺. $HCl \rightarrow H^+ + Cl^-$

---

[69]. Los conductores de primera clase no se modifican y son los típicamente reconocidos por su acción conductora y baja resistencia. Metales, como la plata, el cobre, el oro son ejemplos característicos de conductores de primera clase.

Si tenemos Ácido Clorhídrico en concentración de 10^{-3}, se desdoblará totalmente en sus iones no quedando en consecuencia remanente de reactante. (Concentración de HCl igual a 0)

Planteamos ahora su K_{Eq}
$$K = \frac{[Cl^-][H^+]}{[HCl]} = \frac{10^{-3} \cdot 10^{-3}}{0} = \frac{10^{-6}}{0} = \infty \,^{70}$$

La constante de valor ∞ indica la presencia de un electrolito fuerte

Pasemos ahora a un electrolito débil, al que representamos arbitrariamente como AcH, con una concentración inicial de 1M.

	AH	⇌	A	+	H⁺
Co:	1M		----		----
Eq:	1M		10^{-5} M		10^{-5} M

Al comienzo de la reacción existe la molécula AH, con una concentración de 1M. Esperamos a que se establezca el equilibrio, y en esta situación dinámica medimos la concentración de los productos, en éste caso de 10^{-5} M.

Consideramos la concentración del reactante en el equilibrio como 1M, ya que no resulta relevante la disociación sufrida. Planteamos la K y reemplazando en ella, se obtiene:

$$K = \frac{[A^-][H^+]}{[AH]} = \frac{10^{-5} \cdot 10^{-5}}{1} = \frac{10^{-10}}{1} = 10^{-10}$$

Como el valor de la constante es menor que 1, decimos que se trata de un electrolito débil.

SALES POCO SOLUBLES

El equilibrio iónico es de mucha aplicación en diversos campos de la química. Uno de ellos es el referido a las sales que poseen muy baja solubilidad, englobadas en el grupo de sales poco solubles.

En estos casos se establece un equilibrio entre la fase más abundante (el sólido no disuelto) con sus iones disueltos.

---

[70] Al agotarse el reactante, su valor en equilibrio es 0, y cualquier número dividido por 0, da como resultado infinito.

Un típico ejemplo de este tipo de sales lo constituye el sulfato de bario, $BaSO_4$.

Al agregar esta sal al agua, se produce la disociación electrolítica:

$$BaSO_4 \rightleftharpoons Ba^{++} + SO_4^{=}$$

Por ser poco soluble, la gran mayoría de la masa tenderá a precipitar y mantenerse en el estado sólido, por lo que quedará muy poco sus iones en solución.

Si planteamos la constante de equilibrio de la reacción nos queda:

$$Kps = [Ba^{++}] \cdot [SO_4^{=}] \quad (1)$$

Obsérvese que no se coloca el reactante como divisor en la constante por tratarse de un sólido, los que, por su característica de actividad constante, no se incluyen en la resolución de las constantes K en general.

Se evidencia así que se trata de un *producto de la concentración* de los iones en solución, y de allí que a ese tipo de equilibrios se los denomine Constante del producto de solubilidad, Kps, ya que se aplica sólo sobre las especies disueltas.

Las constantes de la gran mayoría de las sales poco solubles se encuentran determinadas experimentalmente y tabuladas.

A partir de esos valores, despejando de la fórmula, se puede determinar el valor de la concentración de los iones en el equilibrio.

En la tabla de Kps se observa que el valor para el sulfato de Bario, $BaSO_4$, a 25°C es igual a $1,1 \times 10^{-10}$,

$$Kps = [Ba^{++}] \cdot [SO_4^{=}] = 1,1 \cdot 10^{-10}$$

Si queremos determinar el valor de la concentración de los iones en solución, observamos que por cada mol de sulfato, se produce un mol de bario; podemos entonces deducir que en el equilibrio ambas concentraciones son iguales: $[Ba^{++}] = [SO_4^{=}]$;

Entonces reemplazamos en la fórmula (1) $\quad Kps = [Ba^{++}] \cdot [Ba^{++}] = [Ba^{++}]^2$;

Y de allí despejar $[Ba^{++}]$ $\quad [Ba^{++}] = \sqrt{Kps} = (1,1 \cdot 10^{-10})^{1/2} = 1,1 \cdot 10^{-5} M$

Obteniendo que la concentración del Bario en el equilibrio es $1,1 \cdot 10^{-5} M$

Como dijimos que en este caso ambos iones eran iguales, el valor de la
solubilidad del anión, también será $1,1 \cdot 10^{-5}$ M; $[Ba^{++}] = [SO_4^=]$

A partir del valor del Kps, conocido experimentalmente por mediciones de conductividad eléctrica, se determina el valor de solubilidad para iones de sales poco solubles.

Se muestra a continuación un ejemplo para una sal donde la concentración de sus iones no es igual como en el caso anterior.

El Fluoruro de Bario, BaF_2, tiene un KPS = $1,7 \times 10^{-6}$, disociándose de la siguiente manera:

$BaF_2 \rightleftharpoons Ba^{++} + 2F^-$ Aquí en el equilibrio no hay igualdad entre los iones, ya que se produce el doble de iones Fluoruro que del metal.

Planteando la constante: $Kps = [Ba^{++}] \cdot [F^=]^2$ (2)

Para poder obtener una sola incógnita, igualamos los valores multiplicando por 2 la concentración de Bario.

Decimos:
$$2[Ba^{++}] = [F^-] \; ; (3)$$

Reemplazamos [F⁻], por su igual, $2[Ba^{++}]$) en la ecuación (2) $Kps = [Ba^{++}] \cdot (2[Ba^{++}])^2 = 4[Ba^{++}]^3$

Entonces la $[Ba^{++}]$ será igual a $\sqrt[3]{\dfrac{Kps}{4}} = 7,52 \times 10^{-3}$

Conforme la igualdad (3) podemos determinar la concentración de Fluoruro, como el doble de la de Bario.

$$[F^-] = 2[Ba^{++}]$$
$$[F^-] = 2 \times (7,52 \times 10^{-3}) = 1,5 \times 10^{-2}$$

LECTURA COMPLEMENTARIA

Efecto de Electrolito

La fuerza iónica de una solución se encuentra determinada por la solubilidad de los electrolitos.

Cuando un electrolito es poco soluble en agua, la fuerza iónica de la solución es baja; por el contrario, cuando se trata de un electrolito muy soluble, la fuerza iónica de la solución será mayor. Por eso, cuando una solución de una sal poco soluble está en su punto de saturación, el agregado de una sal más soluble en agua, promoverá un incremento de la fuerza iónica y con ello, podrá aumentar la concentración en solución de esa sal poco soluble. A este efecto se lo denomina efecto del agregado de electrolito.

Por ejemplo, una solución saturada de AgCl (sal poco soluble) sufrirá un incremento de solubilidad ante el agregado de nitrato de sodio, una sal soluble.

El fenómeno se origina ante el agregado de una sal soluble por incremento de fuerza iónica.

Efecto ion-común

Estas aplicaciones también resultan útiles para determinar el comportamiento de un sistema en equilibrio, por efecto de un ion común entre dos sales. Por ejemplo, si a la solución de sulfato de bario del ejemplo anterior se le agregara Cloruro de Bario, estaría entrando en juego el efecto "ion común" (Ba^{++}) y provocando un desplazamiento de acuerdo con el principio de Le Chatelier, a los efectos de recuperar ese equilibrio

Al agregar otra sal de Bario, por ejemplo, Cloruro de Bario, el equilibrio del sulfato de bario se desplazará hacia la izquierda, a los efectos de amortiguar el incremento del catión bario proveniente de la nueva sal.

$$BaSO_4 \rightleftharpoons Ba^{++} + SO_4^{=}$$

De esta forma se restablece el equilibrio, produciendo una mayor precipitación de la sal poco soluble por efecto del ion común.

$$Kps = [Ba^{++}] \cdot [SO_4^{=}] \quad (4)$$

Al agregar Cloruro de Bario, se incrementa la concentración de Bario, lo que origina una tensión en el equilibrio. Según el principio de Le Chatelier, el sistema debería desplazarse hacia la izquierda.

Capítulo 9: ELECTROLITOS

Ahora el [Ba $^{++}$] total = [Ba $^{++}$] del sulfato + [Ba $^{++}$] del cloruro.

Si aumenta Bario, en (4) el sulfato debe disminuir, es decir, debe precipitar. A este proceso analítico se lo llama precipitación selectiva.

ESTADO ÁCIDO - BASE

Es común en la vida diaria hablar de sustancias ácidas y alcalinas. Relacionamos las primeras con el limón, el vinagre, el ácido muriático. En cambio, la lejía, la soda cáustica, la soda solvay, se consideran alcalinas. Ahora veamos lo que podemos decir de ellas desde el punto de vista químico.

$$ClH \rightarrow Cl^- + H^+$$

Según Arrhenius, se denomina ácido a toda sustancia capaz de ceder protones. (H+).

Asimismo, definió como base o álcali, a toda sustancia que ceda Hidroxilos (u Oxhidrilos), por ejemplo

$$(HO)K \rightarrow HO^- + K^+$$

Sin embargo, como en ciertos casos algunas sustancias demostraban comportamiento básico a pesar de no poseer oxhidrilos, Brönsted y Lowry modificaron la definición de Arrhenius[71], con las siguientes propuestas:

Denominaron: **ACIDO**, a toda sustancia capaz de *entregar* protones.

En correspondencia con lo anterior, definieron

BASE, como toda sustancia capaz de *recibir* protones.

De lo expuesto, queda claro que, por propia definición, para que exista un ácido, se necesita una base y viceversa;

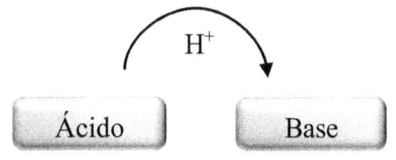

---

[71] En 1923 Lewis introdujo el concepto de ácido-base basado en intercambio electrónico. Es útil para sistemas donde no prevalecen los protones, definiendo como ácido a toda sustancia capaz de recibir un par electrónico y como base a aquellas capaces de entregarlos.

Estas sustancias tienen comportamiento conjugado, en razón de esa misma definición, ya que la sustancia que actúa como ácido, se transforma por esa acción en una base, pues se habrá convertido en una estructura capaz de recibir el protón que dio; lo mismo ocurre con las bases, porque al haber recibido el protón, en ese momento se convirtieron en ácido; esto se refleja en el esquema a continuación:

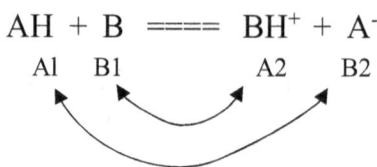

Si recordamos que los electrolitos pueden ser fuertes o débiles, en función de su tendencia a disociarse, esto es, la fuerza con la que los reactantes se transforman en producto, podemos encontrar dos grandes grupos:

        - Ácidos y bases fuertes   - Ácidos y bases débiles

Una forma de medir esa tendencia a disociarse, es a través de la utilización de la constante de equilibrio.

Si una reacción, como la siguiente, sufre el proceso de transformación: A + B ==== C + D

Su constante de equilibrio, queda: $$K\,eq = \frac{[C]\cdot[D]}{[A]\cdot[B]}$$

Recordemos que si Keq, es mayor que 1, la reacción se encontrará desplazada a la derecha.

En el caso de tratarse de un electrolito fuerte, los reactantes se agotarán, con lo cual el valor del denominador será 0.

Por consiguiente, si el denominador vale 0, ante cualquier valor que tenga el numerador, el resultado de la razón será infinito (∞).

Entonces decimos que los ácidos y bases serán fuertes cuando el valor de K sea infinito.

La K de equilibrio adquiere la identificación del tipo de reacción a la cual se aplica: si la reacción es una hidrólisis, hablamos de Kh (K de hidrólisis), si es de un ácido, Ka (Constante ácida), etc.

Así como el intercambio de electrones caracteriza a las ecuaciones redox, el intercambio de H^+ identifica a las reacciones ácido-base.

De acuerdo con la fuerza de la reacción, al plantear la constante para la reacción

$$ClH + H_2O \rightarrow Cl^- + H_3O^+$$

Se verifica que al final de la reacción ya no queda ClH, por lo que su valor en la fórmula de la constante será 0, y por consiguiente el resultado será igual a infinito.

$$Keq = \frac{[Cl^-][H_3O^+]}{[ClH]} = \frac{n \cdot n}{0 *} = \infty$$ Cualquier número dividido por $0 \rightarrow \infty$, indicando este valor que se trata de un *ácido fuerte*.

Como podrá observarse, el agua no fue incluida en la fórmula; esto obedece a que el agua se comporta como solvente (fase dispersante) y su valor es una constante, por lo que se incluye dentro de la constante misma. $1,32 \times 10^{-3}$.

Como ya viéramos, los sólidos tampoco se introducen en la fórmula.

Vimos un ejemplo de ácido fuerte, con la disociación completa, ($K=\infty$; infinito).

Ahora veremos el ejemplo de un electrolito débil, como el ácido acético, que lo representaremos como HAC.

Si partimos de una solución del ácido de concentración 0,1 M, tendremos

	HAc + H$_2$O	Ac- + H$_3$O$^+$
Al inicio:	0,1M	0 0
En el equilibrio:	∿ 0,1M	$1,32 \times 10^{-3}$ $1,32 \times 10^{-3}$

Al plantear la constante, nos queda:
$$Ka = \frac{[Ac-][H_3O^+]}{[AcH]} = \frac{(1,32 \times 10^{-3})^2}{0,1} = 1,7 \times 10^{-5}$$

Como el valor de K es menor que 1, hablamos de electrolito débil, en éste caso un ácido débil.

Por tratarse de ecuaciones conjugadas, se establecen las siguientes relaciones:

Un Ácido fuerte (AF) genera una → Base Débil (BD)
Una Base Débil genera un → Ácido Fuerte

Y a la recíproca:

Un Ácido débil (Ad) genera una → Base Fuerte (BF)
Una Base fuerte genera un → Ácido Débil

Veamos la siguiente relación, para el ejemplo que estamos considerando:

$$AcH + H_2O \rightleftharpoons Ac^- + H_3O^+$$

Ac D B D BF AF

(H+ se transfiere de AcH a H₂O)

EL AGUA COMO ELECTROLITO

El agua tiene un comportamiento electrolítico, ya que es capaz de disociarse en iones. Sin embargo, esta disociación es muy débil, ya que, en condiciones normales, en el equilibrio, de cada diez millones de moles de agua, sólo un mol se encuentra disociado, según se expresa en la siguiente ecuación:

$$H_2O + H_2O \rightleftharpoons H_3O^+ + {}^-OH$$
1 mol   1 mol 1×10^{-7} moles 1×10^{-7} moles

Si planteamos la constante de equilibrio para esa reacción, nos queda:

$$K = \frac{[HO^-][H_3O^+]}{[H_3O^+]}$$

Como se expresara, el agua no se incluye en la fórmula de la constante[72].

Al incluirla, como k' se genera una nueva constante, Kw[73]. $K \cdot k' = Kw = [HO^-][H_3O^+]$

Como consecuencia de su valor de disociación, sabiendo que diez millones de moles de agua, producen un mol de iones, un mol de agua, generará 0,00000001 moles de iones, es decir, 1 mol de agua, genera 1×10^{-7} moles ionizados.

Por lo expresado, se acepta que en condiciones normales, el producto iónico del agua, Kw es:

$$Kw = [HO^-][H_3O^+] = 10^{-7} \cdot 10^{-7} = 10^{-14} \quad (1)$$

Para evitar el uso de datos con cantidad de ceros antes de la primera cifra significativa, Sörensen propuso la utilización de logaritmos negativos (simbolizado en el campo matemático como "p").

---

[72]. El agua como solvente, se considera en sí mismo una constante, por lo que se la incluye en el valor de K.
[73]. w, de water, agua en inglés.

Al aplicarle logaritmo negativo a la ecuación (1) se obtiene el pKw

$$pKw = -\log 10^{-14}$$
$$-\log 10^{-14} = -(-14 \cdot \log 10)\text{ ; el logaritmo de 10 es 1;}$$
$$= -(-14 \cdot 1) = 14$$
$$pKw = pH + pOH = 14;\ (2)$$

la suma de pH y pOH a 25 °C da 14

de donde, el logaritmo negativo de hidronio es pH y el logaritmo negativo de oxhidrilo es pOH.

$$pH = -\log [H3O^+] = -\log 1 \times 10^{-7} = 7 \quad (3)$$

$$pOH = -\log [OH^-] = -\log 1 \times 10^{-7}\ 7 \quad (4)$$

De esta manera se hace evidente que los valores de pH e hidronio, se encuentran vinculados a través de su logaritmo decimal negativo.

Un listado de varias condiciones de acidez se muestra como ejemplo en la tabla siguiente:

pH	[H$_3$O]	[OH$^-$]	pOH	Estado del medio
13	10^{-13}	10^{-1}	1	Alcalino
11	10^{-11}	10^{-3}	3	Alcalino
9	10^{-9}	10^{-5}	5	Alcalino
7	10^{-7}	10^{-7}	7	NEUTRO
6	10^{-6}	10^{-8}	8	Ácido
4	10^{-4}	10^{-10}	10	Ácido
2	10^{-2}	10^{-12}	12	Ácido

Resulta evidente que cualquiera de los cuatro valores (pH, pOH, [$^-$OH] e [H$_3$O+]) son individualmente suficientes para expresar la escala de acidez de una solución; por ello, para que resulten útiles para comparar distintos sistemas, es conveniente tomar uno de ellos; por ello, es universalmente utilizada la escala de pH, como escala patrón de acidez de los sistemas.

Esta escala de 0 a 14 muestra que, a mayor pH, menor acidez.

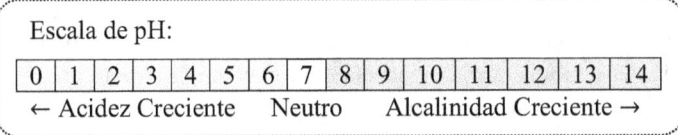

CÁLCULO DE pH EN ÁCIDOS Y BASES DÉBILES

Cuando se trata de ácidos y bases débiles, se debe tener en cuenta, que a diferencia de los electrolitos fuertes, la concentración de Hidronio **será menor** que la del ácido agregado. Observemos este fenómeno sobre la reacción del ácido acético ya vista:

$$AcH + H_2O \rightleftharpoons Ac + H_3O^+$$

Si al principio de la reacción tenemos una concentración de ácido a la que llamamos C_o, al llegar al equilibrio, una fracción de esa concentración se habrá transformado en productos. Como ignoramos cuánto se ha producido, a esa cantidad la llamamos x.
Entonces en el equilibrio quedará $C_o - x$ de reactantes y x de productos;

	AcH	$+ H_2O$	$\rightleftharpoons$	Ac	$+$	H_3O^+
Al inicio:	C_0			---		---
En el equilibrio:	$C_0 - x$			x		x

Al comienzo de la reacción solo hay ácido Acético (Co) y en el equilibrio se formaron x moles de Ac- y x moles de H_3O^+. Entonces de AcH queda lo inicial, menos lo formado de productos: $C_o - x$ moles de AcH

Planteando la constante de Equilibrio, para esa reacción, nos da: $Ka = \dfrac{[Ac^-] \cdot [H_3O^+]}{[AcH]}$

Observando que por cada mol de H_3O^-, se forma un mol de Ac^-, podemos decir que:
$[Ac^-] = [H_3O^+]$, por lo cual podemos reemplazar en la fórmula anterior

[Ac⁻] por su igual, [H₃O⁺]   → $Ka = \dfrac{[H_3O^+] \cdot [H_3O^+]}{[AcH]}$ → $Ka = \dfrac{[H_3O^+]^2}{[AcH]}$

Si aceptamos que el ácido acético es un ácido débil, podemos considerar que el valor de X (fracción disociada), es relativamente baja por lo que podrá ser despreciada, y considerar a $[AcH] = C_0$ entonces reemplazamos:

$Ka = \dfrac{[H_3O^+]^2}{C_0}$ Despejando $[H_3O^+]^2$, queda $[H_3O^+] = \sqrt{(C_0 K_a)}$ (5)

Teniendo en cuenta que, por tratarse de electrolitos débiles, la disociación es mínima, y que además se debería ver inhibida por la presencia del ion común hidronio aportado por el agua, se puede considerar que la concentración del ácido como la concentración inicial lo que se encuentra corroborado por la experiencia y por el cálculo de la ecuación de segundo grado, que es más exacta que la aproximación que aquí utilizamos por su mayor sencillez.

Por consiguiente, es una buena aproximación que nos permite determinar con aceptable exactitud la concentración de hidronio [H3O $^+$]; éste se puede averiguar, como la raíz cuadrada de la concentración inicial del ácido (C_o) por la constante del ácido débil (Ka).

Un tratamiento similar se puede hacer para las bases débiles, y determinar la concentración de oxhidrilos [HO $^-$] con buena aproximación, a través de la raíz cuadrada de la concentración inicial (C_o) por la constante básica (Kb).

$$[HO^-] = \sqrt{(C_0 K_b)} \qquad (6)$$

Hidrólisis

La hidrólisis es un fenómeno que se asocia a los sistemas ácido base, y que se origina en la reactividad de los radicales en agua. Como vimos, si un electrolito es débil, su estructura conjugada será fuerte y en consecuencia podrá reaccionar con otras moléculas, como por ejemplo, el agua. Si la molécula de agua es atacada por esas moléculas reactivas, resulta hidrolizada, lo que da nombre al fenómeno.

Ac $^-$ + H$_2$O ===== AcH + $^-$OH

Si tenemos presente que el ácido acético es un electrolito débil, al disociarse se origina acetato; el acetato, en consecuencia, es un anión fuerte, que reaccionará con agua

Al plantear la constante de equilibrio, nos queda:
$$Kh^1 = \frac{[Ac\,H] \cdot [-OH\,]}{[\,Ac-\,]}$$

Si multiplicamos numerador y denominador por [H$_3$O$^+$], como factor común, obtenemos:
$$Kh = \frac{[Ac\,H] \cdot [-OH\,] \cdot [\,H_3O^+\,]}{[\,Ac-\,] \cdot [\,H_3O^+\,]} \qquad (1)$$

Visualizamos que [$^-$OH] [H$_3$O$^+$], es igual a Kw;   Y que [AcH]/ [Ac $^-$] [H$_3$O$^+$] = 1/Ka

Entonces, reemplazando en (1), nos queda que:
$$Kh = \frac{K_w}{K_a}$$

De aquí podemos deducir que cuanto más débil es el ácido, mayor será la hidrolización del anión.

Para el caso de una base débil, por homología se cumple que $Kh = \dfrac{K_w}{K_b}$

La hidrólisis es un fenómeno que se debe tener en cuenta por su influencia en los sistemas con aniones de ácidos débiles y cationes de bases débiles.

INDICADORES ÁCIDO BASE

Si bien los pH-metros son equipos cada vez más accesibles y exactos, una gran cantidad de determinaciones ácido-base se siguen realizando con indicadores visuales.

Los indicadores son ácidos o bases débiles que poseen la propiedad de presentar diferente coloración según se encuentren protonados o no.

Si representamos un indicador como HIn, éste se podrá disociar de la siguiente manera:

$$HIn + H_2O \rightleftharpoons H_2O^+ + I^-$$
Rojo \qquad\qquad Amarillo

planteamos la constante del indicador, Ki

$$Ki = \dfrac{[I^-]\,[H_3O^+]}{[HIn]}$$

Supongamos que HIn es rojo y que I^- es amarillo. Si el indicador se encuentra en un medio ácido, habrá gran presencia de hidronio en el medio, y en consecuencia, conforme el principio de LeChatelier, la reacción se desplazará a la izquierda, donde la especie es roja.

En otras palabras se debe disminuir el denominador y aumentar el denominador para que la Ki no se altere.

Si el medio es alcalino, la reacción se desplazará a la derecha produciendo hidronio. En ese caso se visualizará amarillo. En síntesis, si

$\quad$ [I^-] mayor que [HIn] : rojo $\qquad\qquad$ [I^-] menor que [HIn] : amarillo

El cambio de color se llama zona de viraje y corresponde a un rango de pH particular para cada uno.

Ejemplo de indicadores son los siguientes:

Indicador	Color	Intervalo Viraje	Color
Metil Orange	Anaranjado	2,1 – 4,4	Amarillo
Rojo Metilo	Rojo	4,2 - 6,3	Amarillo
Azul de Bromotimol	Amarillo	6 – 7,6	Azul
Fenolftaleína	Incoloro	8,3 - 10	Fucsia
Alizarina	Amarillo	10,1 - 12	Rojo

Existe una gran cantidad de sustancias con estas propiedades. Se deben utilizar en los rangos adecuados para el medio en el que estamos trabajando.

Sistemas Buffer

Se denomina buffer, amortiguador o tampón, a sistemas constituidos por un ácido débil y una de sus sales o por una base débil y una sal derivada de ella.

Siguiendo con el ejemplo del ácido acético, como ácido débil, podrá constituir un buffer con una de sus sales, por ejemplo, el acetato de sodio. De esta manera se conforma un par AcH/ Ac⁻

Otros ejemplos de buffers son:

    Fosfato diácido/ fosfato monoácido: $PO_4H_2^- / PO_4H^=$

    Amoníaco/ amonio: NH_3 / NH_4^+

    Proteinato/proteína: $Prot^- / Prot$

    Hemoglobinato/hemoglobina: Hb^- / Hb

    Carbónico/bicarbonato: CO_3H_2 / CO_3H^-

La principal propiedad de los buffers radica en su facultad de evitar las variaciones marcadas en la acidez del medio. Se dice de ellos que son reguladores del pH. Esta facultad radica en el mecanismo de adquirir o liberar protones del o al medio, de acuerdo con las tensiones aplicadas al sistema.

Si un medio posee un pH determinado, significa que tiene una determinada concentración de protones. Si un buffer está presente, ante cualquier tensión aplicada al medio, el buffer reaccionará de manera de compensar esa tensión, de la forma descripta por el principio de Le Chatelier.

Si al agua se le agrega un ácido, se le estarán incorporando protones, y en definitiva, disminuyendo su pH. En cambio sí un buffer se encuentra presente, el pH tenderá a no modificarse. Por ejemplo, si en el medio está el buffer Fosfato diácido / fosfato monoácido. Al agregarle un ácido, el sistema buffer se desplazará para absorber ese exceso de protones y mantener el pH del medio.

$$PO_4H^= + H^+ \rightleftharpoons PO_4H_2^-$$

Al agregar protones, el $PO_4H^=$ los tomará y se transformará en $PO_4H_2^-$ con lo que se logará mantener la concentración de protones del medio, es decir no se producirá modificación del valor de pH.

Entonces, ante un agregado de H^+, el sistema buffer se desplazará hacia la derecha. Por el contrario, si el medio tiene una pérdida de protones (aumento del pH), el sistema reaccionará desplazándose a la izquierda, para liberar los protones necesarios hasta compensar esa diferencia, y recomponer el valor de pH. Por supuesto que los buffers tienen una propiedad reguladora, pero limitada. Llegará un punto en el que la capacidad del buffer será superada y el pH se verá finalmente modificado.

CASO A	CASO B
El medio se acidifica recibiendo H^+	El medio se alcaliniza entregando H^+
H^+ → $PO_4H_2 \rightleftharpoons PO_4H^= + H^+$	$PO_4H_2 \rightleftharpoons PO_4H^= + H^+$ → H^+
Si al medio se agregan protones, el sistema buffer se desplazará hacia la izquierda con el fin de que no se incremente la concentración de protones existentes en el medio.	Si por el contrario, el sistema requiere más protones para que no suba el pH, el buffer se desplazará a la derecha a los efectos de proveer los H^+ necesarios a esos requerimientos.
El equilibrio desplazado a la izquierda disminuye protones del medio para evitar la acidificación que causa el excedente de protones agregados.	El equilibrio desplazado a la derecha aumenta los protones del medio para frenar la alcalinización que produce la extracción de los protones del medio.
Ej: Llegan 10 protones externos, 10 moléculas de buffer se transforman en reactivo para recuperar el número inicial de H^+	Ej: se extraen 10 protones del medio, entonces, 10 moléculas de buffer se transforman en producto para recuperar el número inicial de H^+

ECUACIÓN DE HENDERSON - HASSELBALCH

Esta reacción resulta muy útil para identificar las condiciones de acción de un buffer. Un ejemplo es lo que ocurre a nivel biológico con la regulación del pH de los sistemas que están muy restringidos en cuanto a los rangos de pH permitidos en los procesos vitales.

Como las células en sus procesos metabólicos producen dióxido de carbono, y éste con agua forma ácido carbónico, el pH del medio descendería. Pero a su vez el ácido libera un protón y produce bicarbonato. Si observamos la reacción que representa lo expresado:

$$CO_2 + H_2O \Longleftrightarrow CO_3H_2 \Longleftrightarrow CO_3H^- + H^+ \qquad (2)$$

Esta serie de reacciones se verifica en la célula. Éstas, a través de los procesos oxidativos, llevan a cabo su camino metabólico con la incorporación de oxígeno que permite utilizar la glucosa, concluyendo el proceso con la producción de CO_2 y H_2O.

Notemos que el anhídrido carbónico proveniente de ese metabolismo, se elimina por sangre venosa en los pulmones (proceso respiratorio), mientras que el agua se eliminará por diversas vías, entre ellas la renal; prestemos atención al proceso por el cual el CO_2 se combina con agua para formar ácido carbónico

$$CO_2 + H_2O \Longleftrightarrow CO_3H_2$$

Esta es una reacción energéticamente muy desfavorable, por lo que se lleva a cabo a través de la intervención de una enzima específica, la anhidrasa carbónica.

El ácido formado, se disocia, cuando el medio es pobre en protones, en bicarbonato y protón (H^+) que es un proceso regulado por el riñón (proceso metabólico)

$$CO_3H_2 \Longleftrightarrow CO_3H^- + H^+$$

Integrando ambas reacciones, $\quad CO_2 + H_2O \Longleftrightarrow CO_3H_2 \Longleftrightarrow CO_3H^- + H^+$

El anhídrido carbónico, CO_2 representa LO ACIDO, y su destino es el sistema respiratorio; el CO_3H^-, representa lo BASICO, siendo éste procesado en el riñón.

Órgano	Metabolito	Carácter
Pulmón	CO_2	ACIDO
Riñón	CO_3H^-	BÁSICO

Si desarrollamos la fórmula de la constante de equilibrio para un ácido débil, como podría ser la segunda parte de la ecuación (2)

$$H_2CO_3 \Longleftrightarrow HCO_3^- + H^+$$

Y le aplicamos su constante de equilibrio, nos queda:
$$Ka = \frac{[H_2CO_3^-]\cdot[H^+]}{[H_2CO_3]}$$

Si despejamos protón, se obtiene:
$$[H^+] = \frac{Ka\,[CO_3H_2]}{[H^-]CO_3} \quad (3)$$

Al aplicar logaritmos negativos (p) a la ecuación (3), resulta:

$$pH = pKa + \log\frac{[HCO_3^-]}{[H_2CO_3]}$$

Generalizando, podemos decir que el pH en un medio buffer es igual a la constante ácida más el logaritmo de la concentración de sal sobre la de ácido.

$$\boxed{pH = pKa + \log\frac{C_{sal}}{C_{\text{ácido}}}}$$

En el caso del organismo humano, el buffer bicarbonato es el principal regulador del pH.

Considerando que el pH normal en 7,40 y sabiendo que el pKa del ácido carbónico es 6,1, si reemplazamos en la fórmula (3), estos valores, veremos que

$$7,40 = 6,10 + \log\frac{[HCO_3^-]}{[H_2CO_3]}$$

Para que se cumpla la igualdad, el segundo término del miembro de la derecha debe valer 1,30.

Entonces, ¿el logaritmo de qué número nos proveerá 1,3? Al resolver, vemos que el logaritmo de 20 es 1,3, es decir que para que se mantenga el pH del organismo, en esos valores, la relación entre el bicarbonato y el ácido carbónico ([HCO_3^-] / [H_2CO^3]), debe ser igual a 20, es decir 20 partes de bicarbonato por cada parte de ácido carbónico).

La regulación gaseosa del CO_2 a través del sistema respiratorio resulta fundamental entonces para el mantenimiento del estado ácido base. Una acumulación de CO_2 puede llevar, si no es compensado a una acidosis de tipo respiratoria.

Por otra parte, el bicarbonato es regulado a nivel renal, y cualquier modificación de su homeostasis, llevará a alguna patología del medio interno de carácter metabólico.

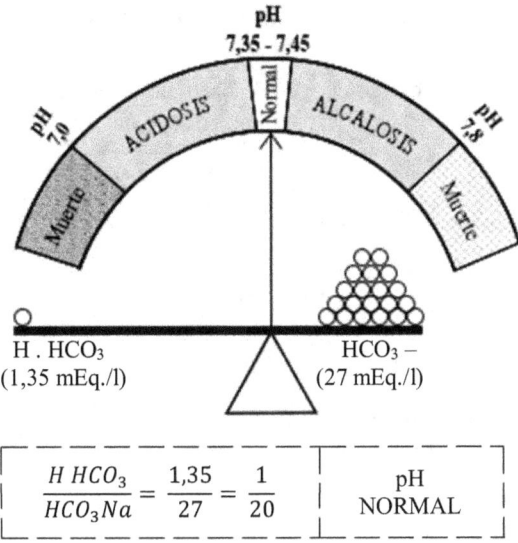

$$\frac{H\,HCO_3}{HCO_3Na} = \frac{1{,}35}{27} = \frac{1}{20} \quad \text{pH NORMAL}$$

En el dibujo se visualiza que, si aumenta el CO_2 o baja el Bicarbonato, la aguja se inclina hacia la acidosis.

Con un ejemplo aplicativo, muy simplificado a los efectos didácticos, y que será profundizado en otras instancias, visualizaremos en la tabla siguiente el impacto orgánico de la alteración de esos metabolitos con sus consecuencias patológicas:

HCO_3^-	Riñón	↑	Alcalosis Metabólica
		↓	Acidosis Metabólica
CO_2	Pulmón	↑	Acidosis Respiratoria
		↓	Alcalosis Respiratoria

La Ecuación de Henderson Hasselbalch se aplica a otros buffers de la siguiente manera:

$$pH = pKa + \log \frac{[\text{Base o Sal}]}{[\text{Ácido}]}$$

Ejemplo: Aplicación de la Ecuación de Henderson Hasselbalch:

¿Cuál será el pH de un sistema formado por ácido acético y acetato de sodio, de concentración
    Acetato: 0,3 M ;   Acético: 0,02 M ;   El pKa es igual a 5,12

Entonces, aplicando la ecuación de Henderson-Hasselbalch, nos queda:

$$pH = 5,12 + \log \frac{0,3 \text{ M}}{0,02 \text{ M}}$$

$$pH = 5,12 + \log 15$$

$$pH = 5,12 + 1,18 = 6,3$$

Para revisar el tema ácido – base, resulta de interés repasar las fórmulas de aplicación en ésta área:

FÓRMULAS GENERALES			
1.	$Kw = [H_3O^+][HO^-]$	5.	$[H_3O^+] = 10^{-pH}$
2.	$pKw = pH + pOH$	6.	$[HO^-] = 10^{-pOH}$
3.	$pH = -\log[H_3O^+]$	7.	$Ka = ([H_3O^+][A^-]) / [AH]$
4.	$pOH = -\log[HO^-]$	8.	$Kb = ([HO^-][B^+]) / [B]$
Para electrolitos débiles			
9.	$[H_3O^+] = (C_o Ka)^{1/2}$	10.	$[HO^-] = (C_o Kb)^{1/2}$
Para hidrólisis			
11.	Kh: Kw / Ka	12.	Kh: Kw / Kb
Para Buffers			
13.	pH = pKa + log (sal/ acido)	14.	pOH = pKb + log (sal/base)

10
Reacciones de Óxido - Reducción

Concepto. Media reacción. Celdas Galvánicas. Equilibrio. Ecuación de Nernst. Electrólisis.

PROPOSITOS FORMATIVOS

Al concluir la lectura del capítulo el alumno será capaz de:
- Diferenciar las reacciones de óxido- reducción
- Interpretar el sentido de los números de oxidación
- Asignar con corrección el número de oxidación a elementos y compuestos
- Diferenciar los procesos en hemirreacciones de oxidación y reducción
- Interpretar el sentido físico de los procesos redox
- Integrar las hemirreacciones en una reacción final
- Asociar los procesos redox al funcionamiento de las celdas galvánicas
- Identificar sustancias oxidantes y reductoras
- Predecir el sentido de las ecuaciones redox standard
- Aplicar la Ecuación de Nernst a los sistemas redox no estándar
- Electrólisis. Leyes de Faraday. Celdas Galvánicas

Las reacciones de Óxido-Reducción corresponden a un grupo muy importante de interacciones químicas que se caracterizan por producir **intercambio de electrones.** Se las denomina genéricamente reacciones REDOX. Mientras que las reacciones ácido base transcurren por un intercambio de protones[74], las de óxido reducción se originan sobre los intercambios electrónicos.

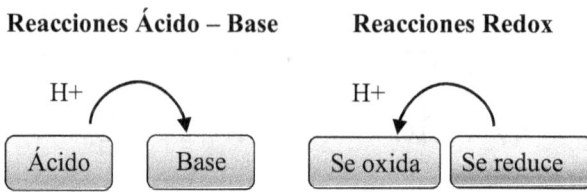

En el diagrama se explicita como se clasifica una gran cantidad de reacciones químicas, en dos grandes grupos:

Reacciones Ácido base → intercambian PROTONES (H^+)
Reacciones de óxido-reducción → intercambian ELECTRONES (e^-)

El concepto cotidiano de oxidación se halla incorporado al lenguaje cotidiano, interpretándose correctamente que un elemento expuesto al aire "se oxida", pues incorpora oxígeno a su molécula. Hasta el advenimiento de los metales inoxidables, era muy común convivir con utensilios que mostraban signos de herrumbre (oxido) en su superficie.

Químicamente, el concepto de oxidación resulta más amplio que el mero fenómeno de incorporar oxígeno. Una manera de observarlo, es a través de los números de oxidación.

Un camino para determinar el estado de oxidación de elementos y compuestos químicos, consiste en asignar "números de oxidación a cada uno de ellos".

Dichos valores surgen de los siguientes principios:
1. Todo elemento o compuesto sin carga eléctrica neta, tiene número de oxidación 0;
2. Todo elemento o compuesto con carga eléctrica neta vale la carga;
3. Dentro de un compuesto químico, el oxígeno posee carga -2, excepto en los peróxidos, en los que vale -1;
4. El hidrógeno, dentro de un compuesto químico, vale +1, excepto en los hidruros, en los cuales vale -1;

---

[74]. Por la definición de Brönsted-Lowry.

Capítulo 10: REACCIONES DE ÓXIDO - REDUCCIÓN

Los elementos a los cuales se les asigna valores son:

Elemento	Compuestos	Valor
Oxígeno	En general	-2
	En peróxidos ; (-O – O -)	-1
Hidrógeno	En general	+ 1
	En hidruros ; (H –M)	- 1

Veamos ahora ejemplos para algunas sustancias:

Característica	N° de oxidación	Ejemplos
Elementos y compuestos sin carga neta	0	He; Ag; Na; O_2; Cl_2; NH_3; S_8; P_4; $HClO_4$; $(HO)_3$ Al;
Con carga neta	+ 1	Na^+; K^+; Ag^+; Cu^+; NH_4^+; H_3O^+; Au^+; Li^+;
	+2	Ca^{++}; Fe^{++}; Mg^{++}; Ba^{++}; Cu^{++}; Cu^{++}; Zn^{++}; Pb^{++};
	+3	Al^{+++}; Fe^{+++}; Cr^{+++}; Au^{+++}; Mn^{+++};
	+4	Pb^{++++}; Mn^{++++}; Cr^{++++}; Pt^{++++}
	-1	Cl^- ; ClO^- ; BrO_2^- ; I^- ; NO_3^- ; F^- ; IO_4^- ; MnO_4^-
	-2	$S^=$; $SO_3^=$; $SO_4^=$; $CO_3^=$; $CrO_4^=$; $Cr_2O_4^=$
	-3	PO_4^{---} ; AsO_4^{---} ; PO_3^{---} ; AsO_3^{---}
	-4	$P_2O_7^{----}$; $As_2O_7^{----}$

Durante un proceso de óxido-reducción, se verifica el intercambio de electrones y la modificación del estatus de las sustancias que intervienen en el intercambio:

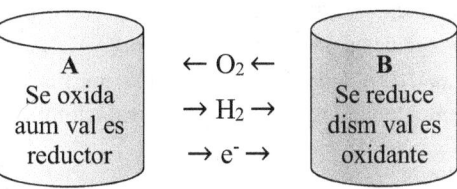

Decimos que una sustancia **A se Oxida** en uno o más de los siguientes casos, cuando:
- Recibe oxígeno
- Entrega hidrógeno
- Entrega electrones
- Aumenta su valencia
- Y se comporta como reductor

Decimos que una sustancia **B se Reduce**, cuando:
- Entrega oxígeno
- Recibe hidrógeno
- Recibe electrones
- Disminuye su valencia
- Y se comporta como oxidante

Para que el proceso se produzca, ambas sustancias deben interactuar.

En una reacción REDOX, se verifica, SIEMPRE, un intercambio de electrones.

Por ejemplo: $\qquad Cd^{++} + Zn^0 ==== Cd^0 + Zn^{++}$

Observamos que el elemento Cadmio sufre un cambio desde el estado +2 al 0, al recibir dos electrones:

$$2e^- + Cd^{++} ==== Cd^0 \quad \text{(Reducción)}$$

Por tratarse de un proceso en el que el elemente recibe electrones, lo identificamos como una reacción de REDUCCION observándose a su vez una **reducción** del número de oxidación.

La otra modificación electrónica que se verifica es la correspondiente al elemento Zinc, como se muestra a continuación:

$$Zn^0 ==== Zn^{++} + 2\ e^- \quad \text{(Oxidación)}$$

Como se observa, el Zn entrega electrones, con lo cual estamos en condiciones de aseverar que se trata de una OXIDACION. Su número de oxidación se incrementa de 0 a +2.-

Como cada una de las reacciones no pueden progresar por separada, entendiéndose que ambas integran la reacción total. Por ello, se las denomina HEMI reacciones. La reacción global se produce como consecuencia del acoplamiento de dos medias reacciones (hemirreacciones). Esto no obedece a un diseño teórico, sino que se encuentra fundamentado en una realidad física.

A diferencia de las reacciones vistas en capítulos anteriores, en las que era necesario que los reactantes estuvieran en contacto entre sí, para que se produjeran choques intermoleculares conducentes a un complejo activado, y de ese estado a la reacción que originara productos, en las reacciones de óxido reducción los reactantes pueden estar en recipientes separados, y solamente unidos por un puente conductor eléctrico, y aun así la reacción se concretará.

Veamos:

Si en un recipiente se coloca una terminal de Cadmio, sumergida en una sal de Cd^{++}, y en otro recipiente, una varilla de Zinc, sumergida en una sal de Zn^{++}, al unir ambas varillas con un cable conductor la reacción comenzará a desarrollarse; en un recipiente la hemireacción de cadmio y en la otra vasija, la hemireacción de zinc.

Al producirse el enlace eléctrico, la reacción tiene lugar de manera integrada, pero transcurre independientemente en cada recipiente. Estos recipientes se denominan celdas galvánicas

Celda de Reducción: $\quad 2e^- + Cd^{++} ==== Cd^+$
Celda de Oxidación: $\quad\quad\ \ Zn^+ ==== Zn^{++} + 2e^-$
$$\overline{\quad Cd^{++} + Zn^+ ==== Cd^+ + Zn^{++}\quad}$$

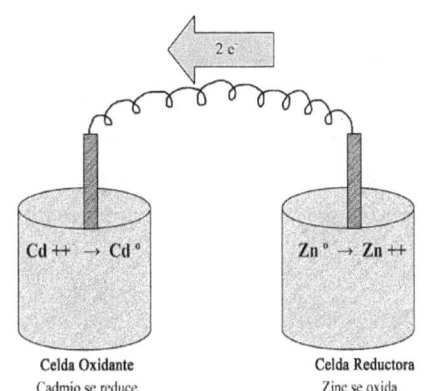

Celda Oxidante
Cadmio se reduce

Celda Reductora
Zinc se oxida

El Zn° de la celda galvánica de la derecha, para transformarse en Zn^{++}, libera 2 electrones; esos electrones circulan por el conductor eléctrico y se dirigen al vaso representado a la izquierda; Corresponde a una reacción de OXIDACION, pues ENTREGA electrones, comportándose el cinc como REDUCTOR.

Al llegar los electrones a través del conductor, se combinan con el Cd^{++}, originando Cd° (metálico). Esta es una hemi reacción de REDUCCION, pues RECIBE electrones. Al reducirse se comporta, esta vasija se comporta como OXIDANTE.

En el caso del ejemplo, se observará un incremento en la masa del borne de cadmio (por formación de cadmio metálico a partir de la sal disuelta), y una disminución en el tamaño de la varilla de cinc, por transformación del Zn° metálico, disolviéndose al oxidarse a sal. Este fenómeno se desarrolla por separado, en las dos celdas galvánicas, sólo unidas por un conductor de primera clase, y un puente iónico. El primero transporta los electrones y el segundo alivia el desequilibrio de concentraciones iónicas entre ambos recibientes.

Por ello es que se plantean las reacciones de óxido reducción, bajo la forma de dos media reacciones acopladas. Combinando ambas, se obtiene la reacción completa de óxido reducción, sin que necesariamente compartan el mismo recipiente, aunque necesariamente deben coexistir y comunicarse eléctricamente.

Estados REDOX:
Si bien todas las reacciones REDOX quedan determinadas por el intercambio electrónico, muchas de ellos se ven asociadas a la intervención de los elementos Oxígeno e Hidrógeno; se establece que un elemento se oxida cuando recibe Oxígeno o entrega Hidrógeno; está relacionado siempre a una entrega de electrones por parte del elemento, lo que determina un AUMENTO DE LA VALENCIA de ese elemento dador de electrones.

Por el contrario, se dice que un elemento se reduce cuando entrega Oxígeno o recibe Hidrógeno: se correlaciona con una recepción de electrones por parte del elemento lo que incide en una DISMINUCION de la valencia. El elemento que SE OXIDA, tiene un comportamiento REDUCTOR, y el elemento que SE REDUCE, denota una acción OXIDANTE.

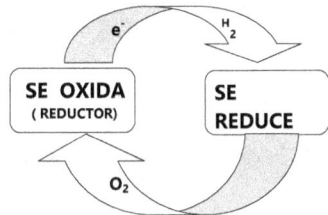

En síntesis, se resume en el cuadro siguiente los comportamientos descriptos:

UNA SUSTANCIA	O_2	H_2	Valencia	e^-	SE COMPORTA COMO
SE OXIDA cuando	gana	pierde	aumenta	pierde	REDUCTOR
SE REDUCE cuando	pierde	gana	disminuye	gana	OXIDANTE

Ejemplo: $$C + O_2 \rightarrow CO_2$$

En este caso el Carbono ganó Oxígeno y por consiguiente SE OXIDO, aumentando su Valencia (0 a +4). Actúa como REDUCTOR.

$$C + 2 H_2 \rightarrow CH_4$$

En cambio, en éste caso el Carbono ganó Hidrógeno y por consiguiente SE REDUJO. Se observa la disminución de su valencia (0 a -4) Actúa como OXIDANTE.

$$2 C O_2 \rightarrow 2 CO + O_2$$

Aquí el Carbono PIERDE OXIGENO y por ello SE REDUCE. ACTUA COMO OXIDANTE, LIBERANDO OXIGENO,

$$CH_3 - CH_3 \rightarrow CH_2 = CH_2 + H_2$$

En este caso el etano PIERDE HIDRÓGENO, por lo cual SE OXIDA Y ACTUA COMO REDUCTOR.

DISMUTACIÓN: Es el fenómeno por el cual un mismo elemento sufre los dos procesos, oxidación y reducción simultáneamente. Por ejemplo, un átomo de S que se reduce a $S^=$ y que se oxida a SO_3.

$$S ===== S^= + SO_3$$

EQUILIBRIO DE LAS REACCIONES DE ÓXIDO – REDUCCIÓN (REDOX)

Para equilibrar ecuaciones REDOX, se procede en dos etapas:

a) En primer lugar, se debe realizar *el equilibrio de masas*, y sólo una vez completado este paso, se debe pasar al

b) *equilibrio de cargas*; éste se realiza siempre colocando electrones del lado de la hemireacción donde la carga es mayor, a efectos de disminuirla para igualarla a la menor

c) *Sumatoria de hemirreacciones*

d) Compensación final de cargas

e) Equilibrio de masas: se deben identificar en primer término cuáles son los elementos que sufren el proceso redox, es decir, cual elemento se oxida y cual se reduce, conformando el par redox.

Se procede colocando sobre cada elemento el número de oxidación y se observa en cuales elementos se producen modificación de su valor del otro lado de la flecha de la hemireacción. Con esto cual es el que se reduce (pues disminuye su número de oxidación) y cual el que se oxida (porque aumenta su número de oxidación);

Determinado esto, se plantean las hemireacciones (la hemireacción de oxidación y la de reducción) por separado.

En ambas hemirreacciones se consigue equilibrar colocando los elementos necesarios para alcanzar el equilibrio de masas en primer lugar, y el de cargas posteriormente;

Antes debemos de tener en cuenta, que la forma de equilibrar dependerá del medio en el que se encuentre, siendo éstos medio ácido o medio básico:

1. Equilibrio de masas en medio ácido: En éste medio, se tiene en cuenta lo siguiente:

a. Cuando se deben sacar n átomos de oxígeno a los reactantes, se agrega de ese mismo lado el doble ($2n$) de protones (H^+), que oxígenos se deban extraer, obteniéndose n moléculas de Agua en los productos

b. Cuando se necesita agregar n átomos de Oxígeno a los reactantes, se agregan n moléculas de agua a la izquierda, obteniéndose $2n$ de protones en los productos.

2. Equilibrio de masas en medio básico:

a. Cuando se deben sacar n átomos de oxígeno a los reactantes, se agregan n moléculas de agua de ese lado y se obtendrá el doble ($2n$) de (HO$^-$) en los productos.

b. Cuando se necesita agregar n átomos de Oxígeno a los reactantes, se agrega el doble de HO$^-$ que oxígenos debamos agregar y se obtendrán n moléculas de agua, en los productos.

EQUILIBRIO DE CARGAS

Como ya se expresara, se debe realizar **siempre** una vez efectuado el equilibrio de masas, nunca antes. Para equilibrar cargas, se coloca del lado con mayor carga, un número suficiente de electrones para alcanzar el equilibrio; por ejemplo si un lado vale +5, y el otro 0, se colocarán cinco electrones del lado mayor; si en otro caso un lado tiene -2 y el otro 1, se colocarán de este lado tres electrones, hasta alcanzar el menos 2 que iguale ambos lados de la hemi reacción.

SUMATORIA DE AMBAS HEMIRREACCIONES

Una vez alcanzado el equilibrio de masas y de cargas en cada una de las hemirreacciones, se adicionan ambas. Para que se puedan sumar, sin embargo, se debe cumplir antes una condición: el número de electrones en ambas hemirreacciones debe ser el mismo, ya que se trata de un número idéntico, al ser la cantidad de electrones que se producen en la celda de oxidación[75] y que pasan por el cable conductor a la celda de reducción[76].

Si se verifica que el número de electrones no es el mismo, se multiplican una o ambas hemirreacciones hasta logar la igualdad de los electrones en las dos. Una vez conseguida la misma, se procede a suma.

ELIMINACIÓN DE CARGAS REMANENTES

Como las sustancias intervinientes en las hemirreacciones muestran cargas eléctricas, estas quedan en el final del procedimiento. La ecuación puede concluirse en este punto sin inconvenientes. Pero si resultara necesario presentar las especies de reacción como moléculas neutras, se procede a anular las cargas negativas incorporando algún catión, como Na+ o K+ ;

En el caso de las cargas positivas finales, se pueden equilibrar con el agregado de algún anión, como el Cloruro.

---

[75]. Nótese que llamamos celda de oxidación a aquella en la que la cupla entrega electrones. Es también llamada celda reductora, pues reduce a la otra celda. Por el contrario a la celda denominada de reducción, (recibe electrones) se la suele llamar celda oxidante, pues oxida a la celda complementaria.

Ejemplos de Reacciones en Medio Ácido y Básico

A efectos de clarificar lo expuesto, desarrollaremos algunos ejemplos.

I. Reacción en medio ácido:

Dada la reacción: $\qquad MnO_4^- + ClO_2^- ====== Mn^{++} + ClO_3^-$

Como primera medida, se colocan los números de oxidación sobre cada elemento:

$$\overset{+7\ -2}{Mn\ O_4^-} + \overset{+3\ -2}{Cl\ O_2^-} ====== \overset{+2}{Mn^{++}} + \overset{+5\ -2}{Cl\ O_3^-}$$

Vemos así que el Manganeso pasa de +7 a +2, es decir se reduce; (recibe 5 electrones) y el Cloro pasa de +3 a +5, es decir se oxida (entrega 2 electrones)

Planteamos ahora las hemirreacciones. $\qquad\qquad$ Hemirreacción de reducción:
$$MnO_4^- ====== Mn^{++}$$

Primero se debe realizar el equilibrio de masas.

Para que el MnO_4^- pase a Mn^{++}, debe perder 4 átomos de oxígeno.

Como vimos en 1.a., para sacar oxígenos en medio ácido, se agrega el doble de protones (8) que oxígenos se deban extraer, obteniéndose *n* moléculas de agua, en este caso, 4.

$$8\ H^+ + MnO_4^- ====== Mn^{++} + 4\ H_2O$$

Vemos que ahora se alcanzó el equilibrio de masas, pues la cantidad de elementos es la misma a ambos lados de la flecha doble. Verificamos cargas y observamos que del lado de los reactantes hay 8 cargas positivas (protones) y 1 negativa (permanganato), por lo que el valor total es +7; el lado de los productos vale +2 (manganeso ++); para equilibrar cargas se deben colocar cinco electrones del lado mayor, en este caso, el de los reactantes. De esa manera ambos lados tendrán carga +2.

$$5\ e^- + 8\ H^+ + MnO_4^- ====== Mn^{++} + 4\ H_2O;$$

Así la hemirreacción de reducción queda equilibrada en masas y cargas.
Pasemos a la hemirreacción de oxidación:

El clorito pasa a clorato $\quad\quad\quad ClO_2^- ===== ClO_3^-$

Colocamos los números de oxidación $\quad +3\ -2 \quad\quad\quad +5\ -2$
$$ClO_2^- ===== ClO_3^-$$

Vemos que el cloro se oxida de +3 a +5

Primero realizaremos el equilibrio de masas; para que el reactante pase a producto hay que agregar un oxígeno; según 1.b, debemos agregar tantas moléculas de agua como oxígenos se necesiten agregar. En este caso una molécula de agua agregará un oxígeno y producirá 2 H^+ en los reactantes.

$$H_2O + ClO_2^- ===== ClO_3^- + 2\ H^+$$

Vemos que se alcanzó el equilibrio de masas. Respecto de las cargas se observa que el valor de los reactantes es -1 (clorito) y del lado de los productos, +1. Para alcanzar el equilibrio se agregan 2 electrones en los productos.

$$H_2O + ClO_2^- ===== ClO_3^- + 2\ H^+ + 2\ e^-$$

Una vez alcanzados los equilibrios, procedemos a sumar ambas hemirreacciones ya equilibradas, como se indica en el punto 4.

$$5\ e^- + 8\ H^+ + MnO_4^- ===== Mn^{++} + 4\ H_2O$$
$$H_2O + ClO_2^- ===== ClO_3^- + 2\ H^+ + 2\ e^-$$

Se observa que el número de electrones intercambiados en ambas hemirreacciones es diferente.

Para lograr igualarlos, se multiplica la primera reacción por 2 y la segunda por 5, con lo cual los electrones quedan equilibrados en 10. (Estos son los electrones que pasan por el conductor por cada unidad de reacción).

Ahora podemos sumar:

$$2\ (5\ e^- + 8\ H^+ + MnO_4^- ===== Mn^{++} + 4\ H_2O)$$
$$5\ (H_2O + ClO_2^- ===== ClO_3^- + 2\ H^+ + 2\ e^-)$$
$$\overline{16\ H^+ + 2MnO_4^- + 5H_2O + 5\ ClO_2^- === 2\ Mn^{++} + 8\ H_2O + 5ClO_3^- + 10\ H^+}$$

Descontando las moléculas que se repiten a ambos lados de la reacción (Protones y agua), queda:

$$6\ H^+ + 2\ MnO_4^- + 5\ ClO_2^- ===== 2\ Mn^{++} + 3\ H_2O + 5ClO_3^-$$

Verificamos las masas en átomos: 6 hidrógenos, 2 manganesos, 18 oxígenos y 5 cloros, a ambos lados; se cumple equilibrio de masas.

Verificamos ahora, las cargas: en los reactantes: +6-2-5 = -1; en los productos: +4 – 5 = -1 ;

Vemos que también se alcanzó el equilibrio de cargas.

Si no quisiéramos dejar cargas libres, podríamos anular las cargas negativas con K^+ y las positivas con Cl^-.

$$6HCl + 2\ MnO_4K + 5Cl\ O_2K ==== 2\ MnCl_2 + 3\ H_2O + 5ClO_3K + 2KCl$$

Así logramos el equilibrio definitivo en medio ácido.

II. Reacción en medio básico

Veamos cómo tratar el siguiente ejemplo en medio ALCALINO:

$$Br^- + CrO_4^= ==== BrO_3^- + Cr^{+++}$$

En primer lugar, colocamos los números de oxidación:

$$\begin{array}{cccc} -1 & +6\ -2 & +5\ -2 & +3 \\ Br^- + & Cr\ O_4^= ==== & Br\ O_3^- + & Cr^{+++} \end{array}$$

Se observa que el Cromo se reduce de +6 a +3 (recibe 3 electrones) y el Bromo se oxida de -1 a +5 (entrega 6 electrones)

Planteamos la hemireacción de reducción: $\qquad CrO_4^= ==== Cr^{+++}$

Para pasar de Cromato a cromo, se deben sacar 4 oxígenos; como vimos en 2.a. para sacar n átomos de oxígeno en medio básico, se agregan n moléculas de agua y se obtienen 2n moléculas de oxhidrilos.

$$4\ H_2O + CrO_4^= ==== Cr^{+++} + 8\ HO^-$$

Así quedan equilibradas las masas. Para el equilibrio de cargas, se observa que del lado de los reactantes el valor es -2; de los productos, -5; en consecuencia, se colocan 3 electrones entre los reactantes, quedando igualados ambos miembros en -5;

$$3\ e^- + 4\ H_2O + CrO_4^= ==== Cr^{+++} + 8\ HO^-$$

La hemireacción de oxidación corresponde al bromo: $\quad\quad Br^- ==== BrO_3^-$

Para lograr el equilibrio de masas, se deben colocar tres oxígenos.

Según vimos en 2.b., se agrega el doble de moléculas de Oxhidrilos que oxígenos debamos incorporar (n). En este caso, agregamos 2n, es decir 6 HO⁻.

$$6\ HO^- + Br^- ==== BrO_3^- + 3H_2O$$

Y se obtienen n aguas. Así se equilibró en masas. Observando cargas, hay 7 negativas en los reactantes, y -1 en los productos. De este lado, por ser la mayor, agregamos seis electrones.

$$6\ HO^- + Br^- ==== BrO_3^- + 3H_2O + 6\ e^-$$

Procedemos a sumar ambas hemirreacciones:

$$3\ e^- + 4\ H_2O + CrO_4^= ==== Cr^{+++} + 8\ HO^-$$
$$6\ HO^- + Br^- ==== BrO_3^- + 3H_2O + 6\ e^-$$

Para hacerlo, antes debemos igualar el número de los electrones intercambiados. En este caso, multiplicamos la media reacción de reducción por 2, con lo cual se loga igualar el número de electrones (3 x 2 = 6).

$$2\ (3\ e^- + 4\ H_2O + CrO_4^= ==== Cr^{+++} + 8\ HO^-)$$
$$6\ HO^- + Br^- ==== BrO_3^- + 3H_2O + 6\ e^-$$
$$\overline{8H_2O + 2CrO_4^= + 6HO^- + Br^- == 2\ Cr^{+++} + 16\ HO^- + BrO_3^- + 3H_2O}$$

Descontamos las moléculas que se repiten a ambos lados, con lo cual la reacción queda:

$$5\ H_2O + 2\ CrO_4^= + Br^- ==== 2\ Cr^{+++} + 10\ HO^- + BrO_3^-$$

Logrado el equilibrio de masas y cargas, para no dejar moléculas cargadas, se pueden complementar con bromuros o cloruros a las cargas positivas y con sodio o potasio a las negativas:

$$6\ BrNa + 5\ H_2O + 2\ CrO_4Na_2 + BrNa ==== 2\ CrBr_3 + 10\ HONa + BrO_3Na$$

POTENCIALES ESTÁNDAR DE REACCIÓN E°

Como ya se viera, en las reacciones de óxido reducción, las hemirreacciones se llevan a cabo en recipientes separados, sólo conectados por un conductor (cable de cobre, por ejemplo) y un puente iónico para evitar la saturación eléctrica en alguna de las celdas.

Ahora bien, si colocamos un voltímetro en el conductor, podremos medir los voltajes que se manifiestan en cada reacción. Se verifica que para cada par de celdas enfrentadas, se producen distintos voltajes. Estos voltajes dependen de las cuplas que se enfrenten y también de las condiciones de reacción, concentración, temperatura, etc.

A los efectos de poder estandarizar los valores obtenidos, se establecieron condiciones de normalidad: 1Molar, 1 atm.de presión y 25° C de temperatura. Para determinar los voltajes de cada cupla en condiciones estándar, se eligió un electrodo de referencia, al que por convención se le asigna valor 0. Es el electrodo de hidrógeno formado por H_2 a la presión de 1 atm. en contacto con H^+ 1M. De esta forma, todas las mediciones frente a la cupla $H2 / H^+$ determinará los potenciales estándar E° de la cupla que se mide.

A la cupla[77]: $\qquad 2\ H^+ + 2\ e^- \longrightarrow H_2$, se le asigna voltaje 0.

Cuando se enfrenta la cupla de hidrógeno a otras cuplas, quedan establecidos los potenciales de hemireacción, que son los voltajes utilizados cuando se enfrentan entre sí.

Por ejemplo si se produce la reacción: $\qquad Co + Fe^{+++} ====== Co^{++} + Fe^{++}$

Colocamos los números de oxidación:
$$0 \ + \ 3 \qquad\qquad +2 \quad\ +2$$
$$Co + Fe^{+++} ====== Co^{++} \ + \ Fe^{++}$$

Planteamos la hemireacción de reducción y equilibramos cargas; expresamos el E°:

$$1\ e^- + Fe^{+++} ====== Fe^{++}; \qquad \mathbf{E° = 0{,}77\ V.}$$

Y luego la hemireacción de oxidación:

$$Co ====== Co^{++} + 2\ e^-; \qquad \mathbf{E° = 0{,}25\ V.}$$

---

[77] En este caso el voltaje de la cupla es de – 0;42 V

Para sumar, se requiere multiplicar la reacción de reducción por dos, a los efectos de igualar el número de electrones. Aunque se multiplique la hemireacción, **nunca se multiplica el E°**, ya que su valor está previamente corregido al efectuarse la reacción estándar.

$$2\,(1\,e^- + Fe^{+++} === Fe^{++})\,;\quad E° = 0{,}77\,V$$
$$Co ======= Co^{++} + 2\,e^-;\quad E° = 0{,}25\,V$$
$$2\,Fe^{+++} + Co ====== 2\,Fe^{++} + Co^{++};\ \Delta E° = 1{,}02\,V$$

El $\Delta E°$ determina el sentido de la reacción. Cuando es positivo, la reacción se desarrollará espontáneamente de izquierda a derecha; cuando es negativo, la reacción espontánea será de derecha a izquierda.

El $\Delta E°$ permite determinar la orientación y fuerza de la reacción, siempre que se cumplan las condiciones estándar para cada reacción. Pero como en la mayoría de las reacciones las concentraciones son distintas de 1M se deberá aplicar la ecuación de Nernst, para determinar la tendencia de la reacción en esos casos.

ECUACIÓN DE NERNST

Esta ecuación permite calcular ΔE, que determinará la orientación de la reacción, cuando las concentraciones sean diferentes de 1M o la presión en el caso de los gases no sea 1 atm.

Cuando las reacciones transcurren a 25°C, la Ecuación de Nernst tiene la forma[78]:

$$\Delta E = \Delta E° - \frac{0{,}059}{n}\log K$$

en donde K es la constante de equilibrio de la reacción, en mol/l, y n es el número de electrones intercambiados en la reacción;

Si la reacción considerada, fuera $\quad 2\,Fe^{+++} + Co =========== 2\,Fe^{++} + Co^{++}$

Al aplicar la Ecuación de Nernst, ésta quedaría:

$$\Delta E = \Delta E° \frac{-0{,}059}{2} \log \frac{[Fe^{++}]^2\,[Co^{++}]}{[Fe^{+++}]^2}$$

---

[78]. Cuando la temperatura es diferente de 25°, el factor 0,059 varía.

Si por ejemplo, las concentraciones en el equilibrio fueran:

$$[Fe^{++}] = 0,1 \text{ M} ; \quad [Fe^{+++}] = 0,2 \text{ M} ; \quad [Co^{++}] = 0,1 \text{ M}$$

La ecuación se resolvería así:

Teniendo en cuenta que E° es 1,02V, el número de electrones intercambiados, 2 y los valores de concentración dados, se reemplazan los valores obteniéndose:

$$\Delta E = 1,02 \text{ V} + 0,05 = 1,07 \text{ V}$$

Este resultado marca que la reacción muestra una intensidad y una tendencia espontánea de izquierda a derecha.

Se puede colegir de lo expuesto, una relación directa entre la ecuación de Nernst y la constante de equilibrio de las reacciones químicas. Ambas determinan la tendencia de una reacción, y en este caso quedan vinculadas en su aplicación a las reacciones de Óxido – Reducción.

ELECTRÓLISIS

La electrólisis es un fenómeno que permitió relacionar materia con electricidad. La electrólisis es un proceso mediante el cual algún tipo de material se descompone al ser atravesado por una corriente eléctrica. Estos materiales que sufren una descomposición por el paso de la corriente, son denominados conductores de segunda clase. Un ejemplo de este tipo lo constituye el agua.

Veamos lo que ocurre cuando la corriente eléctrica atraviesa un volumen de agua.

ELECTROLISIS DEL AGUA

Al hacer circular una corriente eléctrica por una masa de agua se verifica desprendimiento de gas en los electrodos. La terminal eléctrica positiva se denomina ÁNODO y la terminal eléctrica negativa se denomina CÁTODO.

$$\text{ÁNODO} =======[\,+\,]\ \ [\,-\,]====== \text{CÁTODO}$$

Al realizar la experiencia, se verifica que en el cátodo, se desprende Hidrogeno y en el ánodo se produce Oxigeno, en una relación de 2 volúmenes a 1, de acuerdo con las siguientes reacciones, y en congruencia con la fórmula del agua.

Por la presencia de la corriente eléctrica, el agua produce $\qquad H_2O ====== 2\,H^+ + O^=$

De acuerdo con el principio por el cual las cargas opuestas se atraen,
- al cátodo (que es negativo), van los cationes (+) y
- al ánodo, (que es positivo) van los aniones (-)

Ánodo

Por ser el ánodo positivo, allí llegan los aniones, en este caso, el oxígeno ($O^=$).

Dos átomos de oxigeno con doble carga negativa (=), forman una molécula de oxígeno, liberando en el proceso, cuatro electrones: $\quad 2\,O^= ====== O_2 + 4\,e^-$

Cátodo

Por ser el cátodo negativo, allí llegan los cationes, en este caso, los protones, H^+. Dos protones, reciben dos electrones y constituyen una molécula de hidrogeno gaseoso: $\quad 2H^+ + 2e^- ====== H_2\,(g)$

Como el circuito eléctrico es cerrado, no se crean ni pierden electrones, es decir que su número debe ser constante. Para igualar los electrones se debe multiplicar la reacción catódica por dos, quedando así resumida:

$$\begin{array}{ll}\text{Ánodo }\} & 2O^= ====== O_2 + 4e^- \\ \text{Cátodo }\} & \underline{2\,(2H^+ + 2e^- ===== H_2)} \\ & 2^= + 4\,H^+ ====== O_2 + 2H_2\end{array}$$

Sumadas ambas reacciones queda evidenciada la producción de gases en cada terminal eléctrica. Estos gases provienen del agua en una proporción de dos volúmenes de hidrogeno por cada volumen de oxígeno, lo cual resulta congruente con la formula química del agua: H_2O.

Esta relación hizo pensar a los investigadores de finales de siglo XIX, que debía existir una íntima relación entre materia y electricidad, reforzando esto aún más las teorías ya desarrolladas en ese entonces por Faraday.

LAS LEYES DE FARADAY

Los trabajos de Michael Faraday sobre la electrólisis, durante el primer tercio del Siglo XIX, demostraron la íntima asociación entre electricidad y materia.

Los dos enunciados de Faraday significaron un fuerte respaldo experimental para estas aseveraciones.

Faraday demostró que:

1. Existe una relación directa entre la cantidad de sustancia depositada o perdida en los electrodos y la cantidad de corriente que circula en el medio conductor.

2. La cantidad de electricidad que circula para depositar un equivalente de una sustancia química cual-quiera en cualquier terminal eléctrica, es siempre la misma: 96.500 colombios.

A esta cantidad se la denomina constante de Faraday.

11
Introducción a la Teoría Atómico – Molecular. Estructura Atómica

Experiencias que llevaron al descubrimiento del modelo atómico actual. Rayos catódicos. El electrón. Rayos canales. El protón. Rayos X y Radioactividad. Experiencia de Thomson; relación q\m). Experiencia de Millikan (la carga del electrón). Experiencia de Rutherford (el núcleo). Ondas electromagnéticas. Espectros y espectroscopia. Cuerpo negro. Teoría cuántica de Max Planck. Efecto fotoeléctrico. El átomo de Bohr. Estructura electrónica. Propiedades ondulatorias del electrón. Dualidad onda partícula de De Broglie. Principio de incertidumbre de Heisenberg. Ecuación de Schrödinger. Núcleo y partículas subatómicas. Quarks. Leyes de simetría y principio de conservación de la paridad. Fuerza de la naturaleza. El tiempo. Relatividad. Teoría de cuerdas.

PROPOSITOS FORMATIVOS

Al concluir la lectura del capítulo el alumno será capaz de:
- Comprender los diferentes modelos atómicos
- Conocer las partículas elementales que conforman el átomo
- Conocer la clasificación de partículas fundamentales
- Asociar los diferentes experimentos históricos con su respectiva hipótesis
- Conocer los diferentes números cuánticos que intervienen en la estructura electrónica de los átomos
- Llenar las casillas cuánticas para diferentes elementos y asociarlos con la periodicidad en la tabla de elementos
- Conocer las fuerzas fundamentales de la naturaleza y sus partículas mediadoras
- Reconocer los fenómenos cuánticos asociados a cada situación
- Identificar la simetría en los procesos radiactivos y su excepción

INTRODUCCIÓN A LA TEORÍA ATÓMICO – MOLECULAR

Para la humanidad, siempre ha sido motivo de interés descubrir los secretos del mundo que nos alberga. La serie de preguntas acerca del universo suele ser interminable. La de respuestas, no tan completas. ¿Qué es el cielo? ¿Qué lugar ocupamos en el cosmos? ¿De dónde salió la materia que formó el universo?, ¿Qué mueve al mundo? y antes, ¿Que es la materia?, son preguntas que se formularon nuestros antepasados en toda la historia de la civilización.

Tempranamente, fueron los filósofos griegos quienes propusieron que la materia estaba formada por partículas indivisibles a las que llamaron "átomos", palabra que significa indivisible; expresaba este concepto, que, aunque se dividiera cualquier sustancia muchísimas veces, siempre se llegaría a un punto final en el que no se podría dividir más.

Ese extremo es el "átomo", ese indivisible en griego, que luego la ciencia y la tecnología logaron dividir. De esta forma, se llegó a la concepción atomista de la materia, la que fue abandonada durante la edad media, a raíz de la preeminencia de las ideas mágicas, la alquimia y el oscurantismo.

A finales del siglo XVIII, al cobrar fuerza el empirismo y la observación de los fenómenos de la realidad se posicionó como método de estudio, se comenzó a entender al mundo, de una manera más objetiva.

Dalton, a comienzos del siglo XIX, basado en las demostraciones obtenidas mediante trabajos de laboratorio y sobre la constatación de los fenómenos físicos, en conjunción con las ideas del matemático suizo Bernoulli, originó una teoría fundamentada en la estructura atómica de la materia.

Con las experiencias realizadas a fines del siglo XIX y principios del XX, quedó establecida una fuerte relación entre materia y electricidad, dando base a los nuevos modelos atómicos esbozados en ese período. Era evidente que en la conformación del átomo, intervenían cargas eléctricas.

En el siglo XIX Dalton relacionó el átomo con la materia, asimilándolo con cada elemento de la tabla periódica.

Con el desarrollo de las teorías eléctricas y descubierta la asociación electricidad - materia, se consiguió, a partir de algunas de las experiencias que se describen a continuación, elaborar un minucioso y detallista modelo del átomo.

EL DESCUBRIMIENTO DEL ELECTRÓN. EXPERIENCIAS DE THOMSON

En 1897 J. J. Thomson mostró a través de sus experimentos, la naturaleza de los rayos catódicos. Imaginó un modelo de átomo conformado por una masa positiva, en la que se encontraban insertas las cargas negativas, en cantidad adecuada para logar la neutralidad eléctrica de esa estructura.

Es lo que llega hasta nuestros días como el modelo del átomo "del pan dulce", en el que la masa posee la totalidad de la carga positiva y en esa masa se encuentran incorporadas las cargas negativas como si fueran las pasas del pan. Thomson elaboró sus conclusiones a partir de los resultados obtenidos en los tubos de descargas, en los que estudió los rayos catódicos.

LOS RAYOS CATÓDICOS (EXPERIENCIA EN TUBOS DE VACÍO DE CROOKES)

Cuando en tubos de vidrio cerrados se colocan dos electrodos conectados a una fuente eléctrica se observa, cuando el voltaje es elevado, una fluorescencia proveniente del ánodo. Cuando dentro del tubo se comienza a producir vacío, la fluorescencia desaparece, y se comienzan a observar rayos provenientes del cátodo, de color verde azulado y que por su origen, fueron denominados *rayos catódicos*. Estos rayos son:

- Rectilíneos;
- de naturaleza corpuscular;
- de naturaleza eléctrica y
- de carga negativa.

Estas características fueron verificadas experimentalmente con los tubos de vacío que se representan a continuación.

Figura 1
Si se interpone una figura determinada en el camino de los rayos catódicos, la sombra mantiene la imagen: rectilíneos.

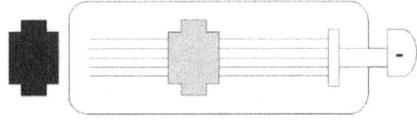

Figura 1

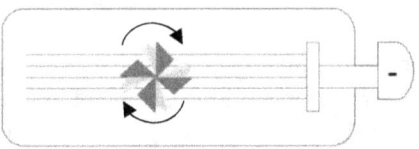

Figura 2

Figura 2
Explica corpuscularidad: Si se interpone un molinete en el paso de los rayos, se observa que aquel comienza a girar, lo que no ocurriría si los rayos catódicos no fueran corpusculares.

Figura 3
Explica naturaleza eléctrica: al colocar un campo magnético próximo al tubo de vacío, los rayos son desviados por ese campo, fenómeno propio de los corpúsculos eléctricos.

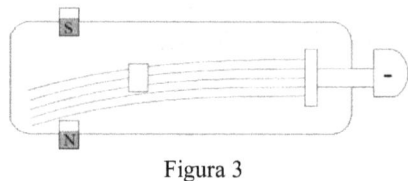

Figura 3

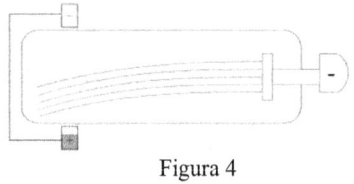

Figura 4

Figura 4
Explica carga negativa: en razón de que cargas opuestas se atraen, al observarse que los rayos catódicos se desvían hacia el borne positivo, ellos deben ser de naturaleza eléctrica negativa.

Con estas experiencias, Thomson concluyó que los electrones eran partículas materiales con carga negativa. Además, no dependían estas partículas del tipo de sustancia con la que se trabajara, por lo que sugirió que no eran de un tipo particular de átomo sino más bien un fragmento universal presente en todos los átomos.

Thomson determinó la relación carga masa por dos métodos:

1) Por bombardeo de un electrodo de rayos catódicos midiendo la elevación de temperatura y la corriente eléctrica comprometida en el proceso y

2) Medida de la desviación y análisis del comportamiento de rayos catódicos sometidos a campos electromagnéticos.

Ambos métodos fueron coincidentes y hoy se acepta el valor de la relación carga masa del electrón en:

$$q/m = 1,76 \times 10^{8} \text{ coul}/g$$

De acuerdo con el volumen de sólido, y del número de Avogadro, Thomson sugirió que el átomo era una esfera sólida uniforme con los electrones incrustados: el modelo atómico "pan dulce".

EL DESCUBRIMIENTO DEL PROTÓN. LOS RAYOS CANALES

Cuando en un tubo de vacío se utiliza un cátodo perforado, se produce un fenómeno diferente al observado en las experiencias previas. Si se perfora el cátodo, aparece por detrás del mismo una nueva luminiscencia, de color verde azulado; esta luminiscencia recibió el nombre de radiación anódica, al pensarse que los mismos se originaban en el ánodo. Estos rayos, a diferencia de los catódicos, poseen una masa que depende del tipo de gas encerrado en el instrumento.

Al perfeccionar los experimentos, se vio que no eran rayos originados en el ánodo. El verdadero origen físico de esta radiación se encuentra en el cuerpo del tubo de descarga; la razón de los mismos está en que los rayos catódicos chocan con los átomos del gas encerrado en el tubo, arrancándole electrones e ionizándolo positivamente; estos cationes originados, se "sienten" atraídos por el ánodo y se dirigen hacia él. La inercia de los protones hace que atraviesen el cátodo, a través de sus perforaciones, por lo que fueron denominados *"canales"*. Se vio que la relación carga masa dependía del gas encerrado en el tubo, por lo cual se entendió que esta era la unidad de carga positiva, variable para cada elemento: el protón.

La relación carga / masa (Q/M) de los rayos catódicos es 1836 veces mayor que los canales, o un múltiplo "n" de 1836)

Los rayos canales se caracterizan por ser:
- rectilíneos,
- corpusculares, de masa n . 1836 veces mayor que la de los catódicos,
- dependientes del gas encerrado
- y eléctricamente positivos.

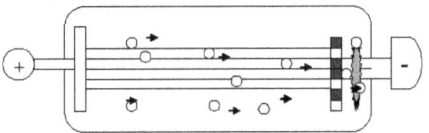

Estos rayos constituyeron la evidencia física de la existencia del PROTON. Tienen la misma carga eléctrica del electrón, aunque de signo opuesto.

EXPERIENCIA DE MILLIKAN

Con las experiencias y correspondientes deducciones realizadas por Thomson, se consiguió conocer la relación Q/M del electrón; se conocía también por entonces la relación Q/M del protón; pero el conocer ambas no alcanzaba para obtener el valor de las cargas de ambos por separado.

Apelando a un artilugio experimental esquemáticamente representado en la figura siguiente, Millikan dio un gran paso para arribar al conocimiento de las cargas de estas partículas subatómicas.

Dicho aparato constaba básicamente de un cilindro, a cuya base se conectaba una terminal eléctrica negativa. Por la cara superior se insuflaba aceite finamente dispersado y en el costado existía una lupa para observación del interior.

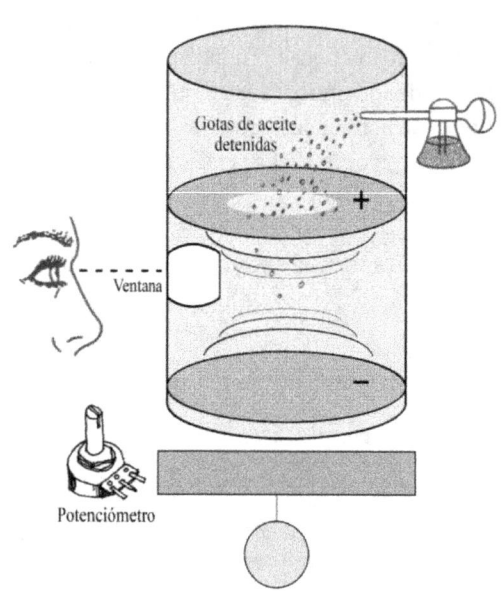

Terminal eléctrica negativa
Si se insufla aceite en pequeñísimas gotas en el interior del cilindro, en donde existe un campo eléctrico; por inducción, las gotas quedarán cargadas, y representarán entonces, de manera indirecta el comportamiento de las cargas presentes en el campo eléctrico. Al cargarse negativamente, las gotas serán repelidas por la placa ubicada en la parte inferior del instrumento. Entonces se insufla aceite y se regula el potenciómetro hasta alcanzar un valor de campo que equilibre las cargas. En el punto en el que se detenga la caída de las gotas, lo que resulta observable desde la ventana colocada a esos efectos, habremos encontrado el equilibrio entre las fuerzas impulsoras de la caída y las fuerzas ascendentes

Ese equilibrio está representado matemáticamente por la siguiente fórmula, en donde E representa el valor del *campo eléctrico*, q es la *carga eléctrica*, m es la *masa* y g es el valor de la *aceleración de la gravedad*.

$$E \cdot q = m \cdot g$$

E:	valor campo magnético
q:	carga eléctrica
m:	masa
g:	aceleración de la gravedad

Allí, **m · g** representan las fuerzas que determinan la caída de las gotas. Y **E · q** representa la repulsión eléctrica que reciben las gotas, impulsándolas hacia arriba; el signo igual representa la igualdad de ambos términos, es decir el punto en que las gotas detienen su caída (las fuerzas de caída son igualadas por las fuerzas repulsivas).

En el momento en que las gotas han dejado de caer se determina el valor del campo eléctrico E;

g es una constante conocida, m se determina por la ley de Stocks[79], con lo cual ya conocemos los valores que nos permiten despejar de la fórmula: la carga, que es lo que se pretende averiguar:

$$q = \frac{m \cdot g}{E} = 1,6 \times 10^{-19} \, C$$

Las gotas presentaban valores diferentes, según fuera el número de cargas adsorbidas en ellas. El menor valor se asumió como el de aquellas gotas que portaban una sola carga eléctrica, es decir un solo electrón. De esta manera se determinó el valor de la carga del electrón. Como los átomos son neutros, evidentemente el valor de carga eléctrica del protón debe ser exactamente igual, aunque de signo contrario.

Con respecto a las masas podemos decir, que, si el valor carga/masa del electrón es 1836 veces mayor que el valor carga/masa del protón, podemos entonces deducir lo siguiente:

$$\frac{Q/m_{(e-)}}{Q/m_{(p+)}} = \frac{Q \cdot m_{(p+)}}{Q \cdot m_{(e-)}} = 1836$$

Como las cargas son iguales entre sí, las podemos simplificar, con lo cual obtendremos como conclusión de que la masa del protón es 1836 veces mayor que la masa del electrón, lo cual resulta congruente con la experiencia.

En síntesis, quedaron demostrados los siguientes valores:

Partícula	Símbolo	Masa Relativa	Masa Absoluta	Carga Eléctrica
Protón	p+	1836	$1,67 \times 10^{-24}$ g.	$+ 1,6 \times 10^{-19}$ C
Electrón	e-	1	$9,10 \times 10^{-28}$ g.	$- 1,6 \times 10^{-19}$ C

EXPERIENCIA DE RUTHERFORD

En 1911, el científico Ernest Rutherford, llevó a cabo un trabajo que permitió esclarecer con mayor precisión, la estructura del átomo. Desde 1908 se encontraba trabajando con una experiencia relacionada con la emisión de partículas radiactivas sobre láminas de oro.

---

[79] La ley de Stocks expresa que la masa de los cuerpos pequeños se puede determinar por su velocidad de caída en un campo neutro.

Esta consistía en bombardear con partículas alfa una muy delgada lámina de oro (10-4 mm de espesor, lo que resulta equivalente a 1.000 átomos). De acuerdo con el modelo atómico de Thomson, se esperaba que el átomo fuera compacto, y en consecuencia se esperaba que todas las partículas rebotaran.

Inesperadamente, la gran mayoría de las partículas no rebotaba, sino que pasaban sin ser desviadas y sólo 1 de cada 10.000 eran desviadas en su trayectoria y 1 de cada 100.000 rebotaban en trayectorias de 180°.

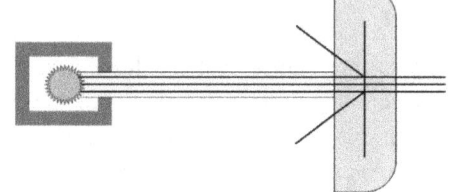

Considerando la referida evidencia experimental, Rutherford aseveró que el átomo era prácticamente vacío con casi toda su masa concentrada en el núcleo, eléctricamente positivo. Sólo de ésta manera se puede explicar que partículas poco penetrantes como las alfa, atravesaran con tanta facilidad la lámina de oro.

Por otra parte, al ser partículas pesadas y de carga eléctrica positiva, sólo una gran concentración de masa de carácter positivo (el núcleo) podría dispersar las partículas alfa. Al ser el átomo neutro, si resulta evidente que las partículas positivas están en el núcleo, alrededor del mismo y muy alejadas de él, debe encontrarse la cantidad adecuada de partículas negativas (electrones) como para originar un átomo neutro.

Respecto al tamaño del núcleo, se puede hacer la siguiente consideración:

Si de cada 10.000 partículas alfa que llegan a la lámina, sólo una es desviada,
el núcleo debe ser 10.000 veces más chico que el átomo.
Al tener un átomo aproximadamente 1 Armstrong (10^{-8} cm.),
el núcleo debe tener 10^{-4} A, es decir 10^{-12} cm.

Para adquirir una idea de esta relación, si suponemos que el núcleo tuviera 1 metro, el átomo hasta su periferia tendría 10 Km. con el espacio intermedio vacío. Evidentemente el átomo es una gran concentración de masa en un espacio muy pequeño y es prácticamente casi todo vacío con un gran componente eléctrico.

El modelo de Rutherford de núcleo central con electrones girando a su alrededor vino a sustituir al modelo teórico de Thomson, que no se compadecía con la evidencia experimental.

A éste modelo de Rutherford suele llamársele modelo planetario, por cuanto hay elementos que giran (electrones) como los planetas alrededor del sol (núcleo). Este sistema mantiene un equilibrio dinámico, entre la fuerza atractiva de carácter electrostático (el positivo del núcleo atrae al negativo de la órbita electrónica) enfrentado a una fuerza de escape de índole mecánica, que es la fuerza centrífuga producida por el giro de los electrones.

Sin embargo, este modelo tiene otras dificultades que analizaremos más adelante.

ONDAS ELECTROMAGNÉTICAS

Las ondas electromagnéticas constituyen un patrón físico energético de carácter ondulatorio, definidas por su frecuencia, su longitud de onda y su energía. Son fundamentales en innumerables fenómenos físicos como los de la luz, el sonido y la radiactividad entre muchos otros. Las ondas sufren procesos de reflexión y de refracción.

Un fenómeno usual de las ondas electromagnéticas, lo constituye la generación de espectros. Un espectro es un patrón generado cuando una onda electromagnética atraviesa un medio o sustancias determinadas.

Los espectros pueden ser de emisión cuando se analiza el esquema emitido por el sistema y de absorción, cuando lo que se mide es el patrón de rayos absorbidas.

Estos fenómenos dan lugar a la Espectrometría, rama de la física que se ocupa del estudio espectral. Teniendo en cuenta que cada sustancia presenta un conjunto particular de rayos que constituyen su espectro característico, la espectrometría constituye un medio valioso para el análisis cualitativo de los sistemas.

LA LUZ

Sin dudas, la presencia de la luz, conjuntamente con el sonido, constituye el mejor ejemplo de radiación electromagnética conocida en el mundo cotidiano.

En la época de Newton, se consideraba que la luz estaba conformada por un chorro de partículas, lo que explicaba que el ángulo incidente sobre una superficie reflectante era igual al ángulo de la luz reflectada marcando un fenómeno de reflexión.

La reflexión se produce cuando un rayo llega oblicuamente a la superficie reflectora y se refleja en un ángulo igual al incidente. Cada punto de la superficie se convierte en emisor.

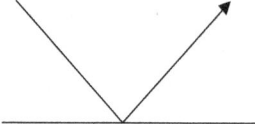

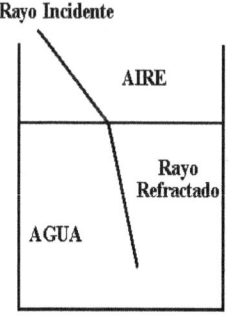

Otro fenómeno característico observado en el comportamiento de los rayos lumínicos, es la refracción. La refracción se produce cuando la luz pasa de un medio a otro de diferentes características ópticas, los cuales poseerán otras propiedades refractantes. Estas propiedades están determinadas por su propio índice de refracción. Al cambiar de medio, se produce una modificación en la velocidad de propagación de los rayos de luz, provocando un cambio en la dirección, dirección del rayo, generando un frente desviado, con respecto del ángulo de incidencia, lo cual muestra un "quiebre" de la figura.

El modelo corpuscular de la luz, explicaba el fenómeno de reflexión, pero no muy bien el de refracción Por su parte, el modelo ondulatorio soportaba muy bien los fundamentos de la refracción, pero no así los de la reflexión. Sin embargo, ambos eran generados por el mismo tipo de radiación lumínica, y ambas experiencias eran consistentes y además coexistían. A raíz de éstas evidencias, en 1925 el francés Luis De Broglie, presentó a la comunidad científica el concepto de DUALIDAD ONDA- PARTÍCULA, el que define a las radiaciones electromagnéticas como entidades duales, en la que una onda que tiene concentrada su energía en partículas asociadas a la misma, denominadas FOTONES.

Es un hecho experimental, que en el vacío, la radiación electromagnética posee una velocidad cercana a los 300.000 Km/ seg. Este tipo de ondas presentan un carácter ondulatorio que está representada por una sinusoide. Esta sinusoide, presenta una longitud de onda LAMBDA (λ) que indica la distancia entre dos crestas, o dos valles consecutivos de esa onda.

La frecuencia de la onda es la cantidad de crestas o valles que atraviesan un punto determinado en un segundo.

Por ser la velocidad constante en un mismo medio, cuanto más larga sea la longitud de onda, menos crestas pasaran por ese punto, y para una longitud de onda menor, mayor será el número de ellas que llegarán a ese punto, por lo que resulta evidente que:

La frecuencia V de una onda es inversa a su longitud de onda λ

A su vez observamos que la frecuencia se encuentra asociada con la energía de la onda. A mayor frecuencia, mayor energía.

Si observamos los planos de vibración de la luz blanca, se encuentra que las ondas viajan en infinitos planos.

Cuando un rayo de luz blanca incide sobre un prisma de caras no paralelas, la luz se descompone en colores, de lo que se deduce que la luz está compuesta por diferentes ondas. Por lo tanto, **la luz es una radiación compuesta.** *El color es el producto del espectro de emisión*: por ejemplo, si un cuerpo es de color verde, significa que absorbe todos los colores, y emite sólo el verde, es decir posee un espectro de emisión en la longitud de onda del verde.

La ***ENERGÍA*** de la luz (onda) va a interactuar con la sustancia, es decir, la sustancia absorberá algunas frecuencias (longitudes) y a otras las va a emitir.

TRAMITANCIA: es una medida de la relación existente entre intensidad con la que llegó la luz (I_0) y la intensidad con la que emerge de la sustancia (I_f). Cuanta más sustancia deba atravesar, se emitirá menos luz; sí existe poca sustancia pasará más luz.

$$\rightarrow (T) = \frac{I_F}{I_0} \rightarrow$$

$$A = -\log T = -\log \frac{I}{I_0} = \log \frac{I_0}{I}$$

ABSORBANCIA: también denominada densidad óptica. Es una medida de la concentración de la especie, ya que ésta se encuentra en relación directa con la absorbancia, como se expresa a continuación en el enunciado de la ley de Lambert y Beer.

De estos principios surge la ley de **LAMBERT Y BEER**: $\quad A = E \cdot b \cdot C$

Donde A= absorbancia; $E \cdot b$ = constante donde "E" es un coeficiente constante y "b" es la distancia recorrida por la luz dentro de la sustancia.; C= concentración molar de la sustancia (único parámetro que varía)

Principios del Electromagnetismo

El electromagnetismo es un fenómeno ampliamente difundido en la naturaleza, que se identifica por su carácter ondulatorio. A mediados del siglo XIX, Oersted había determinado que cuando por un conductor circula corriente eléctrica, alrededor del mismo se forma un campo magnético.

Faraday, de quien mencionamos sus leyes, trabajando años después en el proceso inverso determino que el mismo era posible: un gran campo magnético es capaz de generar una corriente eléctrica. Es el principio del electroimán.

Maxwell unificó los dos principios y elaboro la teoría del electromagnetismo por el cual toda corriente eléctrica genera un campo magnético y todo campo magnético genera una corriente eléctrica.

Con ecuaciones de gran elegancia pudo producir la primera unificación de las fuerzas de la física: el fenómeno eléctrico y el magnético no están separados, sino que constituyen un solo fenómeno: el electromagnetismo.

Las ondas electromagnéticas se caracterizan por su función de onda, definida por una función sinusoide, que surge al graficar el movimiento del péndulo en un eje de coordenadas cartesianas: la distancia en función del tiempo:

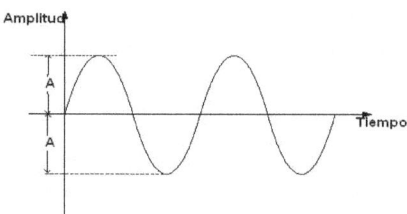

Esta función sinusoide adquiere la forma de una onda; en la misma se pueden definir los siguientes parámetros que la caracterizan:

- cresta: la parte más alta de la onda
- valle: la parte más baja de la onda
- longitud de onda lambda (λ): distancia entre dos valles o dos crestas
- frecuencia (ν): cantidad de máximos de onda que pasan por un lugar determinado en la unidad de tiempo
- amplitud: altura de la onda

Espectro Electromagnético

El espectro Electromagnético es la representación de la interacción entre las ondas electromagnéticas y la materia. El espectro se configura con las ondas que emite o absorbe una sustancia, para constituir los espectros de emisión o de absorción respectivamente.

En una secuencia de menor a mayor longitud de onda podemos identificar los siguientes tipos de ondas:

Rayos cósmicos / rayos gamma / rayos x / luz ultravioleta (Uv) / luz visible / infrarrojo cercano/ infrarrojo / infrarrojo lejano / microonda / radar / ondas de tv / resonancia magnética nuclear / onda corta de radio / radio onda larga.

Se describen en la tabla siguiente las longitudes y frecuencias típicas de algunas ondas características:

FRECUENCIA Ciclo/seg	TIPO DE ONDA	LONG ONDA milimicra
$10^{23} - 10^{18}$	R GAMMA	$10^{-5} - 10^{-1}$
$10^{20} - 10^{15}$	RAYOS X	$10^{-3} - 10^{2}$
$10^{16} - 10^{15}$	UV	$10 - 10^{2}$
10^{14}	VISIBLE	10^{3}
$10^{14} - 101^{2}$	IR	$10^{3} - 10^{5}$
$10^{12} - 10^{7}$	ONDA CORTA	$10^{5} - 10^{10}$
10^{6}	TRANSMISION	10^{11}
$10^{5} - 10^{9}$	ONDA LARGA	$10^{12} - 10^{16}$

Como ya se expresara, si la velocidad de la onda electromagnética es constante, las ondas se diferenciaran entre sí por su longitud y frecuencia.

Se sabe que cuanto más larga es la longitud de onda, menor es su frecuencia, es decir son inversamente proporcionales y responden a la fórmula:

Frecuencia = velocidad / longitud $\quad \boxed{\nu = \dfrac{c}{\lambda}} \quad (1)$

de donde, despejando, vemos que frecuencia y longitud de onda, resultan inversas $\quad \lambda = \dfrac{c}{\nu}$

Por otra parte, la frecuencia y la energía son directamente proporcionales y se verifica por la fórmula que expresa que la energía E de una onda es igual a la frecuencia multiplicada por la constante de Planck. $\quad \boxed{E = \hbar \cdot \nu}$

y reemplazando ν, por su igualdad en la fórmula (1), nos queda: $\quad E = \hbar \dfrac{c}{\lambda}$

en donde E, es energía, c, la velocidad, ν la frecuencia y $\hbar$ es la constante de Planck. La constante de Planck tiene significado físico a distancias subatómicas y constituye un número fundamental para la teoría cuántica.

Es, si no la más, una de las más pequeñas constantes, ya que vale: $\quad \hbar = 6{,}6 \times 10^{-34}$

Esta es una de las evidencias que demuestran la asociación entre partícula y onda. (Teoría de De Broglie de la dualidad onda-partícula).

LÁSER Y MÁSER

Son emisiones de onda particulares. El máser, *microwave amplification by stimulated emision of radiation*, o amplificador de microondas por emisión estimulada de radiación, fue desarrollado en 1953 por Townes.

Es una frecuencia de microondas que excita moléculas aumentando su temperatura de emisión por transición y éstas generan nuevas energías.

En 1960, Mainman, basándose en el máser, desarrolla el láser que es un dispositivo formado por un cristal de rubí (u otros materiales que determinan diferentes tipos de rayos) estimulado por una lámpara de xenón que luego de reflejarse en espejos, reflectantes y opacos, emite por un extremo del cristal una luz coherente de ondas en fase concentradas y que al ser compactadas poseen gran intensidad.

Como se expresara, de acuerdo con la sustancia base del láser, se obtienen los diferentes tipos de rayos:

Longitud de onda en μ	Radiación producida	Usos
Mayor de 300	Máser para radioastronomía,	telecomunicaciones
300 a 41	Infrarrojo lejano	doppler
41 a 0,8	Infrarrojo próximo:	láser de argón, bisturí
0,62 a 0,79	Láser de Vidrio, Neodimio Láser C O_2 Láser de semiconductores: Arseniuro de Galio;	fusión nuclear cirugía, corte de metales videodisco
0,61 a 0,44	Láser de Rubí	Geodesia espacial, tratamiento de tumores, fotocoagulación oftalmológica
0,44 a 0,001	Láser de Helio - Neón	Alineación superplanos
Menor de 0,001	Láser químico de Deuterio;	Aplicaciones militares, Rayos X

ESPECTROSCOPÍA

Cuando un rayo de luz blanca atraviesa un prisma se observa una descomposición en los colores del arco iris (espectro continuo). Al calentar ciertos elementos químicos, éstos emiten radiación que al pasar por el prisma se descompone en espectros discontinuos característicos de cada elemento, ya que la emisión denota sus particularidades atómicas en función de las frecuencias emitidas.

Los espectros pueden ser de emisión o de absorción y cada uno de estos continuos, cuando las bandas de color son vecinas o discontinuas cuando se observan zonas oscuras interpuestas entre las zonas claras.

Cuando un elemento absorbe energía, sus átomos se excitan y emiten radiación. Estudiando la emisión en un espectroscopio se origina un espectro donde cada raya corresponde a una frecuencia determinada.

Este conjunto de rayos espectrales es la cédula de identidad de cada elemento.

Existe una fórmula empírica desarrollada por el físico suizo Johan Balmer, que relaciona de la manera siguiente:

$$\nu = \frac{R_c}{m^2} - \frac{R_c}{n^2}$$

| R = cte. de Rydberg |
| c = velocidad de la luz |
| m y n = valores enteros |

El que existieran valores enteros, originaba frecuencias discontinuas lo que resultaba inexplicable para la física clásica.

Esta realidad experimental permitió a Bohr sugerir que los electrones se hallaban en niveles corticales determinados. La emisión o absorción de un fotón determina saltos de los electrones entre los distintos niveles de energía E1, E2, E3, ... En.

Todas las nuevas ideas (discontinuidad de energía, dualidad onda partícula, etc.) que rompen con parámetros clásicos llevan a la elaboración a partir de 1925 por parte de Schrödinger bajo la forma de ecuaciones diferenciales y de Heisenberg bajo la forma de matrices, los cimientos de la mecánica cuántica, que en rapidísimo desarrollo con los aportes de Born, Dirac, Wigner de forma que tal que en 1929 el andamiaje teórico estaba concluido.

El libro Mecánica cuántica de Dirac, publicado en 1930 es hoy texto de muchas universidades, lo que demuestra la fortaleza de sus conclusiones a través de los años.

MECÁNICA CUÁNTICA

Si alguien no queda confundido con la física cuántica, es que no la ha entendido bien.

N. Bohr

CUERPO NEGRO

Los cuerpos materiales pueden emitir o absorber energía según se calienten o enfríen.

Se denomina cuerpo negro a aquel objeto que es capaz de absorber todas las radiaciones que recibe, independientemente de la frecuencia de la radiación.

Un cuerpo negro puede ser una caja, con un pequeño orificio por el que penetra luz, de forma que al reflejarse en las paredes interiores, es absorbida antes de que pueda salir nuevamente. Si ésta se calienta a altas temperaturas, las paredes emiten hacia adentro y entre la radiación emitida y la absorbida se establece un equilibrio. Una vez alcanzado éste equilibrio, se puede estudiar la emisión, la que se llama radiación de cuerpo negro.

Su estudio experimental pone de manifiesto que la densidad de la energía radiada depende de la frecuencia de la emisión. La física teórica predecía una proporcionalidad con la frecuencia de la radiación al cuadrado (ley de Rayleigh-Jeans). Este resultado solo acordaba para frecuencias muy bajas.

En diciembre de 1900, Max Planck presenta un escrito que pone el cimiento en esta fecha de la mecánica cuántica. Según la clásica teoría del electromagnetismo, toda carga eléctrica que se desplaza en un campo, emite radiación en forma continua.

Planck entonces propone que la energía radiante es emitida en forma discontinua: "solo se puede emitir o absorber la energía en cuantos (o gramos)".

Propone que la energía debe ser múltiplo de la cantidad: $E = \hbar \cdot \nu$ Donde $\hbar$ vale $6,6 \times 10^{-34}$

Esta fórmula concuerda con los datos experimentales por lo que fue aceptada a pesar de resultar hasta ese momento, impensada.

En 1900 y aun años después resultaba muy difícil aceptar que el intercambio de energía, y menos aún, la energía en sí, tuviera carácter discontinuo. Este es un punto de inflexión en la historia de la física, articulando un muy fuerte y novedoso principio teórico.

El informe presentado por Max Planck a la sociedad de física puede resumirse en las siguientes hipótesis:
1. La materia está formada por partículas que oscilan intercambiando energía en forma de radiación electromagnética.
2. Esa energía no puede tener cualquier valor, sino que deben ser múltiplo de una unidad discreta de energía llamada cuanto
3. La energía del cuanto es directamente proporcional a la frecuencia
4. El intercambio se hace en unidades enteras, en cuantos completos:

$$E = n \cdot E\,(cuanto) = n \cdot h \cdot v \quad \text{Donde n es entero y positivo}$$

EFECTO FOTOELÉCTRICO

Se denomina efecto fotoeléctrico a la interacción que se produce entre la luz y los electrones de los metales a los que ilumina.

Cuando un metal neutro se ilumina con luz Uv, adquiere carga positiva. Esto obedece a que la luz 'arranca' electrones del enlace metálico (mar de electrones), produciendo un déficit de carga negativa, lo que explica por qué el metal se carga positivamente.

Es de suponer que cuanta mayor intensidad tenga la luz incidente, mayor será el fenómeno. Sin embargo, la experiencia demuestra que el aumento de la intensidad no incrementa el fenómeno de expulsión de electrones. Por el contrario, si la luz incidente es roja el efecto no se produce, demostrando que el efecto fotoeléctrico depende de la frecuencia y no de la intensidad de la luz, y sólo a partir de cierto valor denominado frecuencia umbral, v_0

Experimentalmente se demuestra que:

La velocidad de expulsión de los electrones del átomo de un metal que es iluminado, es proporcional a la frecuencia de onda, a partir de cierto valor, denominado frecuencia umbral.

Einstein explico el fenómeno utilizando la hipótesis de Max Planck.

La fórmula $E = \hbar \cdot \nu$, muestra la independencia de la intensidad en el efecto fotoeléctrico, vinculándolo en cambio con la frecuencia.

El fenómeno se verifica sólo a partir de cierto valor de frecuencia, aquella necesaria para arrancar al electrón de su enlace al metal.

La energía total necesaria para que el electrón escape del núcleo metálico, está significado por:

$$E\ total = \underset{(atracción)}{E\S} \text{ (Energía de atracción)} + \underset{(velocidad)}{Ec} \text{ (Energía cinética)}$$

reemplazando por sus iguales:

$$E\ total = h \cdot \nu\S + \tfrac{1}{2} m \cdot v^2$$
$$h \cdot \nu = h \cdot \nu\S + \tfrac{1}{2} m \cdot v^2$$
$$Ec = \tfrac{1}{2} m \cdot v^2 = h.\nu - h \cdot \nu\S$$

De donde se puede demostrar que la energía cinética, Ec, depende de la frecuencia.

Mientras Max Planck suponía que el intercambio de energía estaba cuantizado, Einstein introducía el concepto de que es la energía misma la que está cuantizada. Esto contribuyó a entender que la luz, por aquellas épocas considerada netamente ondulatoria, podía tener al mismo tiempo un componente corpuscular.

EFECTO COMPTON

Años más tarde, otra experiencia reforzaba el concepto de que la luz poseía un componente corpuscular.

Este fenómeno fue demostrado por la experiencia llevada a cabo por el físico norteamericano Arthur Compton, quien proyectó luz de frecuencia elevada conocida (rayos X) sobre electrones y al medir la longitud de onda de los fotones dispersados, encontró que esa longitud de onda era mayor a la original.

Esto solo puede explicarse aceptando que el rayo luminoso está constituido por fotones, que al chocar le hace perder energía al electrón, lo que se verificaba con el incremento de la longitud de onda (disminución de la frecuencia).

EL ÁTOMO DE BOHR

El desarrollo de las experiencias espectroscópicas evidenció que el modelo de Rutherford no podía explicar satisfactoriamente los hechos observados. Además, en teoría, el giro del electrón alrededor del núcleo encontraba un impedimento para mantenerse en su órbita, por cuanto se sabía ya que toda carga en movimiento debe generar un campo eléctrico. (Efecto Oersted)

Producir un campo, significa una pérdida de energía y por ello, el electrón debería caer inexorablemente en el núcleo, hecho que no se observaba. Además, un fenómeno de ésta naturaleza originaria un espectro continuo, lo cual tampoco se verificaba. Para eludir estos impedimentos Niels Bohr se basó en la teoría cuántica de Max Planck y la aplicó al átomo de Hidrógeno.

Bohr propuso que el electrón se encuentra alrededor del núcleo en niveles de energía en los cuales se mantiene energéticamente estable, y tiende naturalmente a ocupar el nivel más cercano al núcleo, que es el de menor energía, pero siempre en cada escalón de energía y nunca entre ellos. Cuando el electrón se mantiene en los menores niveles de energía permitidos, se dice que el átomo está en estado basal. Cuando el átomo recibe energía se promocionan uno o más electrones hacia niveles más elevados, se produce una absorción e incremento de la energía total de ese átomo. En función de la energía recibida, decimos que el átomo pasó a un estado excitado.

Este estado es inestable y por ello no tarda el electrón en retornar al nivel basal, emitiendo uno o más cuantos de energía. La diferencia de energía entre un estado y otro es la diferencia de energía entre los niveles involucrados.

Así: $\Delta E = E_2 - E_1$ $\qquad\qquad h \cdot v = E_2 - E_1$

Para que un electrón permanezca en su nivel energético debe cumplir con la siguiente ecuación:

$$m \cdot v \cdot r = \frac{n \cdot \hbar}{2\pi}$$

- m = masa de la partícula
- v = velocidad
- r = radio de giro
- $\hbar$ = constante de Planck

Para que la ecuación se cumpla, n debe ser un número entero, que es el valor del nivel energético en que se encuentra el electrón.

De acuerdo con Max Planck los electrones emiten o absorben números enteros de la unidad de energía (cuantos). El nivel energético es el número cuántico principal y se identifica por números enteros, siempre de 1 en adelante y se lo simboliza con n.

Con esto se pudo establecer el correlato con la espectroscopia, que resultaba difícil de explicar. Si el electrón de un átomo excitado "cae" al nivel n=1, emite luz U.V. y corresponde a la llamada serie de Lyman. Si cae a n=2, corresponde a la región del visible (Serie de Balmer), para el tercer nivel que corresponde al infrarrojo se observa la serie de Paschen. Para el nivel 4, Bracket y si el electrón "cae" al nivel 5, se emiten radiaciones de frecuencia en el infrarrojo lejano, las que corresponden a la serie de Pfund.

Estas series explican las frecuencias de cada tipo de emisión observada, según se producen los diferentes saltos de electrones entre niveles.

Con estas evidencias y la aceptación del principio de incertidumbre de Heisenberg, la idea de orbital desplaza definitivamente al concepto de órbita para el caso de los electrones. Surge la idea de orbital, que se define como la nube o zona alrededor del núcleo donde es estadísticamente más probable encontrar un electrón. Es una zona capaz de albergar hasta dos electrones con diferente spin.

Modificaciones del Modelo de Bohr

El modelo de Bohr sólo podía explicar el espectro del hidrógeno (un solo electrón), pero presentaba dificultades cuando se trataba de observar el comportamiento espectral de otros elementos. Esto obedecía a que dentro del mismo nivel existían subniveles, o lo que es lo mismo, zonas con diferencias de energía dentro del mismo nivel.

En 1916 Arnold Sommerfeld sugirió modificaciones teóricas que satisfacían las evidencias experimentales: además de las orbitas esféricas de Bohr, existían orbitas elípticas, con variación energética, lo que se manifestaba en la existencia de subniveles energéticos.

De esta forma se puede desarrollar la idea de los niveles energéticos con sus respectivos números cuánticos, tal como se describe en el capítulo 2.

LA ENERGÍA CINÉTICA DEL ELECTRÓN

Los electrones se encuentran en zonas de probabilidad denominadas orbitales, en movimiento determinado por su energía cinética. Se sabe que la energía cinética es proporcional a la masa y a su velocidad elevada al cuadrado, cumpliendo la siguiente ecuación:

Si se quiere establecer la Energía necesaria para extraer un electrón de un átomo, se debe considerar la energía del electrón en su interacción con el núcleo, además de la energía cinética.

$$Ec = \frac{1}{2} m \cdot v^2 \quad \text{(energía del movimiento) (1)}$$

Quedó determinada de esta manera, la energía propia de cada electrón.

$e = h \cdot v$ (retiene el electrón) (2)

Energía total $= (1) + (2)$

$$E = h \cdot v + \frac{1}{2} m \cdot v^2$$

DUALIDAD ONDA PARTÍCULA DE DE-BROGLIE

Isaac Newton describió a la luz como un fenómeno de carácter corpuscular, fundamentado en las experiencias de reflexión realizadas en su época.

Luego de conocidas las leyes del electromagnetismo, se vio que la luz poseía características ondulatorias. Esto era observable en los fenómenos de difracción y en los de refracción, en los que el comportamiento observado refería a fenómenos ondulatorios.

Al no poder interpretarse al fenómeno como corpuscular, ni tampoco como ondulatorio exclusivamente, a lo cual se sumó la imposibilidad de explicar el fenómeno de la radiación de cuerpo negro, se llegó a un punto donde resultaba necesario encontrar una explicación teórica capaz de satisfacer las evidencias experimentales obtenidas en diferentes sentidos.

Fue así que, en los años 20 del siglo pasado, el físico francés Luis de Broglie, elaboró una teoría que aunaba las dos propiedades de la luz en un solo fenómeno: la dualidad onda-partícula. Esta dualidad fue observable también en los electrones, ya que, si bien no cabía ninguna duda acerca de que el electrón era una partícula, se había evidenciado en algunas experiencias de laboratorio, un comportamiento típico de los fenómenos ondulatorios; es decir al electrón partícula se hallaba asociado un fenómeno de onda.

De-Broglie llegó a la conclusión que a las partículas se asocian con fenómenos de onda, y que toda onda tiene empaquetada su energía en cuantos; este empaquetamiento energético, o partícula asociada, en el caso de la luz, se denomina fotón. Es decir que el fotón es una partícula relacionada con las emisiones ondulatorias de la luz.

Generalizando, se puede afirmar que:

*"Toda partícula de Energía **E**, e impulso **p**,
lleva asociada una onda de frecuencia ν , y longitud de onda, λ "*

La energía de la onda resulta igual a:

$$E = \hbar \cdot \nu$$

Y el impulso es:

$$p = \frac{\hbar}{\lambda}$$

El comportamiento de onda o partícula que se adopta en cada circunstancia, dependerá del experimento de observación que se haga, el cual "destruirá" uno de los dos aspectos. Esto puede quedar evidenciado, analizando las experiencias de Young.

La Experiencia de las Dos Rendijas de Young

El físico ingles Thomas Young, en el siglo XIX estaba interesado en analizar la interferencia producida por la luz. Si ésta era de carácter ondulatorio, debería seguir el patrón de interferencia de las ondas.

La interferencia se produce cuando se sobreponen dos ondas. Si las crestas coinciden, se obtiene la suma de las mismas; si coincide una cresta con un valle se produce la cancelación o atenuación de la intensidad de las ondas. Para demostrarlo, Young iluminó con una fuente de luz, un plano opaco con dos ranuras paralelas, y por detrás colocó una pantalla en donde se proyectan las ondas interferidas que atravesaron las ranuras. Observó que, si se obstruye una de las ranuras, el esquema es diferente de cuando están las dos rendijas libres: se obtiene un cuadro de interferencia en donde las ondas más grandes se forman cerca del agujero, para ir disminuyendo a medida que se alejaban del mismo.

Exactamente, aunque algo desplazada, obtenía la misma interferencia cuando cambiaba la ranura obstruida.

Cuando se mide la intensidad, la correspondiente a las dos rendijas abiertas es diferente de la suma de las intensidades de cada rendija por separado.

La intensidad de la suma de las intensidades de la rendija A más la rendija B, es menor que la observada para ambas rendijas abiertas.

Si este experimento se realizara sólo con partículas la sumatoria debería dar igual para ambas situaciones, es decir intensidad de ranuras A+B debería ser igual a intensidad de A + Intensidad de B.

Los electrones, al igual que la luz, también originan figuras de difracción, denotando un carácter ondulatorio.

Este fenómeno de difracción se puede obtener solamente si el electrón **pasa por ambas ranuras a la vez**. Esto se puede entender en las ondas, cuya imagen se asocia con algo disperso, pero resulta muy difícil de interpretar para el caso de una partícula. Este es uno de los nudos fundamentales de la teoría cuántica y conlleva una especie de misterio e incomprensión para la lógica del mundo macroscópico.

Además, se produce otro fenómeno incomprensible. Cuando se trata de seguir la trayectoria del fotón (o electrón), cambia el comportamiento dual, mostrándose solo como una partícula ordinaria, **desapareciendo el patrón de interferencia**. El simple hecho de producir una observación sobre el sistema, modifico la experiencia, indicando que la interacción del observador resulta en un cambio de comportamiento de la partícula, haciendo que esta pase por A o por B.

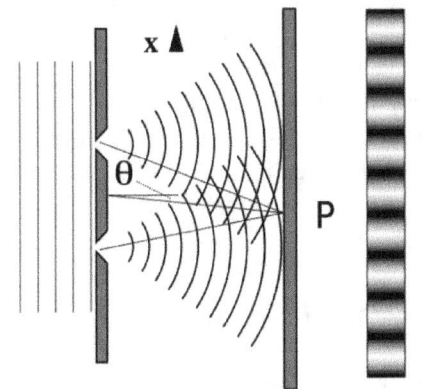

Tomado de http://www.evidencebasedfaith.com/wp-content/uploads/2013/06/Double-slit-diffraction-2.png

Hasta ese entonces, siempre se había pensado que la observación no podía producir una modificación sobre el sistema observado, pero a medida que avanzaban los conocimientos sobre el mundo cuántico, algunos paradigmas del mundo ordinario comenzaron a modificarse, trastornando la lógica clásica, y tornándose incomprensibles para la razón.

La experiencia de las dos rendijas de Young, se constituyó en un claro ejemplo de interacción observador-experimento.

Lo expresado indica que mientras no sea observado, el electrón pasará por las dos ranuras al mismo tiempo generando un patrón de interferencia, pero al ser observado, la onda se colapsa, desaparece el patrón de interferencia y el electrón se comportará como partícula, debiendo elegir el camino A o B, pero no ambos. Vemos así que Newton también tenía razón cuando hablaba de la luz corpuscular.

Hablar del recorrido de un electrón sin estar observando, es originar un error, pues se trata de un experimento diferente a aquel en el que se está produciendo una observación que forma parte del experimento.

Mucho se polemizó acerca de este extraño resultado, pero se concluyó en que el observar significa una intrusión en el experimento, por lo cual el mismo se ve modificado y en consecuencia se tornan incomparables entre sí.

Esto es como pensar acerca de que el electrón al salir del disparador se desvanece en miríadas de electrones que conforman la onda y elige ambos caminos y que al ser observado, se desvanece la dispersión y se compacta por intervención del observador, en una partícula. **Un estado cuántico no observado es una superposición coherente de todos los estados permitidos por su función de onda. Al ser medido, la dispersión desaparece. Este fenómeno es denominado colapso de la función de onda.**

Principio de Incertidumbre de Heisenberg

Según lo estableció el modelo atómico de Bohr, los electrones giran alrededor del núcleo en orbitas (orbitales) circulares y de acuerdo con la extensión del modelo enunciado por Sommerfeld, algunos orbitales poseen formato elíptico.

Para determinar una trayectoria de un cuerpo, sólo se requiere conocer la velocidad y la posición actual. Esto nos permite predecir cuál será una posición futura en un momento determinado.

Esto es muy claro en el caso de los cometas, dónde se puede predecir y corroborar que por ejemplo el Cometa Halley pasa enfrente a la tierra cada 76 años.

Sin embargo, en 1925 el físico alemán Werner Heisenberg introdujo el concepto de incertidumbre o indeterminación a niveles fundamentales, lo que resultó ser un elemento esencial en la aplicación de los conceptos de la mecánica cuántica. Efectivamente, de acuerdo con Heisenberg:

*"Es imposible determinar simultáneamente
la posición y la velocidad o momento de un electrón".*

Esto obedece a que no es posible llevar a cabo una medición sin alterar los valores de la otra.

Cuando se establece la posición de un elemento macroscópico, se lo hace a través de la luz, cuya masa resulta insignificante frente al objeto observado, pero a nivel subatómico el choque de un fotón con un electrón significa un impacto que incide en la trayectoria del objeto observado.

Además, el menor tamaño que se puede observar es el de la longitud de onda del rayo incidente, con lo cual, si el objeto que se observa, es menor que la longitud de onda, caen en la zona gris de la indeterminación[80].

En razón de ello, surge entonces la idea de indeterminación, concepto del que deriva el concepto de **orbital, no como trayectoria, sino como región** o zona alrededor del núcleo, en la cual resulta más probable encontrar un electrón.

Veamos:

Una partícula en movimiento tiene una masa, m, y una velocidad, v.
Al producto de la masa por la velocidad se la denomina momento, p

$$p = m \cdot v$$

Como ya se expresara, para localizar al electrón, utilizamos una luz de una longitud de onda determinada que será la limitante de la exactitud de la medida ya que hay una incertidumbre en la posición dentro de la longitud de onda de la luz que utilizamos para hacer la observación.

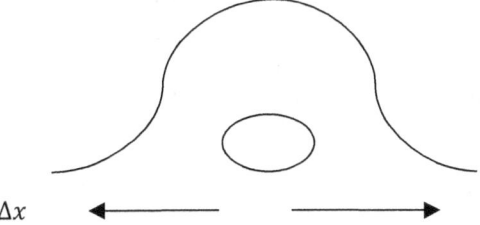

El objeto dentro de la longitud de onda, queda en una zona indeterminada, Δx señalada por las flechas.

Δx

Llamamos Δx a la incertidumbre de posición y esta es aproximadamente igual a la longitud de onda.

---

[80]. Por eso un microscopio óptico tiene menor exactitud que uno electrónico, ya que la longitud de onda del electrón es mucho menor que la longitud de onda de la luz blanca.

Y denominamos Δp a la incertidumbre de momento. Ésta indeterminación proviene del hecho de que, al ser observado el electrón, se producirá un choque con el fotón incidente y en consecuencia habrá una transferencia de momento entre ambas entidades.

$$\Delta x \cong \lambda$$

Un fotón de longitud de onda λ tiene un momento, p, igual a h/ λ.

$$p = h/\lambda \quad (2)$$

Al realizar una medición tenemos una incertidumbre en la posición, Δx. Al producirse el encuentro electrón - fotón tenemos una incertidumbre en el momento Δp. Un fotón de longitud de onda, λ, tiene un momento h/ λ.

Y ambas incertidumbres se interrelacionan por su producto $\quad \Delta x \cdot \Delta p \quad$ de (1) y (2)

$$\Delta x \cdot \Delta p \cong \lambda \cdot \frac{h}{\lambda} \cong h \quad (3)$$

De lo enunciado se desprende que la mayor exactitud en la posición y el momento de una partícula, está determinado por la ecuación (3), es decir, el valor de la constante de Planck, $\hbar$.

Si esa precisión es igual a un producto, cuanto más exacta sea una medida, menor será la otra. Entonces h representa el límite absoluto para la medición simultánea de coordenada e impulso.

De la misma manera, resulta imposible conocer simultáneamente la energía de la partícula en función del tiempo, lo que se denomina indeterminación de la masa, aplicable a las partículas virtuales que fluctúan entre si y otra alternativamente.

$\Delta E \cdot \Delta t > h \quad$ Reemplazando energía por su igual, queda: $\quad \Delta m \cdot c^2 \cdot \Delta t > h$

por lo tanto: $\quad \Delta m > \dfrac{h}{\Delta t \cdot c^2}$

Según Stephen Hawking, el principio de incertidumbre de Heisenberg no es el producto de una cuestión experimental, sino una propiedad fundamental de la materia, ineludible en el mundo de las partículas.

Ello obedece a que las partículas poseen un estado cuántico intermedio de posición y velocidad.

La mecánica cuántica introduce un elemento aleatorio por el cual resulta imposible obtener determinaciones exactas del universo.

Si bien Albert Einstein contribuyó en la conformación de la teoría de la mecánica cuántica, se opuso a la idea de azar. Expresó en una de sus frases más conocidas: "Dios no juega a los dados".

Ecuación de Onda Psi Ψ de Schrödinger

Paralelamente a los trabajos de Heisenberg, Edwin Schrödinger llegó a conclusiones coincidentes, aunque mientras Heisenberg desarrolló los postulados de la mecánica cuántica mediante un sistema de matrices, los trabajos de Schrödinger se basaron en ecuaciones diferenciales de segundo grado aplicadas a la mecánica ondulatoria, teoría muy emparentada con las ecuaciones de onda.

Schrödinger, a través de sus ecuaciones, asoció a cada partícula con una amplitud de probabilidad psi Ψ (x,y,z,t), que es una función de la posición y del tiempo, representando su amplitud e intensidad. Esta asociación se denomina función de onda.

Cuando un evento puede ocurrir en varias formas alternativas (ej. trayectoria A o B), la amplitud de probabilidad Ψ, es la suma de la probabilidad de cada camino por separado

$$\Psi = \Psi_1 + \Psi_2$$

Los desarrollos teóricos apuntaban fuertemente a que la mecánica clásica era inaplicable a partículas subatómicas.

Para el estudio de esta realidad a ese nivel, resultaba imprescindible aplicar el andamiaje de una nueva forma teórica: la mecánica cuántica u ondulatoria.

Operadores

Los fenómenos en mecánica cuántica son descriptos mediante magnitudes probabilísticas. En un hecho físico macroscópico, hablamos de valores definidos, medibles con alta exactitud y predictibilidad; en cambio en la mecánica cuántica, los fenómenos son definidos en base a la probabilidad de valor en un determinado sistema.

La cuantización de la energía permite solo valores determinados y discretos y estas energías se obtienen, de acuerdo a la Ecuación esencial de la mecánica cuántica. A las formulaciones de las teorías cuánticas se les asocian operadores, que actúan sobre la función de onda, transformándola.

El operador involucrado en estos fenómenos cuánticos, es el operador Hamiltoniano, H. Al accionar éste sobre las funciones de onda asociadas a las partículas, permite determinar cuáles son los valores de energía permitidos.

En síntesis, Schrödinger plantea el comportamiento de un electrón en un orbital y el valor absoluto de psi al cuadrado $|\Psi^2|$, indica la probabilidad de hallar un electrón en un punto determinado.

La Ecuación de Schrödinger, al ser resuelta en un sentido como el del eje de las x, da valores a la energía, donde n adquiere valores enteros. A diferencia de Bohr, que adjudicaba los valores enteros a n, en la de la ecuación de Schrödinger surgen como resultado de la misma, dando que n corresponde a números enteros.

Feynman dice que un suceso cuántico es un conjunto de condiciones iniciales y finales. Lo ocurrido en los estados intermedios, es un conjunto de probabilidades que viene expresado por el cuadrado de psi, $|\Psi^2|$.

Vemos así que los valores esperados de la probabilidad no devienen de un continuo sino de valores discretos, lo que implica que el sistema solo puede adquirir alguno de los valores de la serie, y nunca los intermedios.

Esto se corresponde con la "ubicación" del electrón en el átomo, y dentro de éste en ciertos niveles de energía, E_1, E_2, E_3, ... , ... E_n. Lo que en realidad nos dice la cuantización, es que el sistema **solo puede adquirir determinados valores.**

Esta ecuación trae aparejadas realidades diferentes a las observadas en el mundo cotidiano, y que conllevan implicancias filosóficas, cuando se observan resultados experimentales provenientes de experiencias, como las de las dos rendijas.

Por ahora la experiencia subatómica, favorece la aparición de criterios reñidos con el "sentido común".

Algunos físicos tienen expectativas sobre la aparición de otra ecuación, que satisfaga expectativas, más clásicas, aunque el sistema científico encuentra a la mecánica cuántica cada vez más consolidada

> Para complementar esta lectura, se aconseja repasar las LECTURAS COMPLEMENTARIAS del Capítulo 2 sobre cromodinámica cuántica, antipartículas, antimateria, materia y energía oscura, expansión indefinida, discusión Born-Einstein y teoría alternativa de Bohm.

LEYES DE SIMETRÍA Y PRINCIPIO DE CONSERVACIÓN

A medida que avanzaban los conocimientos científicos, surgían evidencias de que la simetría era un fenómeno universal, ya sea en el mundo inorgánico, como en el orgánico y biológico.

En física una cosa o ley es simétrica si se puede efectuar sobre ella una acción sin que esa acción le produzca alteraciones.

Por ejemplo, girar un triángulo equilátero desde su centro en ángulos de 120 gados, no produce alteraciones, ya que cada acción o giro, recupera el mismo triángulo presente previo a la acción.
Simetría de las leyes físicas

Se observan simetrías en diferentes contextos. En la física, diferentes experiencias pueden ser encuadradas en:

a) **traslación espacial** = Experiencia que se mantiene o repite, aunque sea realizada en distintos lugares.

b) **traslación temporal** = las experiencias son independientes del tiempo, y se mantienen aunque el tiempo transcurra.

c) **rotación espacial** = dos experimentos que se realicen con la sola diferencia de que uno de ellos este girado con respecto al otro; no hay diferencia en su resultado.

Las simetrías conducen a las leyes de conservación:

A. **Ley de la Conservación de la Carga Eléctrica**

Cuando se produce un fenómeno de desintegración de un neutrón se observa que tanto al comienzo como al final del proceso, la carga eléctrica se mantiene.

$$N \rightarrow P^+ + e^- + \nu$$
$$\text{Carga } 0 = \quad +1 \quad -1 + 0$$

B. De la simetría de las traslaciones surge la **Ley de la Conservación de la Energía**

La energía previa al proceso es la misma que la energía remanente del mismo.

$$Ea + Eb \rightarrow Ec + Ed$$

C. De la simetría de las rotaciones surge la **Ley de la Conservación del Momento Angular**

D. **Ley de la Conservación del Número Bariónico**

n bariónico
$$P + P \rightarrow P + P + \tilde{a}+ + \tilde{a}-$$
$$+1 \ +1 \qquad +1 \ +1 \ \ 0 \quad \ 0$$
$$+2 \quad = \quad +2$$

E. **Ley de Conservación del Número Leptónico**, tiene un tratamiento similar.

F. **Ley de Conservación de la Paridad**

Matemáticamente se denomina paridad a los números que se agrupan en dos grandes conjuntos: pares (divisibles exactos por dos) e impares (no divisibles por dos).

Entonces dos números tendrán la misma paridad si ambos son pares o ambos son impares; si no se cumple este criterio, se dice que tienen paridad opuesta.

Cada función se puede encuadrar en la coordenadas x,y,z. Si se cambia el signo de uno o de las tres, no se altera la función. Se dice que tiene paridad par (número cuántico +1). En cambio, la alteración daría paridad impar o número cuántico -1.

Si una partícula con paridad par (+1) se divide en dos partículas par: $((+1) \times (+1)) = +1$ o dos impares $((-1) \times (-1)) = +1$

Esto significa que el universo no tiene preferencia por izquierda o por derecha. La naturaleza seria ambidextra.

A nivel atómico, la paridad se interpreta de la siguiente manera: Dos estructuras enantiómeras se someten a la misma fuerza electromagnética y si ocurre que el efecto de la fuerza sobre la segunda configuración es idéntico al producido en la primera estructura decimos que la paridad se conserva.

LA VIOLACIÓN DE LA PARIDAD

En 1957 se comprobó un hecho que evidenciaba la violación de la paridad. Denominado enigma theta-tau, surgió en 1956 en relación con el mesón k.

Parecía haber dos tipos de mesones k (el theta y el tau) ambos parecían ser idénticos (misma masa, misma carga, misma vida media). El mesón theta se degrada en dos mesones π, mientras que el tau lo hace en tres mesones π.

¿Por qué no decir entonces que ambos mesones son el mismo mesón que a veces se degrada en dos y a veces en tres mesones π ? Simplemente porque significaría una violación a la paridad.

theta tau y pi son par: **theta $\to$ pi + pi (par - par) se conserva la paridad**
          +1   +1 +1

          tau $\to$ pi + pi + **pi (par - impar) se viola paridad**
          +1   +1 +1 +1

Entonces:
1) o se trata de dos partículas de diferente paridad
2) o se está violando la paridad

En ese año de 1957 parecía impensable esta segunda alternativa. La degradación beta del cobalto 60 denota una emisión continua de electrones. Éstos salen de los extremos norte y sur de los núcleos, pero como los núcleos apuntan en todas las direcciones los electrones se emiten en todas las direcciones. No obstante, cuando se enfría al cobalto cerca del cero absoluto y se aplica un fuerte campo magnético, los núcleos se alinean con los extremos emisores en la misma dirección.

Los resultados publicados por el grupo de Wu, quien realizara el experimento a fines de 1956, fueron confirmados por otros grupos en 1957.

Se sostienen entonces que los núcleos de Cobalto 60 emiten más electrones en la dirección sur que norte. En consecuencia, **la paridad no se conserva en las interacciones débiles.**

El enigma theta -tau quedaba resuelto:
hay únicamente un mesón K, que emite dos o tres partículas π

La tabla de partículas supersimétricas, quedaría entonces establecida de la siguiente manera:

Simetría	FERMIONES			BOSONES		
	Quark q	Electrón e	Neutrino ν	Gluon g	Gravitón G	Fotón f
Supersimetría	BOSONES			FERMIONES		
	Squarq $-q$	Selectrón $-e$	Sneutrino $\nu -$	Gluino $-g$	Gravitino $-G$	Fotino $f-$

Esta propuesta teórica, implica a su vez el reconocimiento de dimensiones espaciales extras, capaces de adecuar la teoría matemática con la realidad física en la que se asientan sus preceptos.

Debe establecerse la necesidad de interpretar una realidad física diferente a la que nos brinda el mundo macroscópico en el que nos desenvolvemos, entendiendo la posibilidad de reconocer formas inasequibles a nuestros sentidos, y, por ende, a nuestro entendimiento y razón.

Queda por avanzar, pero en estos últimos años se han dado pasos fundamentales en la construcción de nuevas teorías capaces de satisfacer las pruebas experimentales y los desarrollos matemáticos, aunque no se adecuen el sentido común y la razón del hombre, cosa que ya ocurrió con grandes descubrimientos que fueron comprendidos y aceptados sólo con el paso de los años. En el año 2009, la iglesia reconoció el heliocentrismo de Copérnico del siglo XVI.

Por ello, para bien de la ciencia, éste capítulo puede quedar muy rápidamente desactualizado.

BIBLIOGRAFÍA COMPLEMENTARIA

- IUPAC, Gold Book. 2008.
- Mahan, Bruce. *Química Universitaria*. Fondo Educativo Interamericano. 1968.
- Whiten, y otros. *Química*. 8ª Ed. Cengage Learning. http//latinoamerica.cengage.com
- Mc Murry et. Al, *Fundamentals of General, Organic and Biological Chemistry*. Sixth Ed. Pearson Ed.
- Hein y Arena. Fundamentos de Química. 11ª. Ed. Thomson.
- Katime, I. *Ejercicios y problemas de Química Superior*. Ed. Tear Flores. Barcelona. España.
- *Halpin, John. General Chemistry. Lecture Notes. Vol I and II. New York University Bookstore*
- Orear, Jay. *Física*. Ed. Limusa. México.
- Sorum C. - Boiken S.R. *Como Resolver problemas de Química General*. 5ª Ed. Ed. Paraninfo. Madrid. España.
- *Tippens, Paul. Física. Concepto y aplicaciones 7ª. Ed. McGaw Hill.*
- Bonner W, Castro A. *Química Orgánica Básica*. Ed. Alhambra.
- Rakoff H., Rose,N. - *Química Orgánica Fundamental*. Ed. Alhambra.
- Lehninger, Nelson D, et al. *Principles of Biochemmistry. 4th. Ed.* Freeman & C. NYC.
- Skoog, D. et al. Principios de Análisis Instrumental. 6ª.Ed. Ed. Cengage Learning.

www.ingramcontent.com/pod-product-compliance
Lightning Source LLC
Chambersburg PA
CBHW060824220526
45466CB00003B/971